中医临床实践指南制定方法

主　审　孙塑伦　王国辰
主　编　陈　薇　刘建平　高　颖

全国百佳图书出版单位
中国中医药出版社
·北京·

图书在版编目（CIP）数据

中医临床实践指南制定方法 / 陈薇，刘建平，高颖主编 . —北京：
中国中医药出版社，2023.7
ISBN 978 - 7 - 5132 - 8130 - 0

Ⅰ．①中…　Ⅱ．①陈…②刘…③高…　Ⅲ．①中医临床—研
究方法　Ⅳ．① R24-3

中国国家版本馆 CIP 数据核字（2023）第 072736 号

中国中医药出版社出版
北京经济技术开发区科创十三街 31 号院二区 8 号楼
邮政编码　100176
传真　010-64405721
万卷书坊印刷（天津）有限公司印刷
各地新华书店经销

开本 787×1092　1/16　印张 17.5　字数 388 千字
2023 年 7 月第 1 版　2023 年 7 月第 1 次印刷
书号　ISBN 978 - 7 - 5132 - 8130 - 0

定价　72.00 元
网址　www.cptcm.com

服 务 热 线　010-64405510
购 书 热 线　010-89535836
维 权 打 假　010-64405753

微信服务号　zgzyycbs
微商城网址　https://kdt.im/LIdUGr
官 方 微 博　http://e.weibo.com/cptcm
天猫旗舰店网址　https://zgzyycbs.tmall.com

如有印装质量问题请与本社出版部联系（010-64405510）

《中医临床实践指南制定方法》编委会

主　审　孙塑伦
　　　　王国辰（中华中医药学会）

主　编　陈　薇（北京中医药大学循证医学中心）
　　　　刘建平（北京中医药大学循证医学中心）
　　　　高　颖（北京中医药大学东直门医院）

副 主 编　苏祥飞（中华中医药学会标准化办公室）

编　委　（按姓氏笔画排序）
　　　　王丽琼（北京中医药大学针灸推拿学院）
　　　　冯　硕（中国中医科学院广安门医院）
　　　　冯　雪（中华中医药学会标准化办公室）
　　　　刘雪寒（北京中医药大学循证医学中心）
　　　　关英杰（北京中医药大学循证医学中心）
　　　　李　慧（广东省中医院中医药标准化重点研究室）
　　　　杨思红（中国中医药循证医学中心）
　　　　余泽宇（北京中医药大学循证医学中心）
　　　　金信妍（北京中医药大学循证医学中心）
　　　　姚钰宁（北京中医药大学东直门医院）
　　　　晏利姣（北京中医药大学循证医学中心）
　　　　曹克刚（北京中医药大学东直门医院）
　　　　常文婧（北京中医药大学循证医学中心）
　　　　鲁春丽（广东药科大学中医药研究院）
　　　　廖　星（中国中医科学院临床基础研究所）

学术秘书　（兼）
　　　　刘雪寒（北京中医药大学循证医学中心）
　　　　常文婧（北京中医药大学循证医学中心）

序

作为世界上保存最完整、历史最悠久的传统医学体系，中医学传承至今，不仅对人类健康和疾病防控作出过重大贡献，还通过国际传播影响了世界很多国家。比如，中医药传播到其他东亚国家，在日本形成了汉方医学，在韩国形成了东方医学；中医药传播到东南亚国家，对这些国家的传统医药也产生了重大影响。目前，针灸已在全球180余个国家得到推广使用。在继续推进中医药现代化进程的新时代，国家进一步强调中医药的发展要坚持"传承精华、守正创新"。随着中医药传承发展能力不断增强，中医药标准化建设受到高度重视。中医药标准化建设对强化中医药领域创新，推动中医药高质量发展，深化我国的医药卫生体制改革起到重要促进作用。其中制定中医临床实践指南，通过提供有效的诊疗措施、规避无效的诊疗措施，从而减少医疗过失，节省医药开支，提高诊疗效果和医疗质量，则是推进中医药发展的一项重要举措和支撑保障。

循证医学引入中国已有20多年的时间，在规范临床医疗、提供科学决策、改进医疗质量和提高临床研究水平方面都作出了重要的贡献。与西医学相比，按照循证医学的思想和方法制定中医临床实践指南起步相对较晚，尤其是如何结合中医学特点和遵循中医药发展规律，是目前指南制定者面临的难题。因此，很有必要为中医及中西医结合领域指南的制定提供规范的方法学指引。

中医指南的制定面临着诸多挑战，其中最重要的是证据的来源和使用。中医药属于传统医学，不像西药那样可以由厂家投入大量研发经费进行临床评价研究。近20年来，国家加大了对中医药临床研究与疗效评价研究的投入，中医药领域开始逐渐积累了各种疗法治疗疾病的临床疗效证据。指南是基于循证证据的推荐，然而，中医指南与西医指南有所不同，除了遵循现代临床研究证据，中医学还非常重视古籍文献的价值和医家经验的积累，强调证据的多元化。因此，证据的分级和使用应当结合中医学自身的特点灵活运用。另外，中医指南在编制的过程中离不开专家的密切参与，尤其是当文献研究证据缺乏或质量不高，难以根据文献证据形成循证证据时，文献当中呈现的结果是否可信，是否具有临床意义，其推广使用的价值如何都需要中西医的专家共同作出合理的决定，使其转化成为指南当中的推荐意见，供医生循证实践时参照使用。

《中医临床实践指南制定方法》一书针对当前中医规范化发展的需求应运而生，力求全面、系统、完整地介绍中医临床实践指南和专家共识制定的全过程，提供了方法学的指导，希望有助于中医临床实践指南和专家共识的制定，使其具有较强的科学性、适用性和可信度。

本书的适用对象包括从事中医标准化、规范化研究的人员，中医及中西医结合领域的临床医务工作者，以及中医药高等院校的研究生，本书可以作为其培训参考教材。相信本书的出版和宣传将有助于中医标准化工作的持续推进，提高中医药的临床实践水平，使疗效确切的措施在更大范围推广，促进中医临床向循证实践方向发展，使循证医学在中医药领域发挥更大的作用。

北京中医药大学　刘建平

2023 年 7 月

编写说明

临床实践指南是规范医生医疗行为的准则和参考依据，是提高医务人员医疗水平、规范医疗行为、提高服务质量、科学配置医药资源和保障患者权益的重要载体，也是医疗实践实现标准化、规范化的手段和要求。当前，国家加大了对中医药标准化研究的支持和投入，其中一项重要的工作就是编制中医临床实践指南，帮助医生采用循证医学的方法提高诊疗的效果和医疗质量。国际上临床实践指南的制定已有成熟的程序和方法，但如何将其运用到中医临床实践指南的制定过程中，形成既符合中医临床诊疗特点又切合国际规范的中医临床实践指南制定的方法，是形成高质量中医临床实践指南的关键。

目前中医指南和共识的制定工作起步时间不长，知识、技能和经验都还有待积累和提高，编制的方法和路径需要规范性的指导。《中医临床实践指南制定方法》一书系统地介绍了指南和共识的定义、临床问题的确定、指南团体标准的立项、指南的注册与方案撰写、文献检索、证据评价与综合、证据分级、经验性证据的形成、推荐意见的形成、经济性证据的形成与评估、专家共识的方法、指南的报告与质量评价、指南的更新与传播、指南制定中的利益冲突、患者版指南的制定方法及指南的实施性研究等内容，力求使未来依照本书方法制定和发布的中医指南/共识具有较强的科学性、适用性和可信度。

本书的编委会成员都具有丰富的专业知识和科研能力，专业背景包括中西医结合循证医学、循证医学、中医药标准化、中医临床和西医临床。本书共 20 章，各章编写分工如下：第一章中医临床实践指南概述由刘建平、陈薇撰写；第二章临床实践指南的注册和计划书撰写由李慧撰写；第三章中医临床实践指南团体标准的立项申请由苏祥飞、冯雪撰写；第四章中医临床实践指南选题的优先性与临床问题确定由陈薇、常文婧撰写；第五章中医临床实践指南中的文献检索由陈薇、关英杰撰写；第六章中医疗效与安全性评价的证据综合由陈薇、金信妍、冯雪撰写；第七章中医临床研究证据构成与分级标准由刘建平、陈薇、刘雪寒撰写；第八章中西医结合临床实践指南的制定原则由陈薇、刘建平撰写；第九章中医古籍文献证据的分级与质量评价由高颖、曹克刚、姚钰宁撰写；第十章名老中医临床经验的证据提炼与评价由刘建平、陈薇、常文婧撰写；第十一章中医高级别循证医学证据的严格评价由冯硕撰写；第十二章中医临床实践指南制定中推荐意见的形成由陈薇、杨思红撰写；第十三章中医指南中经济性证据的获取和评估由陈薇、关英杰撰写；第十四章中医临床实践指南制定中的共识形成方法由廖星撰写；第十五章中医临床实践指南的报告规范由李慧、陈薇撰写；第十六章中医临床实践指南的评价由陈薇撰写；第十七章指南的传播与更新由王丽琼、李慧撰写；第十八章中医临床实践指南中利益冲突管理规范由余泽宇、刘建平撰写；第十九章患者版指南的制定方法由晏利姣、刘建平撰写；第二十章实施科学理论指导的指南传播与实施由鲁春丽、刘建平撰写。

本书在撰写过程中参考了大量国内外的教材、专著、论文和资料，各位编委对本书付出了辛勤的劳动，在最后加工和审定过程中，他们抱着高度负责的态度，对每一章节进行了逐字逐句的阅读、校对和修正，在此对各位编委表示诚挚的感谢。感谢主审孙塑伦教授、王国辰副会长和中国中医药出版社的大力支持！本书难免有不妥和错误之处，殷切希望本书的读者在阅读和使用过程中对本书的不足提出宝贵的意见和建议，以便再版时修订提高。

《中医临床实践指南制定方法》编委会

2023 年 7 月

目 录

第一章　中医临床实践指南概述

　　临床实践指南是规范医生医疗行为的准则和提供医疗决策的参考依据，也是实现医疗实践标准化、规范化的手段和要求。临床指南的一个重要作用是规范疾病的诊断和治疗，通过提供有效的医疗措施、规避无效的诊疗措施，从而减少医疗错误，提高诊疗效果和医疗质量，最终服务于患者，使患者满意。当前，国家加大了对中医标准化的研究和推进，其中一项重要的工作就是编制中医临床实践指南，帮助医生采用循证医学的方法提高诊疗效果和医疗质量。

　　为了推动临床医疗不断进步，除了必须具备的医学知识、技能和经验外，还需要及时吸纳医学科学研究的最新成果，并将这些成果应用到医疗实践中，其中一个重要的手段就是编制临床实践指南。世界卫生组织（World Health Organization，WHO）早在 10年前就强调，所有医疗指南（包括传统医学指南）都应当是循证的。也就是说，指南推荐医生使用的诊疗措施是经过科学研究加以验证，且被证明是有效的措施。而传统医学的临床指南通常是基于专家的观点和经验，往往不具有广泛的代表性和适应性，因此，编制和出版的传统医学指南和诊疗方案的推广效果十分有限。

　　循证医学的出现对临床医疗领域的发展具有划时代的意义，人们更加注重医疗决策的科学化，临床疾病诊断、药物治疗需要基于科学研究的证据之上。对于指南的编写，循证医学提出了一系列制定技术流程和规范。一个好的指南，首先是疾病的定义和诊断明确，编写指南的专家十分清楚该疾病存在的临床问题和需求，在方法学专家的指导下，系统地查询以往完成的所有临床研究证据，并对证据加以评价和提炼，通过专家的论证，结合临床实际，写入指南的推荐方案中。这样的指南才具备较好的可信度和适用性。循证的指南通常具备以下几个特征：①指南的目的和范畴界定清晰。②指南编制的方法明确，尤其能够显示对既往文献研究的系统性查询、评价和综合，为指南推荐意见的形成提供依据。③指南编制人员具有较好的代表性，比如应当包括临床专家（中医指南应当包括西医专家和中医专家）、方法学专家如临床流行病学和循证医学专家、药学相关人员如药剂师、护理人员，有时还有患者代表、法律相关人员、行政管理人员等。④指南当中提出的诊疗方案应当具备证据级别和推荐级别，从而让医生使用指南时更有信心。

第一节　中医临床实践指南的定义与发展

一、中医临床实践指南的定义

临床实践指南（clinical practice guidelines，CPGs）是针对特定临床情况系统制定的、帮助临床医师和患者做出恰当处理的指导性意见（推荐建议）。根据美国医学科学院（Institute of Medicine）的最新定义，临床实践指南是指基于对证据的系统评价及可选择的医疗措施利弊权衡的评估之后，由对患者的最佳医疗推荐形成的声明性文件。中医学作为保留完整的具有系统理论和传承的传统医学体系，具有悠久的疾病防治历史和广泛的临床应用。中医临床实践指南是指针对中医或中西医结合的诊疗措施，采用循证医学的方法，系统地收集、整理和评价干预措施利弊的临床研究证据，结合专家长期的实践经验，为疾病的诊疗而制定的声明性文件。遵循临床实践指南能够降低临床实践中的不一致水平，减少不同医疗机构和不同临床医师间医疗水平的差异，避免不必要的诊断性试验，减少无效治疗手段的使用，从而为患者提供最经济、有效的治疗，是规范临床行为的重要举措。

临床实践指南主要分为基于专家共识指南（consensus based guideline）和循证临床实践指南（evidence-based clinical practice guidelines，E-CPGs）。基于专家共识指南受专家个人经验和主观判断的影响较大，还可能受到具有强势话语权专家的主导，因此或多或少会影响指南制定的科学性。随着循证医学的提出和发展，采用循证的方法制定指南已经成为国际上临床实践指南制定的主流趋势与共识。循证临床实践指南是在广泛收集临床证据的基础上，按照循证医学的方法开发出的一组临床实践指导意见。与传统的CPGs不同，循证指南是建立在证据的基础之上，对诊疗的推荐意见均有证据支持，结合相关的专业知识以确保制定的指南具有针对性，因此也就更具科学性和权威性。

循证临床实践指南不同于原始研究证据、系统综述或 Meta 分析。原始研究证据、系统综述或 Meta 分析是客观地展示临床研究综合性的结果，并对研究结果进行分析解释，为临床决策提供参考依据。循证临床实践指南则是针对具体临床问题，分析评价最新研究证据后提出的具体推荐意见，以指导临床医师的医疗行为，是弥合最新研究证据和临床实践之间差距的桥梁。指南主要包括两方面内容：一是证据的综合和概括，对证据进行分级；二是针对如何将证据应用于具体病症，提出诊疗建议，并注明建议的级别，让读者使用时可以了解建议的可靠性。

二、制定循证临床实践指南的意义

在循证医学背景下的临床实践指南的产生具有以下重要意义：①有助于规范医疗行为，促进最佳临床实践的使用，减少医疗措施误用或使用不足的问题。②避免医疗机构之间或医生之间由于缺乏充分的医疗信息或专业技能存在差异而造成的医疗干预措施变异太大的情况发生，提高医疗机构的医疗质量，使患者得到合理的治疗。③可以作为解决医疗纠纷的依据，减少医患矛盾的发生。④指南中提供的医疗决策信息集中了最新最佳的临床科学研究和专家意见，使临床医生不用花费大量的时间阅读外文文献就可以得到某疾病最新最权威的指导，节省了临床医生的时间。⑤部分临床指南的形成经过了卫生经济学分析，该指南提供的诊断、治疗意见有助于减少医疗费用，使卫生资源的使用更加合理。⑥可以作为转化医学的重要环节，连接证据与医疗实践。

三、循证临床实践指南制定的步骤

循证临床指南的制定有严格的程序和方法，以保证其推荐意见有科学客观的证据支持。主要制定步骤包括：①提出正确的临床问题；②成立专门的指南制定小组；③系统、全面地检索证据；④使用正确的方法对证据进行严格的质量评价；⑤对证据进行综合，根据证据的级别和强度提出推荐意见；⑥对指南进行同行评价和修改；⑦在临床实践中使用并传播循证临床实践指南；⑧根据临床研究的进展及新证据的出现不断对指南中的内容进行定期的评价和更新。

（一）提出正确的临床问题

指南所覆盖的临床问题范围应明确，如果问题范围太宽泛，有可能导致指南制定过程失控。以评价某干预措施治疗某疾病疗效为例，可以考虑从研究对象（participants，患者或某一具体病症）、干预措施（interventions，所施加的干预措施）、对照措施（comparisons，相比较的干预措施）和结局指标（outcomes，有关的临床结局），即PICO四个方面，将临床问题转化成研究可以回答的结构化的问题。如在现有治疗中加入ACE抑制剂（干预措施），与现有治疗（对照措施）比较，是否可以降低患心脏病的成年人（研究对象）的病死率（结局指标）。如果制定某疾病诊断方法的临床实践指南，所提出的临床问题还要包括对该疾病诊断的"金标准"、可供应用的诊断措施，以及各自的灵敏度、特异度和准确度等指标。另外，指南要对研究对象的相关情况进行描述，如年龄、性别、病情程度或疾病分期等，以明确指南应用的目标人群。总之，提出正确的临床问题是确定指南范围的前提，也直接关系着其后文献检索策略的制定，将影响和指导整个指南的编写过程。提出的临床问题不应该仅站在临床医生的角度考虑，还应顾及其他方的关切，如患者关心的结局、医疗付费方关心的问题等，应多方共同商议制定。

（二）成立专门的指南制定小组

指南的制定应由一个多学科的团队共同完成，由多学科多领域专家和各方利益代表组成小组，除了卫生保健领域的人员外，还应邀请与该临床指南利益相关的其他代表参加，如患者、医疗付费方的人员等。小组成员的构成应满足以下要求：①全部相关的专科、专业组都有代表，能解决所涉及的医疗保健服务的各个阶段的问题；②全部有关的科学证据能被检索出来，并进行严格评价；③应用指南时有可能遇见的临床问题都能识别出来并加以处理；④指南的利益相关者代表能看到该指南是值得信赖的，愿意配合指南的实施。

（三）全面系统地检索文献，并对文献进行筛选

根据提出的临床问题，制定检索策略和文献的纳入排除标准。循证指南应以最新最佳证据为基础，所以指南应收集所有最新的有关证据（过去 12 个月内），确保推荐意见为当前最佳。当然，中医药的指南有其特殊性，有的治疗措施可能会回溯到查找古代经典著作，现代文献的查找范围也可能会根据需要适当调整。文献通常采用计算机检索与手工检索相结合的方式。由于生物医学文献数量庞大，单个资源（库）难以提供足够全面的证据，单一的检索策略也不适合检索范围广泛的证据资源。指南应提供检索策略的细节，包括关键检索词的选用、检索的时间跨度和所使用的数据库资源。国内文献的检索多使用中国生物医学文献服务系统（SinoMed）、中国知网（CNKI）、万方等数据库，国外文献检索常用的数据库选择顺序为 Medline 生物医药文献数据库、Cochrane 图书馆、循证医学评论数据库（Evidence Based Medicine Review，EBMR）、评价与传播中心数据库（Centre for Reviews and Dissemination Database，CRDD）、临床实践指南 Guideline 数据库及医学期刊等，一般多是几个数据库联合检索。可用主题词、关键词、期刊名、作者名等作为检索词进行检索。手工检索书本式检索工具，尽可能多地阅读相关医学杂志、研究生论文、会议论文集和内部刊物等，逐期翻阅，然后复印检出文章的原文，并醒目标出归类的关键词或在首页上加上必要的注释。文献检索要反复进行，首先检索已有的指南及系统综述，其次检索随机对照试验，仔细分析每次检索的结果，最后根据所提出的问题和获得证据的数量再扩大检索范围至其他类型的临床研究。

检索完成后，应由专人对文献进行筛选。文献的筛选应分为三步进行：①初筛：根据检索出的文章的题目、摘要等排除明显不符合临床问题要求的文献，那些根据题目和摘要不能肯定的文献要通读全文进行筛选；②阅读全文：对可能合格的文献，应获取全文，逐一阅读和分析，以确定是否合格；③与原作者联系：如果文章中的信息不全面或不能确定，或者有疑问和分歧，应与文章作者联系，获取相关信息，再决定取舍。为了避免偏倚，应该由至少两名研究人员对文献进行筛选，并明确记录检索及筛选的过程及结果，如有意见不一致的地方，应明确说明判断意见不一致时的处理方法。

（四）对检索结果的评价

对纳入研究进行正确的质量评价是保证循证临床实践指南得出正确结论的关键。为了避免在评价文献质量时产生偏倚，可以考虑一篇文章由多人评价，也可采用专业与非专业人员相结合的方法来共同选择和评价，对选择和评价存在意见分歧的文献可通过共同讨论或请第三方讨论解决。

评价文献质量和偏倚风险的方法较多，相关机构也开发了很多实用的量表或清单。在对文献进行具体的评价时，随机对照试验类文献质量可以参考 Cochrane 协作组的偏

倚风险评估工具（risk of bias，RoB）进行评价，该量表包含 6 个评价条目：①随机方法是否恰当；②是否做到分配隐藏；③是否采用盲法；④是否对退出或失访进行报告，包括失访人数和原因，以及是否采用了意向治疗分析；⑤是否存在选择性结局报告；⑥是否有其他偏倚来源。根据研究对以上条目的满足程度，可以把研究分为低偏倚风险、偏倚风险不确定和高偏倚风险。

非随机对照试验文献质量可以参考刘建平提出的 NRS 质量评价清单，该清单包括：①是否详细描述分组方法；②是否采用盲法；③是否将所有病例纳入分析；④研究基线是否可比；⑤诊断标准是否明确；⑥混杂因素的控制是否恰当。每个条目满分为 2 分，可根据文献的具体评价结果对每个条目给予 0 分、1 分或 2 分。

队列研究和病例对照研究的报告质量可以参考纽卡斯尔 – 渥太华量表（Newcastle–Ottawa scale，NOS）方法评价。NOS 包括研究对象选择 4 个条目（4 分），组间可比性 1 个条目（2 分）和结果测量 3 个条目（3 分），共计 9 分。

由于系统综述也是一种回顾性、观察性研究和评价，可能存在系统偏倚和随机误差，因此对检索到的系统综述，也需要对其质量进行评价。对系统综述的质量评价可以采用 AMSTAR（a measurement tool to access reviews）方法，该清单共包括 11 个条目。

（五）对证据进行综合，根据证据的级别和强度提出推荐意见

根据文献的评价方法评价文献的质量后，指南制定小组需要根据质量评价结果总结证据的级别和强度，并形成推荐意见。

目前，国际上有多种证据分级标准，其中被广泛接受和使用的证据等级划分标准是 GRADE 工作组制定的推荐分级的评价、制定与评估（grading of recommendations，assessment，development and evaluations；GRADE）标准，即 GRADE 标准。该标准已被包括 WHO 和 Cochrane 协作组在内的多个国际组织、指南制定机构和协会采用。GRADE 把随机对照试验初步列为高质量证据，观察性研究列为低质量证据。但是研究设计和实施的局限性、效应估计值不精确（宽可信区间）、研究结果不一致、间接证据或发表偏倚都可能导致随机对照试验证据质量降级。相反，如果观察性研究的结果非常显著且其设计和实施过程没有明显偏倚，也可以使其证据质量升级。GRADE 标准根据研究设计方法学将证据质量分为 4 级：①高级证据：随机对照试验或质量升高两级的观察性研究；②中级证据：质量降低一级的随机对照试验或质量升高一级的观察性研究；③低级证据：质量降低两级的随机对照试验或观察性研究；④极低级证据：质量降低三级的随机对照试验或质量降低一级的观察性研究，或病例系列、病例报告。

鉴于中医药的特点和其独特的理论体系，本团队曾针对中医药证据体的构成提出了中医证据分级标准的建议（表 1–1）。

表 1-1　中医药临床研究证据的分级标准

证据等级	有效性	安全性
Ⅰ级	随机对照试验及其系统综述、N-of-1 试验系统综述	随机对照试验及其系统综述、队列研究及其系统综述
Ⅱ级	非随机临床对照试验、队列研究、N-of-1 试验	上市后药物流行病学研究、Ⅳ期临床试验、主动监测（注册登记、数据库研究）
Ⅲ级	病例对照研究、前瞻性病例系列	病例对照研究
Ⅳ级	规范化的专家共识、回顾性病例系列、历史性对照研究	病例系列 / 病例报告
Ⅴ级	非规范化专家共识、病例报告、经验总结	临床前安全性评价，包括致畸、致癌、半数致死量、致敏和致毒评价

注：N-of-1 试验，单病例随机对照试验；规范化的专家共识，指通过正式共识方法（如德尔菲法、名义群体法、专家共识会议法及改良德尔菲法等），总结专家意见制定的，为临床决策提供依据的文件；非规范化的专家共识，指早期应用非正式共识方法如集体讨论、会议等所总结的专家经验性文件。

指南制定小组评价并总结证据后，则考虑从整体证据中得出哪些结论，基于结论提出哪些建议。在循证指南中的推荐建议应该是来源于研究的证据，对证据进行质量评价后根据证据级别，并结合目标人群文化背景、风俗、法律等因素综合推荐并决定其推荐强度。形成推荐意见时应注意推荐意见不是证据等级的直接演绎，即高级别的证据不一定都推荐或强推荐。临床实践指南的核心是指导临床实践决策，然而很多临床问题目前仍缺乏相应的高质量的临床研究证据，或因各种原因缺乏高论证强度设计的临床研究。因此确定推荐建议时，一方面应重视研究证据的级别，另一方面应权衡利弊，在综合其他因素的基础上，最后形成推荐建议。当证据明确显示干预措施利大于弊时为强推荐，当弊大于利时为强不推荐或禁止使用；当证据显示利弊不确定或无论质量高低的研究证据均显示利弊相当时则可为弱推荐或弱不推荐。循证临床实践指南的制定过程就是证据到推荐建议的形成过程，强推荐建议通常根据最有力的证据提出，论据的强度最高，对临床决策的指导作用最大；而弱推荐建议所依据的证据可靠性较低，临床医生可结合自己的经验来判断执行；当证据不充分时，也可以对干预措施不作推荐。

（六）指南的修改和同行评价

为了确保指南的质量，指南在发表前必须进行修改和外部评价。指南在完成初稿和定稿后，首先要进行同行评议，通过判断推荐意见的合理性和可应用性对指南的有效性提出改进建议。同行评议可以通过会议、邮件等多种方式进行，在充分获得同行、权威机构或专家的评审意见后，指南制定小组进行集体讨论并对意见达成共识，再对指南进行修改。

（七）使用并传播指南，收集反馈意见

指南发表后，应积极收集循证指南在临床实践应用中的反馈意见，以指导指南的修订。收集的内容包括：证据应用于临床决策后对患者诊疗效果的影响、应用证据后对医疗费用（成本）的影响、应用证据后对医疗质量促进的影响，以及应用证据后对临床研究水平的影响等。

（八）对指南进行定期评价和更新

指南基于的是最新证据，随着临床研究的进展和新证据的不断出现，指南也必须进行定期评价与更新，及时将新知识整合进去。指南的更新频次一般为 3 年左右，最长不超过 5 年。比如 2005 年美国心脏协会（American Heart Association，AHA）制定的国际心肺复苏指南，是在 2000 年国际心肺复苏指南的基础上，应用循证医学证据，结合专家共识而形成的，使其具有更强的可操作性和现实意义。

总之，循证临床实践指南的制定是一个复杂的过程，每一步骤都应该严格按照循证方法来执行，这是确保临床实践指南质量的关键。

第二节　临床实践指南与专家共识

对于传统医学是否需要制定指南的问题，在国际上曾存在争论。引发争论原因之一是部分专家认为传统医学的循证证据尚不够充分，数量和质量都有待提高，基于此制定的指南缺乏可信度，供临床使用的参考价值不大。因此，有的专家建议传统医学应制定专家共识，而不是指南。在过去十年当中，临床指南和专家共识并存，两者对指导临床实践都发挥了一定的作用。那么，指南和共识的区别在哪儿呢？指南是基于系统性证据而制定的诊疗性文件，通常由官方机构如国家卫生健康委员会或学术机构如中华中医药学会立项并组织制定，而专家共识（expert consensus）强调专家经验在共识制定过程中发挥的作用，其专家经验主要来源于多学科专家代表组成的团队针对具体临床问题的诊疗方案进行共识的结果（表 1-2）。这里需要特别强调的是，本节所指的"共识"（consensus）是名词性质的共识，而如果"共识"作为动词使用的时候，则属于共识方法，即在指南制定过程当中不同的环节都会使用到的，如确定指南的临床问题、形成推荐意见等。本节比较的是名词性质的"共识"（专家共识）。

表 1-2　临床实践指南与专家共识的区别

	临床指南	专家共识
范围和目的	明确	不明确或部分涉及
立项注册	按照团体标准立项、审查及发布	通常不作为标准立项，学术团体发布
权威性	相对较高	相对较低
编制小组	专家组、文献工作组、起草组、外部评审组	共识专家组
编制方法	基于系统评价等高级别证据，从证据到推荐过程清晰	参考证据、专家观点、专家经验、名义群体、共识会议
利益相关方	多学科、跨学科代表	以行业专家为主
推荐的形成	基于高级别证据和利弊权衡作出的推荐	参考部分证据以专家意见为主
推荐的呈现	证据分级、推荐强度	不要求证据分级和推荐强度
利益冲突	需要明确申明，如存在将不能参加推荐意见的形成	利益冲突在推荐形成当中不明确

第三节　中医临床实践指南的现状和挑战

中医临床实践指南的数量自 2000 年以来迅速增加，尤其是自 2015 年由国家发展改革委投入专项经费支持中医药标准化研究工作开始，陆续资助了 254 项中医指南的制修订。迄今为止，由中华中医药学会标准化办公室作为团体标准公开发布的中医指南已经超过 1000 部，且仍在继续增加。然而，中医指南在编写过程中仍面临诸多挑战。

首先，证据的来源不足。由于中医药属于传统医学，不像西药那样由企业投入大量研发经费进行临床评价研究，只是近 20 年国家加大了对中医药临床疗效评价研究的投入，中医药领域开始逐渐积累了各种疗法治疗疾病的临床疗效证据，并且所产生的证据多以中文在国内发表。因此，在编制中医指南的时候需要成立文献评价小组，由专业人员进行系统的文献检索、筛选、评价和综合，为编制指南提供证据。

其次，中医临床研究的质量有待提高，研究设计的方法学质量偏倚风险较大，结果的可信度受到影响，尤其是缺少大样本、多中心随机对照试验的高级别循证医学证据。

再次，指南在编制的过程中离不开专家的参与。比如判断文献当中呈现的结果是否可信、是否具有临床意义、其推广使用的价值如何，这些都需要中西医的专家共同作出决定，也可以请药学、管理学、护理学等多学科专家参与指南的编制，使证据转化成为指南中更具实践意义的推荐意见，提升指南在医生临床实践时的参考价值。

最后，指南编制小组形成的指南初稿通常需要送到未来推广使用的机构去征求意见，甚至进行初步试用，了解其适用性和可行性，并进行 1 ～ 2 轮的专家意见征询，指南修改完善和定稿之后，由权威学术机构如专业学会进行发布。征求意见的过程不能被省略，甚至指南在临床推广使用一段时间之后，仍需进行更新。这时，通过临床使用的反馈意见，结合最新发表的临床研究证据，可以做出指南的更新和完善。

目前中医指南编制工作起步时间不长，知识、技能和经验都还有待积累和提高，应当征求更多相关专家的意见和建议，并对指南编制成员进行方法学培训，使其掌握循证医学的技能，以提高编制指南的质量，保障相关机构发布的指南具有较好的科学性、适用性和可信度。相信这项工作的持续开展，将对提高中医药的临床实践水平和使疗效确切的措施在更大范围推广产生积极的影响，促使循证医学在证据转化中发挥更大的作用。

第四节　中医临床实践指南的制定流程

中医临床实践指南制定技术流程主要包括成立项目组、确定临床问题、进行证据检索和综合、对证据质量进行评价与分级、形成推荐意见，以及发布、推广与传播几个步骤。

一、组建指南项目组

指南项目组的总体职能包括监督、制定和评议 3 个方面。我们建议中医临床指南项目组应包括 3 个小组，即专家指导组、工作组和外部评审组。

（一）专家指导组

专家指导组主要工作：①确定指南主题和范围；②选择工作组成员，管理相关利益声明，协调利益关系；③审核批准指南计划书；④监督指南制定流程，提供相关技术支持；⑤形成推荐意见；⑥起草指南文本；⑦制定指南宣贯方案和修订计划；⑧监测评估指南的更新需求。

专家指导组成员应包括具有丰富指南制定经验的中医临床医师、西医临床医师、护理专家、方法学专家、卫生经济学专家、药学专家等多学科成员，建议由 20 ～ 30 名高级职称专家组成。

（二）工作组

工作组由中级或中级以上职称人员 5 ～ 10 名组成，包含 1 名项目秘书。工作组的主要工作：①调查并确定临床问题，列出结局指标清单并排序；②撰写指南计划书；③进行证据检索、综合及评价，并形成证据决策表；④组织指南评审，汇总评审意见；⑤记录指南制定过程，整合相关材料；⑥协调制定过程相关事项。项目秘书的工作为全程协调指南编撰的组织管理和业务管理工作，负责与学会沟通和资料的报送工作。

（三）外部评审组

外部评审组的主要工作：①参与指南临床问题的优选；②参与指南正文的评审，确保指南的清晰性和透明性，评价指南可能产生的影响，给出反馈和修改完善意见，供指南工作小组解决。

二、构建及优化临床问题

确定临床问题是指南制定的第一步，临床问题的确定直接关系到指南覆盖的范围及最终的推荐意见，因此确保这一步的正确性至关重要。临床问题的收集可以有多种方法，如对临床医师进行调研，或由专家指导组共识确定。

（一）临床问题的范围

在确定临床问题时要注意不要出现选题范围过宽或过窄的情况，如果问题范围太宽泛，有可能导致指南制定过程失控，消耗过多的资源和时间，导致目标疾病涉及的研究对象或研究间的异质性增大，使研究结果难以解释。而如果问题范围过窄，会因纳入的研究过少，增加出现假阳性和假阴性的机会，使结果不可靠，推广价值也将受到限制。

(二) PICO 原则

目前大多数的中医临床实践指南是治疗性指南，这类指南可以根据 PICO 原则清晰地构建指南所关注的问题，即研究对象（participants，患者或某一具体病症）、干预措施（interventions，所施加的干预措施）、对照措施（comparisons，相比较的干预措施）和结局指标（outcomes，有关的临床结局）。构建临床问题时最具挑战性的决策是如何界定患者和干预措施的广度。在涉及的人群和干预措施的所有变化范围内，重要结果的效应尺度或多或少相同这一点应看似合理。否则，指南有可能将对部分亚组患者和干预措施亚组得出误导性估计（详见第四章第二节）。

(三) 临床问题的优先化

工作组须采纳专家指导组和外部评审组的意见，对问题进行优先化排序，并确定哪些问题需要纳入指南。建议对临床问题进行优先化排序时参考以下因素：①现有指南尚未涵盖该问题或指南间的结论存在差异；②该问题在临床实践中存在争议或临床实践与研究证据之间存在较大差异；③该问题的解决有利于提高资源利用率，减少无效的医疗行为；④该问题的解决能使广大人群受益；⑤该问题的解决可以提高临床用药或操作的安全性。首先可根据具体工作时间及人力、物力资源情况，确定最终纳入临床问题的数量，再邀请专家指导组及外部评审组使用李克特量表（Likert scale）对每个临床问题进行打分，求取平均值，按指南范围合理分配纳入临床问题的数量。

三、证据的检索

由指南工作组负责，根据确定好的 PICO 问题，系统梳理已有研究成果，制定详细的检索策略及文献纳入 / 排除标准。全面系统地检索中国知网、万方数据库、维普网、中国生物医学文献数据库、PubMed、Cochrane library 等文献数据源。

在检索顺序上，首先应该全面收集相关主题的现有指南。如果有相关的指南，则需要对现有指南进行评估，考虑拟制定的指南所关注的临床问题与现有指南所关注的临床问题是否匹配，并评估指南的质量。其次，检索相关的系统评价，比较系统评价和指南的 PICO 问题，以评价其相关性。若有最近两年内发表的高质量系统评价，则可直接使用。如果系统评价的发表时间至今两年以上，则需要考虑系统评价发表后是否有新的相关原始研究发表，如果有新的原始研究发表，且这些原始研究的结果会改变原有系统评价的结果，则必须对原系统评价进行更新。最后，如果当前没有系统评价可以利用，工作组就需要直接检索原始研究，启动系统评价工作。

四、文献筛选和资料提取

文献的筛选应分为三步进行：①初筛：根据检索出的文章的题目、摘要等筛除明显不符合要求的文献；②阅读全文：对可能合格的文献，应获取全文，逐一阅读和分析，以确定是否合格；③与原作者联系：如果文章中的信息不全面或不能确定，或者存在疑问和分歧，应与文章作者联系，获取相关信息，再决定取舍。为了避免选择偏倚，应该由至少两名研究人员独立对文献进行筛选，并明确记录检索及筛选的过程及结果，如有意见不一致的地方，应明确说明判断意见不一致时的处理方法。工作组应将文献检索、筛选过程记录并制作文献筛选流程图，可参考 PRISMA 的流程图。

文献筛选结束后，需要从原始研究的全文或研究者提供的资料中收集所需要的数据，即进行资料提取。一般需要设计专门的资料提取表来帮助完成资料提取工作，资料提取过程应该尽可能全面、准确，避免偏倚、错误和重复劳动。资料提取过程也应该由至少两名研究人员独立进行，并对如何处理意见不一致的情况进行说明。

五、针对不同结局对证据进行综合

当各研究间研究对象相似，采用相同的干预措施、结局测量指标和测量方法时，可以采用 Meta 分析合并数据。而当各研究间存在较大差异，不能进行资料的定量综合（Meta 分析）时，则可对单个研究的结果进行定性描述。

计数资料的效应值表达可以采用相对危险度（relative risk，RR）或比值比（odds ratio，OR）表示，计量资料的效应值表达采用均数差（mean difference，MD）或标准化的均数差（standardized mean difference，SMD）表示，并报告 95% 可信区间。

在进行 Meta 分析时，需要进行异质性检验。如果存在异质性，但其异质性在合理的解释范围且可用统计学方法予以处理时，可以用随机效应模型（random effects model）对不同研究间结果进行汇总。此外，需要对异质性产生原因进行探讨，常用的方法是亚组分析和敏感性分析。如果可以对异质性做出解释，如人群、干预措施、结局指标、研究方法等，则工作组需提供不同患者人群、干预措施和结局指标的不同效应量估计，而专家指导组则可能对不同患者人群和干预措施提出不同的推荐意见。

六、证据质量评价

工作组负责对证据进行质量评价和分级。目前，国际和国内有多个证据分级标准可以参考，工作组可以根据本课题组的技术力量和研究领域的特点选择适合的证据分级标准。常用的有 GRADE 证据分级标准和"基于证据体的中医药临床证据分级标准"（详见第七章第二节）。

七、推荐意见的形成

由工作组就临床问题，基于前期的证据检索、系统评价结果及证据分级的评估，综合考虑利弊平衡、患者的偏好和价值观、资源投入等因素，初步形成推荐意见。形成推荐的考虑因素建议参考第十二章第二节"中医临床实践指南从证据到推荐意见形成要目和解读"。推荐意见的书写要贴合临床实际，注重科学性和实用性。撰写推荐意见时，汤剂须详细描述治法及方药信息，如方剂名称、出处、方剂组成及随证加减、疗程等。对于中成药，须写明中成药名称、用法用量、疗程等。对于非药物疗法，须写明操作程序和适应证等。

推荐意见需要通过专家共识的方法达成，一般共识次数应≤3次。如果超过3次仍然没有达成共识意见，则视为未达成共识，不宜写入推荐意见。推荐使用的目前临床医学实践中常用的正式共识方法，包括德尔菲法（Delphi method）、名义群体法（nominal group technique，NGT）、共识形成会议法（consensus development conference，CDC）和改良德尔菲法等（详见第十四章第三节）。项目组可根据具体情况选择适合的共识方法，但是不管选择哪种方法，均应在指南中进行记录和描述（例如，如何确定和达成共识，是否进行投票等），并保留相关文件如意见反馈表。

八、指南的评审

指南评审是指南制定的重要环节，是指南质量控制的关键，主要包括广泛的意见征集及同行专家评审两种形式。广泛的意见征集有利于多方面、多渠道获取指南相关方的意见，从而保证指南的适用性，有利于项目组向更广泛的人群介绍指南的初步结论及相关推荐意见，有利于指南的推广。而指南同行专家评审目的是通过同行专家的审阅，从专业角度对指南进行再次的审查及确证。指南同行专家评审由外部评审组执行。

九、指南的推广与传播

常见指南传播途径包括权威组织机构发布、期刊等纸媒出版及指南在线出版等。指南的推广和传播应注重指南获取的公开性和个性化。公开性指指南制定方有责任宣传、传播指南，考虑指南免费发行的范围。学会制定的指南可以通过学会及其各个专业委员会进行传播推广，还可以通过继续医学教育的解读和住院医师规范化培训等方式传播推广。个性化指针对不同目标人群采用不同的推广途径及使用不同指南版本，如对专业人员可推广专业的完整版指南，对患者可推广简单易懂的患者版指南（详见第十九章）。

第二章 临床实践指南的注册和计划书撰写

第一节 临床实践指南的注册

一、临床试验的注册

临床试验注册是指在公开的临床试验注册机构登记足以反映该试验进展的重要研究和管理信息，并向公众开放，以实现临床试验设计和实施的透明化。临床试验注册的重要意义体现在提高研究的透明度和结果的可信度，同时保护受试者。因此，呼吁每一个研究人员都应该注册自己的临床试验。注册临床试验的理由包括：需要确保每一项卫生决策都能得到所有可得证据的支持；可有效避免发表偏倚和选择性报告的发生，以利于进行有效的知证决策；赫尔辛基宣言声明任何一项临床试验在招募第一名受试者之前都应该在公开获取的数据库进行注册；能够促进研究人员和基金赞助机构对已有相似或相同试验的了解，以避免不必要的重复研究；报告在研临床试验有助于确定临床试验间的差异；使研究人员和潜在的受试对象了解正在招募受试者的试验，有助于招募的进展；使研究人员和卫生保健工作者了解他们感兴趣的试验，有助于加强研究人员之间的协作，这种类型的协作包括前瞻性 Meta 分析等；作为注册过程的一部分，注册平台的数据检查有可能发现研究早期潜在的问题（如错误的随机方法），从而提高临床试验的质量。

此外，2004 年 9 月国际医学期刊编辑委员会发表声明宣布，自 2005 年 7 月 1 日起，其成员期刊只发表经注册的临床试验。

二、系统评价注册平台

与临床试验注册相似，系统评价注册是指在系统评价注册平台上提交和发表有关系统评价设计和实施的重要信息。系统评价的注册能够：避免不必要的重复；帮助卫生保健人员发现系统评价计划书和全文中方法或结局报告的差异，以确认是否存在报告偏倚；提高知证决策的质量。2009 年，一项调查显示有相当数量已完成的系统评价没有进行发表，其中最重要的原因是系统评价结果的差异无统计学意义。2010 年，一项连续 3 期 Cochrane 系统评价的评估发现如果改变原有计划方案，会对结果引起偏倚和错误的解释。系统评价的注册使系统评价的制作过程透明化，从而可以有效地处理以上两种情况。

20 世纪 90 年代，随着 Cochrane 协作组的建立，系统评价的注册也随之启动。到目前为止，一共有 6 个组织或机构为研究人员提供了系统评价注册服务（表 2-1）。

表 2-1 系统评价注册平台基本情况

序号	注册平台	注册运行年份	主题 / 类型	网址
1	Cochrane 协作组	1993	干预性、诊断精确性试验、方法学、定性、预后系统评价	http://www.cochrane.org/
2	Campbell 协作网	2000	社会、心理、教育、司法犯罪学及国际发展政策领域系统评价	https://www.campbellcollaboration.org/
3	卡迪夫大学系统评价协作网（Cardiff University Systematic Review Network）	2006	威尔士地区的公共卫生和社会保健问题	https://www.cardiff.ac.uk/libraries/
4	PROSPERO 国际系统综述注册平台	2011	预防、诊断、治疗及至少包含一个患者或临床直接相关的方法学系统评价，系统评价再评价	http://www.crd.york.ac.uk/PROSPERO/
5	澳大利亚乔安娜·布里格斯研究中心（Joanna Briggs Institute）	2012	全球最大的推广"循证护理"的机构	https://joannabriggs.org/
6	CAMARADES 协作网	2012	动物试验系统评价	http://www.dcn.ed.ac.uk/camarades/default.htm

三、临床实践指南注册平台

2007 年，为确保 WHO 指南制定的方法学质量及其制定过程是透明、循证的，WHO 成立了指南评审委员会（guidelines review committee，GRC）。指南评审委员会的主要工作是每月定期评审由 WHO 各职能部门提交的指南制定计划书和待发表的终版指南。而各职能部门向指南评审委员会提交指南制定计划书是 WHO 指南的特殊注册过程，即 WHO 指南评审委员会负责 WHO 指南的注册工作。2009 年，澳大利亚国家卫生与医学研究委员会（National Health and Medical Research Council，NHMRC）建立了指南编辑和咨询委员会（guideline editorial and advisory committee），为其指南平台和注册中心的建设和管理提供建议。但是澳大利亚指南注册平台仅接受澳大利亚指南的注册。

从 1977 年美国国家癌症研究所建立 PDQ 癌症临床试验注册中心开始，众多注册平台（主要临床试验、系统评价和指南注册平台成立或运行时间轴见图 2-1）相继成立，我们发现临床试验和系统评价的注册对提高其研究过程的透明度和研究的整体质量都具有重要意义。指南的注册也不例外，WHO 指南评审委员会成立后，WHO 制定、发表的产妇和围产期健康指南的质量有了明显的提高。指南注册的意义可表现为：增加制定过程的透明度，避免偏倚和重复，提高指南的公信力，加强各个指南制定机构间的协作，促进指南的传播与实施。

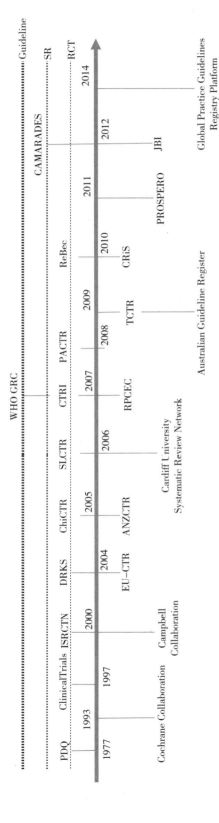

图 2-1 主要临床试验、系统评价、指南主要注册平台成立或运行时间轴

注：美国 PDQ 癌症临床试验注册中心（Physician Data Query Cancer Clinical Trials Registry，PDQ）；国际标准随机对照试验编号注册中心（International Standard Randomised Controlled Trial Number，ISRCTN）；德国临床试验注册中心（Deutsches Register Klinischer Studien，DRKS）；欧盟临床试验注册中心（EU Clinical Trials Register，EU-CTR）；中国临床试验注册中心（Chinese Clinical Trial Registry，ChiCTR）；澳大利亚-新西兰临床试验注册中心（Australian New Zealand Clinical Trials Registry，ANZCTR）；斯里兰卡临床试验注册中心（Sri Lanka Clinical Trials Registry，SLCTR）；印度临床试验注册中心（Clinical Trials Registry-India，CTRI）；古巴临床试验公共注册中心（Registro Publico Cubano de Ensayos Clinicos，RPCEC）；非洲临床试验注册中心（Pan African Clinical Trial Registry，PACTR）；泰国临床试验注册中心（Thai Clinical Trials Registry，TCTR）；巴西临床试验注册中心（Registro Brasileiro de Ensaios Clinicos，ReBEC）；韩国临床研究信息服务中心（Clinical Research Information Service of Republic of Korea，CRiS）；乔安娜布里格斯研究所（Joanna Briggs Institute，JBI）；世界卫生组织指南评审委员会（Guidelines Review Committee of World Health Organization，WHO GRC）。

尽管当前 WHO 指南评审委员会和澳大利亚国家卫生与医学研究委员会都在进行指南的注册工作，但是它们的范围只涵盖了 WHO 和澳大利亚的指南，因此当前急需一个全球综合性的医学实践指南注册平台。2014 年 1 月，国际实践指南注册与透明化平台（global practice guidelines registry platform，下文均简称为"注册平台"，网址：http://www.guidelines-registry.org/）正式成立。当前注册平台提供了中英文两个界面，其注册内容包含 10 条基本信息和 21 条注册信息。注册信息主要包括：指南题目、指南版本、指南类型、指南领域、制定状态、制定单位、赞助单位、指南用户、目标人群、卫生保健环境、疾病或卫生问题、患者偏好与价值观、分级方法、共识方法、利益冲突声明、预算、预期或实际开始制定的时间、预期完成的时间、过期时间、计划书及其他信息等。截至 2022 年 12 月，累计注册指南与共识 1292 部。

第二节　临床实践指南计划书的撰写

指南计划书（guideline proposal/guideline protocol）指的是概括指南如何制定的计划或系列步骤，以及其将要使用的方法的文件。例如，在制定指南之前，计划书会确定指南将要解决的问题、检索并评价证据的方法，以及用来形成推荐意见的共识方法。

一、制定指南计划书的意义与作用

为确保指南项目的顺利进行，需要起草对整个指南编写项目作出设想和安排的计划书，包括指南的整体目的和具体目标、时间表、任务安排、重要的流程及方法（如建立指南项目组、遴选指南主题、证据检索和评价、推荐意见达成共识等）。此外，为帮助指导证据评价，还需要确保指南计划书列出目标疾病和人群，以及重要结局指标等。

在着手准备制定一部指南时，需要一个明确全面且经过深思熟虑的计划书或方案，主要有以下几个重要的原因。

（一）确保高质量指南的制定

负责计划书评审的机构将提供一些建设性的反馈意见，保证所要制定的指南符合一定的标准。此外，指南制定的许多步骤必须在早期阶段得以正确实施，因为这些步骤在后续阶段是不可以修改的。同时，计划书有助于恰当方法的应用。例如，需要有不同观点与专业知识的人确定指南范围和优先问题，因在指南制定后期阶段无法整合遗漏的观点。

（二）确保指南推荐意见的一致性

整理所要制定指南和当前已有或已在计划的指南及其他文件的关系，应确保同一机构或部门的指南的推荐意见的一致性，有目的地实现指南交叉。这既可避免重复，又有助于相关部门对这些指南进行恰当整合。

（三）确保指南制定过程高效、顺利进行

主要包括：可基于计划范围合理安排资源；尽早确定相关专家，使其在早期就参与整个指南制定过程；可以预估制定过程中或技术上存在的潜在困难，并做好应对准备。

（四）促进指南项目组及其成员的责任感

当计划的指南范围、方法和时间表得到批准后，指南制定的相关单位及项目组成员会对指南制定过程和指南的完整性更加负责，工作须按计划的时间和内容开展，不能违背和拖延，对初始时间表的依从性得到了提高。

（五）促进指南制定过程及终版指南的完整性

提前确定指南制定所要遵循的步骤和方法，可最大程度减少决策的随意性。此外，对方法、关键问题和结局的完整制定和详细记录可以减少证据综合及推荐意见形成的各种偏倚，还可以避免指南制定过程中因系统评价结果或指南项目组成员主要利益的干扰而产生制定方法改变。

二、指南计划书的撰写与相关问题

（一）指南计划书撰写人员

指南工作组的下设小组会负责撰写计划书，例如，《头痛中医临床诊疗指南（更新版）》的计划书由秘书处负责撰写。而 WHO 指南的计划书一般由负责指南制定的技术部门撰写，同时需要其他小组协助，因为其他项目组成员（如指南项目组的主席、负责制定系统评价的人员、方法学专家、外审人员等）可确保指南的实用性，如协助确定范围和 PICO 问题等。如果资源允许，指南项目组成员应面对面，或通过网络会议，或电子邮件讨论指南计划书。

（二）指南计划书的审核

在完成计划书后，负责撰写的小组应将计划书提交类似指导委员会的指南工作小组，或联系负责批准指南的机构或组织，对计划书进行多次讨论和评审，进而对其批准。例如，WHO 指南在完成计划书后，首先会在指南项目组内部征集建议，完善计划书后提交至上级部门，再由上级部门对此项目进行讨论并提出意见和反馈。其次，负责计划书撰写的小组需要根据建议做出相应的修改（若不改动则需要说明原因），随后再次提交上级部门评审，如此反复直到上级部门不再提出需要改动的建议或意见。最后可将指南计划书公布在网站或发表在相关期刊，进一步收集多方评价和建议。总之，鉴于计划书一般由少数几个人撰写，所以多轮内部及外部评审可确保指南计划书符合方法学和格式的要求。

（三）指南计划书的有效期

一般计划书会报告指南终版的预期发表时间，若在截止预期发表时间之后的一段时间（如 WHO 指南为 6 个月），指南终版仍未能提交上级部门，负责计划书的小组需要和上级部门讨论指南延期问题。如果延长的时间表涉及初始方法与数据库检索的变动，那么应提交修订后的计划书。

（四）经批准的计划书发生改变

经批准的计划书发生改变的情况并不常见。但是，如果出现新证据，或者指南项目组有新的决策，都可以开展关于计划书修改的讨论，或者决定修改计划书。这些改变可能涉及以下 5 种情况。

1. 指南范围明显扩大或缩小　例如，提出新的重要问题，或者去掉一些问题（该情况较少见）。

2. 指南所涵盖的推荐意见发生改变　例如，部分推荐意见应有关卫生部门的紧急要求需要先于整个指南的推荐意见发表。

3. 拟定的方法明显发生改变　例如，计划书中可能指出，对比性队列研究的长期随访数据将会用于成本效果分析，但在检索相关证据后发现需要建模来探究经济效益。

4. 关键问题发生改变　指南范围虽没有大的改变，但关键问题发生了改变。例如，经过深入讨论及咨询指南方法学专家，发现关键问题设置不佳导致可能无法回答，需要重新设置关键问题。

5. 过程或方法轻微改变　例如，延长原先的时间表，指南项目组纳入新成员，或者检索策略或数据库需要改变。

综上，若指南范围或方法发生重大改变，则需要再次通过上级部门评审；其他情况则不需要这样做。另外，需要谨慎对待这些改变，因为对计划书修改有可能导致偏倚的发生，故需要做好记录。

三、指南计划书的主要内容

通常负责指南批准的部门会提供一份指南计划书模板（含条目清单），这份模板并不是为指南制定过程的每个步骤提供指导，而是明确在计划书中应该报告哪些内容。需要注意的是，计划书不需要非常详细的背景解释和材料，具体条目见表 2-2（根据 2014年《WHO 指南制定手册》相关内容进行改编）。

表 2-2　指南计划书的必要条目

条目	具体内容
1. 背景与环境	1.1 疾病负担及其流行情况 1.2 干预或疾病的背景
2. 基本原理	2.1 为何需要制定该指南
3. 目标人群	3.1 指南终端用户（如某专业领域的医生）
4. 推荐意见影响的人群	4.1 受指南推荐意见影响的目标人群
5. 相关指南	5.1 与当前指南相关的指南（国际、国家或地区层面的指南）
6. 目的和目标	6.1 指南目的 6.2 具体目标
7. 指南项目组的设立	7.1 设立参与指南制定的小组，包括其人员构成和职能界定，如指导委员会、共识专家小组、秘书处、系统用评价团队等
8. 指南项目组的管理	8.1 主席、副主席的确定或遴选 8.2 项目组管理及工作过程
9. 利益冲突和资助来源	9.1 利益声明的收集、评估、管理和报告 9.2 资助来源及其作用的报告
10. 构建关键问题	10.1 背景问题 10.2 前景问题 10.3 结局指标重要性的评价
11. 系统评价	11.1 已有系统评价进行检索并评价相关性 11.2 根据 PICO 确定检索策略，制定新系统评价 11.3 针对各结局对证据体进行质量评价
12. 从证据到推荐意见	12.1 应用 GRADE 框架 12.2 需要考虑的因素，如价值观和偏好、资源使用等 12.3 形成推荐意见的工具及方法
13. 撰写指南文件	13.1 确定执笔人和编者 13.2 确定指南报告格式
14. 外部评审	14.1 外部评审人员的确定 14.2 外部评审过程
15. 实施与评估	15.1 实施策略 15.2 推广策略 15.3 如有必要需要进行其他语言翻译，或进行改编 15.4 评估计划
16. 更新	16.1 何时更新 16.2 更新的方法
17. 其他	17.1 预算 17.2 指南时间表

第三章　中医临床实践指南团体标准的立项申请

第一节　团体标准工作介绍

一、团体标准产生的背景

标准是指通过标准化活动，按照规定的程序经协商一致制定，为各种活动或其结果提供规则、指南或特性，供共同使用和重复使用的文件。按照标准化对象的不同，标准可以分为产品标准、过程标准和服务标准；按照标准内容功能的不同，标准可以划分为以下类型：术语标准、符号标准、分类标准、试验标准、规范标准、规程标准和指南标准。医学领域常见的"临床实践指南"属于标准中的"指南标准"。标准不仅具有一般科技文献的作用，同时又具有权威性和实用性，是人们从事科研、生产、设计和检验所使用的技术依据，也可以直接应用于生产、管理、贸易。

我国标准化体系形成于20世纪80年代，1988年颁布的《中华人民共和国标准化法》，规定我国的标准体系包括国家标准、行业标准、地方标准和企业标准四级，前三级标准均由政府部门组织制定、批准发布，企业标准虽然由企业自主制定，但仅在企业内部执行，当时我国标准主要是由政府供给的架构。随着市场经济的发展，这种单一由政府主导制定的标准供给体系不能满足市场发展和科技创新的需要，如何更好地发挥市场主体的作用已经成为我国急需解决的问题。正是在这种形势下，团体标准应运而生。

2015年3月11日，国务院在《深化标准化工作改革方案》中明确提出通过改革，把政府单一供给的现行标准体系，转变为由政府主导制定的标准和市场自主制定的标准共同构成的新型标准体系，培育发展团体标准。2017年11月4日，新修订颁布的《中华人民共和国标准化法》首次确立了团体标准的法律地位。随着近几年国家标准化改革进程的深入推进，团体标准得到了政府和社会各界的重视，团体标准的发展在国内有了很大程度的进展。

团体标准是依法成立的社会团体为满足市场和创新需要，协调相关市场主体共同制定的标准。具有以下4个方面的特点：①制修订速度较快，及时响应市场需求；②迅速跟进新技术，填补行业空白；③工作机制灵活，适应能力强；④标准内容所涉及的技术处于国际前沿水平。其制定机构为依法成立的社会团体，包括学会、协会、商会、联合会、产业技术联盟等。

国内中医药类社会团体较多，仅在全国团体标准信息平台注册的中医药类社会团体就有 50 余家，其中国家中医药管理局业务主管的社会团体较为著名，包括中华中医药学会、世界针灸学会联合会、中国民族医药学会、中国中医药研究促进会、中国医学气功学会、中国药膳研究会、世界中医药学会联合会、中和亚健康服务中心、世界医学气功学会等。

二、中华中医药学会团体标准工作情况

中华中医药学会（社会团体代号：CACM）是我国成立最早、规模最大的中医药学术团体。中华中医药学会接受业务主管部门中国科学技术协会和登记管理机关民政部的业务指导与监督管理。学会办事机构是国家中医药管理局直属事业单位。从 2006 年开始，中华中医药学会就开始承担国家中医药管理局政策法规与监督司委托的标准制定工作，制定的标准涉及 20 余个临床学科。根据中共中央办公厅、国务院办公厅印发的《中国科协所属学会有序承接政府转移职能扩大试点工作实施方案》，国务院印发的《深化标准化工作改革方案》和国家质量监督检验检疫总局、国家标准委印发的《关于培育和发展团体标准的指导意见》的文件精神，2015 年 6 月，中华中医药学会作为全国第一批团体标准试点单位（医药领域唯一一家试点学会）开始承担团体标准试点工作。经过多年的实践工作，逐渐形成了完善的团体标准管理制度、组织架构和工作流程，截至 2022 年 5 月，中华中医药学会共发布团体标准 1600 余项，标准起草团队覆盖全国各省、自治区、直辖市的主要科研院所和中医药大学，活跃度在全国团体标准信息平台6168 个社会团体中排名第 4 位。

（ ）中华中医药学会团体标准分类

中华中医药学会团体标准主要分为中医类、中药类、其他三大类，见图 3-1。

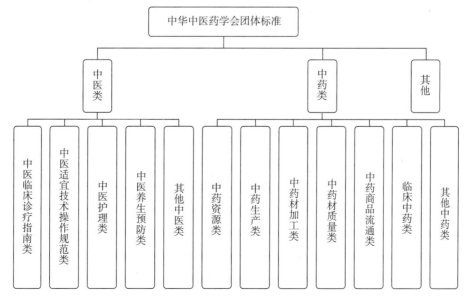

图 3-1　中华中医药学会团体标准分类

（二）中华中医药学会团体标准工作组织架构

为加强中华中医药学会团体标准化工作的顶层设计和整体统筹，加强和规范团体标准化工作，保证和提高发布的团体标准质量，中华中医药学会团体标准工作组织架构共分四个层级：中华中医药学会团体标准化专家委员会（筹）、中华中医药学会标准化办公室、中华中医药学会团体标准化专家库、团体标准起草组。

中华中医药学会团体标准化专家委员会（筹）：负责团体标准的指导和管理工作，对中华中医药学会标准化工作重大事项决策。每年召开一次年会，听取本年度工作总结与下年度工作计划。

中华中医药学会标准化办公室：是标准化工作的管理协调层，承担标准组织服务管理具体工作，每年度向专家委员会进行汇报。

中华中医药学会团体标准化专家库：是标准化工作的咨询审查层，负责对本领域的标准制修订工作进行审查和决策。由各技术领域标准化专家组成。

团体标准起草组：为技术标准编制层，主要负责标准的提案、立项、起草、发布、实施的相关工作。

（三）中华中医药学会团体标准相关制度文件

为加强团体标准制度建设，规范工作机制和程序，中华中医药学会标准化办公室制定了一系列团体标准的工作方案，包括《中华中医药学会团体标准管理办法》《中华中医药学会团体标准专家委员会暂行管理办法》《中华中医药学会团体标准制修订工作细则》《中华中医药学会团体标准工作手册》《中华中医药学会团体标准编制说明格式规范》《中华中医药学会团体标准文件管理办法》《中华中医药学会团体标准知识产权管理制度》《中华中医药学会团体标准推广管理办法》《中华中医药学会团体标准会议审查工作要求》《中华中医药学会团体标准备案实施方法》《中华中医药学会中医临床指南制定的技术方案》等，内容涉及提案、立项、编制、征求意见、审查、评价、发布、发行、宣贯推广、修订等各个方面，规范了团体标准编制的全流程。

第二节　中医临床实践指南 / 团体标准的立项原则和立项申请程序

本节仅介绍中华中医药学会的中医临床实践指南 / 团体标准的立项原则和立项申请程序。

一、立项原则

中华中医药学会中医临床实践指南 / 团体标准（下称指南）的立项主要考虑立项的必要性、可行性、协调性、预期效果四个方面的内容。

（一）必要性

必要性包括领域内有制定该指南的需求，该指南一定程度上可以填补行业空白；拟解决的临床问题是本领域的重点问题，且该临床问题有一定的循证证据支持；可以对行业规范、临床医疗服务、产业发展或监管起到支撑作用；鼓励中医指南及时吸纳科技创新成果，促进科技成果转化；对于修订（更新）版本的指南，修订的内容需要具有充分的理由和依据。

（二）可行性

可行性包括技术方面的可行性、经济合理性、工作基础、起草团队四个方面的内容，其中技术可行性是指在当前技术条件下，可以实现标准化目标，且具有可操作性。经济合理性是指指南设定的指标符合行业发展水平，满足临床及所在领域的需求。工作基础包括具有扎实的与本指南相关的研究基础，如发表论文、承担相关课题研究等；具有标准化工作基础，如主持或参与指南（如国际标准、国家标准、行业标准、团体标准等）制修订的经历，熟悉指南制定的流程和方法。起草团队中参与单位具有学科代表性和行业影响力；专家组成员地域覆盖广、多学科交叉；牵头专家为正高级专业技术职务、具有一定的行业影响力和充足的时间投入指南制修订工作中。

（三）协调性

协调性指的是指南与法律法规、强制性国家标准之间不存在矛盾；与其他标准优势互补、良性互动、协同发展。

（四）预期效果

预期效果指的是指南具有可行、落地的推广方案，有推广团队，具有 5 家以上的指南实施单位。指南发布后预期应用效果较好，至少具有以下一种效果：从临床角度而言，具有较好的临床适用性；从社会角度而言，可以规范诊疗、降低治疗成本、提高中医药服务的可及性；从科研角度而言，具有创新性或科学价值；从管理角度而言，为相关政策的制定或实施提供支撑。

二、立项申请程序

中华中医药学会中医临床实践指南的立项申请包括提案、申请和立项三个步骤。

（一）提案

指南申请单位至少 1 名代表（主要起草人或指南秘书）进行中医指南立项前沟通，主要沟通以下问题。

1.指南拟解决的问题。

2.指南所涉及的学科领域。

3. 与现有指南或标准的关系。

4. 了解中医指南工作流程和技术方案。

5. 制定指南的基础。

6. 指南的推广实施计划。

（二）申请

1. 申请条件

（1）单位提出申请，不受理个人申请。

（2）明确中医药在拟申请指南所涉及疾病领域的临床定位。

（3）指南中涉及的主要技术内容，具有良好的工作和研究基础。

（4）指南的发起单位 1～2 家，主要起草单位 3～5 家，联合起草单位 5 家以上，应包括临床单位和科研单位，考虑学科、地域的均衡性，鼓励多学科人员参与指南制定工作。

（5）主要起草人：按照"中华中医药学会中医指南主要起草人量表"进行评价。

2. 申请材料

（1）申请书。

（2）指南草案。

（3）起草人知情同意书。

3. 申请流程

（1）在"中医药标准化"微信公众号或中华中医药学会官网下载中华中医药学会团体标准立项申请材料。

（2）申请单位填写申请材料并提交至标准化办公室指南受理邮箱 bzhtcm@163.com。

（3）由中华中医药学会标准化办公室对申请材料进行形式审查，并反馈形式审查意见给申请单位。

（4）形式审查意见为"通过"的，进入立项环节。

（5）形式审查意见为"修改后再次形式审查"的，起草组需根据"形式审查反馈意见"修改立项申请书和指南草案，并附信详细修改内容，提交标准化办公室再次进行形式审查，第二次形式审查不通过，不予申请立项。

（6）形式审查意见为"不通过"的，不予申请立项。

（7）所有申请材料需在立项审查会前 10 个以上工作日通过形式审查。

（三）立项

通过形式审查的指南，标准化办公室组织相关专家对项目进行立项审查。

1. 立项时间 立项审查原则上在每个季度组织进行。根据实际情况，组织会议审查或函审。

2. 立项准备 立项审查会（会议审查）答辩注意事项：

（1）汇报人：必须为项目负责人（牵头专家）。

（2）汇报时间：不超过 10 分钟。

（3）汇报内容：①立项依据；②编制内容；③编制团队组成情况；④标准问题（本标准拟解决的标准问题、定位等）；⑤标准范围；⑥推广方案。

3. 立项流程

（1）指南起草组提交通过形式审查的申请材料，即为立项审查材料。

（2）指南起草组准备立项审查材料纸质版；若为线上会议，标准化办公室统一制作立项审查材料，组织进行立项审查。

（3）立项审查时，审查专家进行审查投票，标准化办公室工作人员汇总专家投票结果，以不少于审查专家数量的 3/4 同意视为通过立项审查。

（4）指南通过审查后，起草组按照立项审查意见修改立项申请材料，写明具体修改情况后，将修改后的申请书和指南草案等材料提交中华中医药学会，纸质版申请书加盖公章（一份）提交至中华中医学会标准化办公室备案。

（5）立项论证通过后，由标准化办公室工作人员准备相关材料报秘书长办公会审议。审议通过后，在标准化办公室"中医药标准化"微信公众号上公布立项公告，并下发立项通知。

4. 立项后学习　指南立项后，标准化办公室组织中医指南制定方法学习，项目组须派人参加学习，了解指南制定方法和工作流程。

第四章 中医临床实践指南选题的优先性与临床问题确定

确定临床问题是指南制定的第一步，也是非常重要的一步，确定指南所解决的问题会对最终的推荐意见产生巨大影响。临床问题是指南的枢纽，是进行系统综述的核心，问题的数量直接决定了指南覆盖的范围和推荐意见的数量，也决定了临床证据搜寻的范围和广度，因而确保这一步的正确性至关重要。中医指南制定者们常为临床问题是什么及如何形成临床问题感到困扰，因此，本章综合了国内外指南制定经验，介绍了临床问题形成的来源及方法，同时从中医学的角度对 PICOS 问题进行了拓展，目的是使形成的临床问题更符合中医指南的需求，更能体现中医药的特色。

第一节 临床问题的来源和确定方法

一、临床问题的来源

指南中的临床问题应该围绕临床决策的需要，临床问题可以来源于临床的各个方面，如病因、危险因素、疾病预后、筛查诊断、预防、治疗、康复、疾病分布，以及临床经济学问题等。目前，大部分中医临床实践指南关注的主要是疗效评价的问题。

确定指南中的临床问题有多种方法，国外的指南制作组织如英国国家卫生与临床优化研究所（National Institute for Health and Care Excellence，NICE）、苏格兰学院间指南网络（Scottish Intercollegiate Guidelines Network，SIGN）、世界卫生组织（World Health Organization，WHO）等均在其指南制定手册中描述了它们临床问题形成的过程。

NICE 由工作组、专业委员会成员或专家顾问等负责确定临床问题，主要经过七个步骤：①广泛的文献检索；②了解相关疾病背景；③确定目标人群和优选关键问题；④检查与其他 NICE 指南重叠的内容；⑤确认利益相关群体的意见；⑥形成草案进行公开咨询；⑦协商确定指南范围。这样得出临床问题的初步清单，然后会根据指南范围内容进行细化，最终确定可供系统综述的临床问题。

SIGN 通过患者相关的文献检索（包括关注患者的护理、心理学文献）及指南检索，并结合了原始指南提案，确定指南大致涵盖的问题，再经过对 P、I、C、O 的分别确定最终形成临床问题，其中原始指南提案由个人或组织提交到 SIGN 理事会经过审批确定采纳。

WHO 与 NICE 的形成过程较接近，总体概括为以下步骤：①起草提议范围；②精简优选范围；③检索指南、系统评价及卫生经济评估报告；④产生初始问题清单；⑤起草 PICO 格式的临床问题；⑥列出相关结局；⑦由指南制定组及利益相关方进行评审和修订；⑧对关键问题和结局进行优先级排序；⑨最终确定临床问题和结局。

综上所述，国外指南制作组织在形成临床问题时，在一些步骤上不完全一致，比如：①文献检索：NICE 首先进行广泛的文献检索，结合利益相关人群反馈，再由工作组协商确定；SIGN 在已提交的原始指南提案的基础上，再进行患者相关的文献检索；WHO 则先由指导小组起草内容范围，再进行文献检索。② PICO 结构化：NICE 在细化出临床问题之后再进行 PICO 化；SIGN 最终通过 PICO 化的过程确定临床问题；WHO 在对临床问题 PICO 化后还需进行评审修订及排序才能确定临床问题。但是均主要由指南制定专家主导并决定指南中的临床问题。

国内目前并没有专门的指南制定机构，在确定临床问题的方法上也有多种不同的方法。比如由指南制定专家提出原始问题，或通过文献检索最后协商确定临床问题的方法，这种做法的好处是执行起来比较简单，容易达成共识，但是缺点是对指南使用者的需求考虑不周。又如，某些指南制定者采用对临床医师进行调研的方法，收集整理纳入指南的原始临床问题。对临床医师调研来收集临床问题，优点是最大程度考虑了指南使用人群的需求，缺点是执行起来比较困难，意见分歧可能会比较大，确定最终临床问题的过程比较困难。总的来说，一种是先小范围再扩大最后再缩小的过程，另一种是先大范围然后缩小的过程。

对于中医指南制定来说，由于中医临床治疗方式多样，而临床研究却相对缺乏，直接广撒网的调研方式可能会导致很多临床问题面临无证据可循的难题，临床问题的筛选过程会增加大量无效工作。此时，如果先经过相关指南、系统综述等的检索来确定临床问题可能更为便捷有效。

另外，对于临床问题中患者的参与程度，国外有些指南制作机构要求有患者代表参加，如 WHO、NICE 及 SIGN 均提出在指南制定过程中，患者参与指南范围及临床问题的形成，有助于确保指南待解决的问题与患者相关。美国医学科学院（Institute of Medicine，IOM）在"制定可信任指南的步骤（standards for developing trustworthy clinical practice guidelines）"中表示至少在临床问题制定和对指南草案审查时，患者 / 消费者组织代表应该参与进来。但国际指南协作网（guideline international network，GIN）认为，虽然患者的看法可能很有价值，但若患者缺乏循证医学的培训或科学素养不足，也可能会阻碍循证的过程。Martin P Eccles 等人提出患者 / 消费者参与指南制定的两种策略：①以适当的标准挑选患者代表加入指南制定组，如 NICE。②不加入指南制定组，以利益相关者的身份参与指南的审查或者相关会议并分享个人观点。各指南工作组可根据实际情况决定是否让患者参与及在什么阶段参与。

二、临床问题的优化和确定方法

（一）临床问题的优化

不论采用上述哪种方式，最初形成的临床问题可能有很多，而一个指南中不可能纳入太多的临床问题，一般来说，指南制定小组须采纳指南指导委员会和外部评审小组的意见，对临床问题清单进行优先性排序，确定哪些问题需要纳入指南。

（二）临床问题的确定方法

由于需要进行系统评价的问题数目是指南完成所需要时间和资源的主要决定因素，所以应该注意减少争议很大和目前知之甚少领域的问题数目。对于干预措施的有效性这一类型的建议，可能需要几个临床问题来提供证据基础；而对于其他类型的建议，或许仅需要提出一个临床问题及进行一项系统评价。临床问题的确切数量取决于主题和范围的广度，例如一个临床问题可能涉及对几种干预措施与对照措施的复杂比较，此时可适当拆解为几个关键问题，使得每一个问题的工作量和所需资源尽可能地保持平衡。最终纳入每个指南的临床问题的数量根据主题及其复杂性有所不同，但通常保持在15 ～ 20 个。

临床问题的最终确定一般要通过专家共识的方法来达成。目前常用的正式共识方法有德尔菲法（Delphi method）、名义群体法（nominal group technique，NGT）、共识形成会议法（consensus development conference，CDC）和改良德尔菲法（modified Delphi method）等（四种共识方法的介绍详见第十四章第三节）。

指南制定小组可根据具体情况选择适合的共识方法，但是无论选择哪种方法，均应在指南中进行记录和描述（例如，如何确定和达成共识，是否进行投票等），并保留相关文件如意见反馈表等。

第二节　中医药临床问题的构建

一、临床问题的类型

临床问题的类型包括背景问题和前景问题。背景问题为指南制定提供背景和理由，前景问题则直接影响和支撑推荐意见的形成。

背景问题指的是关于疾病的一般知识性问题，这些问题涉及所要制定指南的重要背景资料，有助于指南整体框架的架构。背景问题与指南的主题相关，如当前疾病的患病率和分布，或疾病的分类和分型等。背景问题的答案可以在教科书中、上级医师或病例数据的监测平台等找到，背景问题不需要制定临床实践指南来解决。

前景问题是临床实践中的主要问题，这些问题涉及指南拟解决的有关临床诊断、治疗、预后等各个方面的关键问题。目前中医临床实践指南关注的主要是疗效评价的问题，如中西医结合治疗相关疾病相对于单用西药治疗疗效是否更好，安全性是否更优。前景问题不仅是指南所要解决的最重要的问题，亦是证据检索与推荐意见形成的对象，因此前景问题应该以一种能够进行系统综述的方式来构建。

二、PICOS 原则

确立临床问题应围绕研究问题的五个要素进行构建，即研究对象（participants，患者或某一具体病症）、干预措施（interventions，所施加的干预措施）、对照措施（comparisons，相比较的干预措施）、结局指标（outcomes，有关的临床结局）和研究类型（study design），也就是 PICOS 原则。

在指南中，构建问题时最具挑战性的决策是如何界定患者和干预措施的广度。在涉及的人群和干预措施的所有变化范围内，重要结果的效应尺度或多或少相同这一点应看似合理。否则，指南有可能将对部分亚组患者和干预措施得出误导性估计。

西医指南中临床问题 PICOS 的确定相对简单，对于中医指南来说，由于中医药自身研究的特点，中医药临床问题 PICOS 的确定相对西医临床问题更为复杂。

（一）研究对象（P）

研究对象指的是指南的目标疾病人群是谁，疾病的诊断标准是什么，研究对象最重要的特征是什么，是否需要考虑某些相关的人口学特征（如针对儿童的指南和针对成人的指南）。对人群特征的限制一定要有合理的生物学、社会学根据，否则，应尽量避免对研究对象的年龄、性别、种族、地域等特征加以限制。

中医指南中的研究对象（P），除了以上方面，往往还需要界定其他一些中医相关的因素如辨证分型等。例如中医学的"月经病"，指南制定者对于研究对象需要分别从人、病、证、症、时 5 个方面进行界定。

人：少女、青年女性、中年女性、更年期女性。

病：西医疾病、中医月经病、是否合并其他病。

证：证候、单一证候、复合证候。

症：单一症状、复合症状。

时：就诊的时间、经前、经后、经期。

如何定义指南目标疾病人群的特征，需要指南制定小组在前期反复沟通讨论后确定。

（二）干预措施（I）

指南中考虑的干预方案是什么，干预措施是否存在变异（比如剂量、给药方式、给药次数和给药疗程的不同），这些变异是否会对结局有不同的影响，如不同剂量的药物产生的疗效会有所不同。

对于中医指南来说，干预措施通常比较复杂，这时就需要考虑哪些干预是指南小组最关注的及如何正确地对其进行描述。举例来说，如果干预措施为中药，需要界定药味组方及其产地、收获季节、药用部位、加工处理方式、质量控制方法等，中药复方要对其中的成分进行界定。若干预措施为非药物疗法，如针刺，还需要对穴位、手法、针灸师资质等加以界定。需要注意的是，纳入的干预措施越多、越复杂，指南的制定工作越困难，所以最好由指南制定小组在前期讨论决定指南纳入哪些干预措施。

此外，中医指南中还需要明确说明中医和西医联用的问题，包括是否需要联合西医治疗，联合哪种西医治疗，在哪个阶段联合西医治疗等。

（三）对照措施（C）

对照组的选择是解释两组治疗效果差别或等效性的关键。合理的对照包括阳性对照（肯定有效且效果已知的治疗措施，如某阳性药物对照）和阴性对照（肯定无效的治疗措施，如安慰剂对照和无治疗对照）。以下几种比较的结果将无法解释：治疗 A 与效果不明的治疗 B 比较，治疗 A 加辅助治疗与无治疗或效果已知的治疗 B 比较，治疗 A 与效果已知的治疗 B 加辅助治疗比较。因此，这几种对照研究不建议纳入指南的检索。

此外，在检索中医药文献时，常常会检索到中药和中药对比的研究，在这些研究中，如果作为对照的中药的疗效不明确（如找不到该药既往与阳性／阴性对照比较疗效的研究），则不建议在指南中把该中药作为对照措施。

（四）结局指标（O）

指南中应明确指出纳入哪些结局指标，应该尽量纳入对患者、临床医师、管理者和决策者有意义的结局指标，避免纳入琐碎的或对决策者没有意义的结局指标，否则会对读者造成潜在的误导。结局指标不宜过多，不仅要包括有效性结局，还要包括安全性结局，分别评价干预措施的获益和风险。循证医学重视终点结局，如生存率、致残率、生存质量等。其他相关的结局指标，如间接指标（实验室检查），这些指标虽然没有临床终点结局指标重要，但对于解释疗效或决定干预机制的完整性有帮助。此外，还需要考虑结局的测量方式和时间。

对于中医指南来说，在确定结局指标时，除了要考虑指标的临床重要性，还要体现中医药治疗的特色优势。例如，中医药治疗某些疾病在整体上并不具有优势，但在某些环节上具有一定的优势，这应该在结局指标上体现出来。比如，减轻西药的毒副反应，或提高西药的疗效。

最后，结局指标的确定应该在进行文献检索之前，一定要避免根据原始研究使用的结局指标来事后确定指南中使用的指标。

（五）研究类型（S）

指南制定者应当针对不同临床问题和研究目的，选择能回答研究问题的方法学质量高的研究设计类型。由于大多数中医指南关注的临床问题仍然是干预措施的疗效，而随机对照临床试验是回答此类问题的主要研究设计类型，因此，大多数中医临床实践指南纳入的是随机对照试验。但是如果指南的目的是评价某一诊断方法的准确性,最适合纳入的则应该是横断面研究和随机对照试验。而如果研究关注的是病因或危险因素,病例对照研究或队列研究则是比较适合的研究设计类型。

以中成药治疗感冒的循证临床实践指南为例,形成的临床问题见表4-1。

表4-1 中成药治疗感冒循证临床实践指南中的 PICO 问题

问题		示例
人群（P）	推荐接受干预措施的目标人群是谁	普通感冒成人患者（包括不同中医证型）
干预（I）	潜在的干预措施有哪些	国家药品监督管理局批准上市的中成药
对照（C）	其他可选的干预措施有哪些	不治疗、安慰剂、对症治疗
结局（O）	推荐措施拟解决的临床问题是什么	①临床症状（发热、咳嗽、流涕等）缓解及缓解时间 ②不良反应

三、临床结局重要性排序

指南中推荐意见的目的在于使指南用户在最重要的结局指标上获益。因此,确定最重要的结局指标对于制定一部有价值的指南至关重要。指南制定小组应起草一份相关结局指标的清单,包括有利和不利的结局,并同时让指南指导委员会和外部评审小组确定是否还有被遗漏的临床相关结局。一旦形成可行的结局指标清单,可由各小组组员对这些结局指标进行分级并有效排序。要求各组员在1～9分的范围内对结局指标进行打分,7～9分表示该结局指标对临床决策起至关重要的作用,4～6分表示该结局指标重要,1～3分表示该结局指标不重要。形成的临床指南问题汇总表见表4-2。

表4-2 "某干预措施治疗某疾病"临床实践指南临床问题汇总表

序号	患者/人群	干预措施/暴露因素	对照措施	结局		
				关键结局 7～9分	重要结局 4～6分	不重要结局 1～3分
1	慢性肾脏病3～5期	中成药联合西医规范治疗	西医规范治疗	终末期肾脏病风险；生活质量	血肌酐；肾小球滤过率；尿蛋白	血压、血尿、贫血、钙磷代谢、酸中毒
2	……	……	……	……	……	……
……	……	……	……	……	……	……

总结一下,中医指南中临床问题的确定大概分为以下5步。

第1步:形成原始问题清单。指南制定小组根据指南范围草拟一份问题清单,将问题划分为背景问题和前景问题。

第2步:用PICOS框架构建需要指南解决的前景问题。

第3步:列出相关结局,包括有利结局和不利结局,对结局指标进行重要性评价和分级。

第4步：评价和修订。所关注的临床问题和结局需要提交指南制定小组和指南指导专家组进行评价和修订，并检查是否有遗漏。

第5步：临床问题优先化。对临床问题进行优先化排序，确定哪些问题需要进行系统评价。

第五章　中医临床实践指南中的文献检索

第一节　中外文献数据库介绍

数据库是检索文献的重要来源，研究者在检索文献之前应先了解每个数据库的收录内容和范围，以便更好地有针对性地进行检索。

本节主要对医学常用数据库进行介绍，包括 3 个英文数据库和 4 个中文数据库，分别是 Medline 数据库、Embase 数据库、Cochrane 临床对照试验中心数据库、中国知网、维普中文科技期刊数据库、中国生物医学文献服务系统和万方数据库，这 7 个数据库收录的医学相关论文较为广泛和全面，因此是中医药领域研究者常用的数据库。

1. Medline 数据库　Medline 是美国国立医学图书馆（National Library of Medicine，NLM）出版的综合性生物医学信息书目数据库，是当今世界最大和最权威的生物医学文献数据库之一。Medline 收录内容涉及生物医学的各个领域，包括临床医学、牙科、教育学、健康服务管理、护理、毒理学、营养学、药学、实验医学、精神病学、医学工程、病理学，以及兽医。它的数据来源为三个印刷本索引：《医学索引》（Index Medicus）、《牙科文献索引》（Index to Dental Literature）和《国际护理索引》（International Nursing Index），共收录世界范围内 9075 种期刊，1100 万条记录，其中 75% 是英文文献。Medline 中的每条款目都对应一条书目记录或引文出处，该库中不含全文，但其中半数以上的记录附有作者本人撰写的文摘。PubMed 是我国医学工作者检索 Medline 最常用的途径，网址为 http://www.ncbi.nlm.nih.gov/pubmed/。

2. Embase 数据库　Embase 是荷兰 Elsevier Science 编辑出版的大型生物医学及药学文献书目数据库，可以帮助用户进行全面的系统检索，收集特定主题公开发表的文献，帮助进行循证医学决策。Embase 以其对药物研究文献的收录而著名，对于欧洲和亚洲文献的收录也比 Medline 多，它涵盖了从 1947 年至今的国际生物医学文献，有超过 4100 万条记录，2900 种独家的期刊和 8100 种正式发表的期刊，其中也包括 Medline 的期刊，以及来自 95 个以上国家 / 地区的 8500 多种期刊，平均每天新增 6000 条题录。Emtree 是 Embase 独有的主题标题列表，它有 86000 个主题词，近 400000 个同义词，66 个药物副标题和 14 个疾病副标题。检索 Embase 的常用途径有 Embase.com 和 OvidSP 检索平台。网址为 https://www.embase.com/#search。

3. Cochrane 临床对照试验中心数据库　Cochrane 临床对照试验中心数据库（Cochrane Central Register of Controlled Trials，CENTRAL）是 Cochrane 图书馆的子数

据库，是随机和半随机对照试验报告最主要的来源。CENTRAL 收录的内容大多数来自数据库（主要是 PubMed 和 Embase），以及其他已发表和未发表的资源，包括 CINAHL（https://www.ebsco.com/products/research-databases/cinahl-complete）、ClinicalTrials.gov 临床试验资料库和 WHO 的国际临床试验注册平台。CENTRAL 于 1996 年首次出现，由于其复合性，并不像其他传统生物医学数据库那样有明确的起始日期。CENTRAL 会提供作者、来源、年份等，通常会有文章的摘要，但是不包含文章的全文。网址为 https://www.cochranelibrary.com/central。

4. 中国知网（CNKI） 中国知识基础设施（China National Knowledge Infrastructure，CNKI）系列数据库产品，由中国学术期刊（光盘版）电子杂志社、同方知网（北京）技术有限公司主办，是基于《中国知识资源总库》的全球最大的中文知识门户网站，具有知识的整合、集散、出版和传播功能。论文数据来源于源数据库、外文类、工业类、农业类、医药卫生类、经济类和教育类等数据库。其中综合性数据库为中国期刊全文数据库、中国博士学位论文数据库、中国优秀硕士学位论文全文数据库、中国重要报纸全文数据库和中国重要会议论文全文数据库。中国知网数据库提供初级检索、高级检索、专业检索等检索功能。网址为 https://www.cnki.net/。

5. 维普中文科技期刊数据库（VIP） 源于重庆维普资讯有限公司 1989 年创建的《中文科技期刊篇名数据库》，其全文和题录文摘版一一对应，收录了中国境内历年出版的中文期刊 12000 余种，中文报纸 400 种，外文期刊 6000 余种，全文 3000 余万篇，引文 4000 余万条，已标引加工的数据总量达 1500 万篇，3000 万页次，分 3 个版本和 8 个专辑定期出版发行，其收录内容覆盖医药卫生、生物学、农业科学、社会学、军事、理学等多个学科。网址为 http://www.cqvip.com/。

6. 中国生物医学文献服务系统（SinoMed） 由中国医学科学院医学信息研究所 / 图书馆开发研制。其涵盖资源丰富，能全面、快速反映国内外生物医学领域研究的新进展，功能强大，是集检索、免费获取、个性化定题服务、全文传递服务于一体的生物医学中外文整合文献服务系统，包括中国生物医学文献数据库（CBM）、中国生物医学引文数据库（CBMCI）、中国医学科普文献数据库（CPM）、北京协和医学院博硕学位论文库（PUMCD）、西文生物医学文献数据库（WBM）、英文会议文摘数据库、日文生物医学文献数据库、俄文生物医学文献数据库等。SinoMed 提供中文的主题词检索功能，其进行主题标引和主题检索的依据是美国国立医学图书馆《医学主题词表（MeSH）》的中译本和《中国中医药学主题词表》。网址为 https://www.sinomed.ac.cn/。

7. 万方数据库 是由万方数据公司开发的，涵盖期刊、会议纪要、论文、学术成果、学术会议论文的大型网络数据库。万方"中国学术期刊数据库"收录始于 1998 年，包含 8000 余种期刊，其中包含北京大学、中国科学技术信息研究所、中国科学院文献情报中心、南京大学、中国社会科学院历年收录的核心期刊 3300 余种，年增 300 万篇，每天更新，涵盖自然科学、工程技术、医药卫生、农业科学、哲学政法、社会科学、科教文艺等各个学科。万方"中国学术会议文献数据库"是国内唯一的学术会议文献全文数据库，会议资源包括中文会议和外文会议，中文会议收录始于 1982 年，每年大约收集 2000 个重要学术会议，年增 20 万篇论文，每月更新。外文会议主要来源于 NSTL 外文文献数据库，收录了 1985 年以来世界范围内各个主要学会 / 协会、出版机构出版的学术会议论文共计 900 万篇全文（部分文献有少量回溯），每年增加论文 20 余万篇，每月更新。网址为 https://www.wanfangdata.com.cn/。

第二节　中医临床实践指南中文献检索策略的制定

文献检索是临床实践指南（以下称指南）制定过程中的重要环节，是指南推荐的证据来源。根据指南拟解决的问题制定文献检索策略，然后收集全世界范围内的相关研究资料的过程，检索策略越合理，就越能节约指南制定过程消耗的人力、物力和财力。WHO、NICE、SIGN 等指南手册均强调，指南应该就所关注领域的问题制定高效的检索策略并选择合适的数据库，进行全面、系统的检索，以保证指南中每一条推荐意见的形成均是基于当前的最佳证据。

一、指南制定中文献检索的步骤

一部指南的制定需要耗费大量的人力、物力和财力，因此，当确定指南主题后，要先进行文献的预检索，以确定现有的相关资源（包括与指南主题相关的现有指南、现有系统综述、医学技术评估报告与经济学评价），并对已有的指南进行评价分析。根据检索及评价结果来确定是否制定新指南，或对现有指南进行改编。

首先应明确两个概念，即指南的主题和临床问题。主题是一个指南要解决的总体目标，是对所要解决的临床问题的整体概括。临床问题是临床实践中亟待解决的关键问题，与指南的总体目的相比更加具体。这些临床问题通常是由临床专家提出，然后通过不同背景的指南开发小组成员讨论后确定。但主题和临床问题的区分并不绝对，有时指南的主题与临床问题也可以相同。

指南制定中的文献检索可参考以下步骤进行：①相关指南的检索；②相关系统综述的检索；③原始研究的检索。

（一）相关指南的检索

在制定指南之前，首先应该全面收集现有相关主题的国内外指南。如果已有发表的指南，则需要对现有指南进行评估，考虑拟制定的指南所关注的临床问题与现有指南所关注的临床问题是否匹配，并且对指南的质量进行评估。这主要是为了避免重复工作，造成资源浪费。除了常规数据库及指南数据库之外，还应对专业学会 / 协会的网站、相关期刊进行手工检索，同时咨询行业内知名指南制定专家，全面收集现有相关主题的指南。

有关指南数据库检索资源如下。

1. 英国国家卫生与临床优化研究所　英国国家卫生与临床优化研究所（National Institute for Health and Clinical Excellence，NICE）为英国卫生服务体系开发技术指南并提供决策建议的国家级研究机构。网址：https://www.nice.org.uk/guidance。

2. 苏格兰学院间指南网络　苏格兰学院间指南网络（Scottish Intercollegiate Guidelines Network，SIGN）建于 1993 年，重点关注癌症、心血管疾病和心理卫生等领域。网站的栏目有：指南（按主题排列的指南、按索取号排列的指南）、指南选题提示或范围、当前指南项目组正在进行的工作、指南开发的方法学等。此外该网站还链接有指南制作的支持材料、简介、用户申明及版权细节等内容。网站提供指南全文。网址：https://www.sign.ac.uk/guidelines/index.html。

3. 加拿大医学会临床实践指南文库　加拿大医学会临床实践指南文库（Canadian Medical Association CPG Infobase）于 1995 年由加拿大国家、州或地区医学卫生组织、专业协会、政府机构和专家小组共同主办并认可，指南由加拿大各地和各机构团体提供，网站上还链接有加拿大医学会制作的《临床实践指南手册》。网站中一半以上的指南有全文。网址：https://joulecma.ca/cpg/homepage。

4. 国际指南协作网　国际指南协作网（Guidelines International Network，GIN）由多国的指南专家组成的小组在 2002 年 11 月成立的一个非营利性组织，旨在促进系统化指南的发展和实施。网址：https://www.g-i-n.net/library/international-guidelines-library。

5. 英国国家临床指南中心　英国国家临床指南中心（National Clinical Guideline Centre，NCGC）现名为 NGC（National Guideline Centre），2009 年由英国皇家医学院主办，是世界上最大的临床指南开发组织。网址：https://www.rcplondon.ac.uk/projects/ngc-guidelines。

6. 澳大利亚临床实践指南门户网站　澳大利亚临床实践指南门户网站（Australian Clinical Practice Guidelines，ACPG）为澳大利亚的临床实践提供临床实践指南，根据标准改编自美国 NGC 以适应澳大利亚的医疗环境。网址：https://www.clinicalguidelines.gov.au/。

7. 医脉通　医脉通于 2006 年 8 月 8 日上线，由北京医脉互通科技有限公司开发并运营，专门面向临床医生和医学生，致力于"做医生的临床决策好帮手"。发展至今，网站已经聚集了 100 多万用户，积累了大量的医学信息资源。旗下软件产品"临床指南"提供临床科室的国内外临床指南、解读、翻译，实现一站检索，方便快捷。网页版地址：https://guide.medlive.cn/；APP 版获取地址：https://guideapp.medlive.cn/index.php。

学会机构及卫生行政部门网站资源如下。

8. 世界卫生组织　世界卫生组织（World Health Organization，WHO），网址：https://www.who.int/en/。

9. 澳大利亚国家卫生与医学研究委员会　澳大利亚国家卫生与医学研究委员会（National Health and Medical Research Council，NHMRC）是一家负责澳大利亚医学研究的资助机构，职能是发展和维持澳大利亚健康标准，并负责实施 1992 年澳大利亚国家卫生与医学研究委员会法案。网址：https://www.nhmrc.gov.au。

10. 新西兰指南研究组　新西兰指南研究组（New Zealand Guideline Group，NZGG）由新西兰临床实践指南研究组于 1996 年在新西兰卫生委员会领导下建立，主要目的是制定和实施循证临床实践指南，还链接了一系列与临床指南的开发和评价有关的网站，如证据源、Cochrane 合作组织、严格评价根据、循证的方法和根据、指南的指南、临床指南等网站。网址：https://www.health.govt.nz/about-ministry/ministry-health-websites/new-zealand-guidelines-group。

11. 芬兰循证指南网　由芬兰医学协会（Finnish Medical Society Duodecim）建立，收集易于使用的临床实践指南为初级和门诊护理提供临床最佳证据。网址：https://www.duodecim.fi/english/products/ebmg/。

（二）系统综述的检索

指南的推荐意见须基于系统综述的证据。如果有当前相关的高质量系统综述，可以直接利用，这可以节省指南制定者大量的时间，而更新系统综述也比制定新的系统综述花费更少且更节约时间。查找系统综述时，首先应从相关指南的参考文献开始，再进行数据库的检索。有关系统综述的相关检索资源如下。

1. Cochrane 图书馆　Cochrane 图书馆（Cochrane library）是临床疗效研究证据的基本来源，也是目前临床疗效研究证据的最好来源。它的制作者是国际 Cochrane 协作组。网址：www.cochranelibrary.com。

2. EBMR 循证医学数据库　EBMR 循证医学数据库（Evidence-based medicine reviews，EBMR）是由 Ovid 科技公司制作与更新的付费数据库，以 Ovid 在线和光盘形式发表，是目前指导临床实践和研究的最好证据来源之一。网址：https://ovidsp.ovid.com/。

3. 临床证据数据库　临床证据数据库由英国医学杂志（British medical journal，BMJ）出版，是一个对临床实践有指导意义的数据库。网址：https://bestpractice.bmj.com/info/cn/。

4. ACP Journal Club　ACP Journal Club 是美国内科医师学会（American college of physicians，ACP）主办的双月刊。网址：https://www.acpjc.org。

5. Evidence-Based Medicine　Evidence-Based Medicine 由 BMJ 和美国内科医师学会联合主办。网址为：https://ebm.bmj.com/。

6. Bandolier　Bandolier 是英国 Oxford HS R & D Directorate 于 1994 年创办的月刊。网址：https://www.bandolier.org.uk/journal.html。

7. Epistemonikos 数据库　Epistemonikos 数据库是收录系统综述、系统综述的再评价及其所纳原始研究的数据库。网址：https://www.epistemonikos.org/。它所收录的所有研究包括病因学、诊断、治疗、预后和不良反应，文献来源于 PubMed、LILACS、WHO Database、Cochrane database of systematic reviews（CDSR）、Database of Abstracts of Reviews of Effectiveness（DARE）、Campbell Library、Health Technology Assessment Database 等 18 个数据库，但由于它当前的数据库检索功能还不完善，而且只检索一个数据库有可能带来漏检。因此，建议运用高效的检索策略补充检索综合数据库如 CNKI、PubMed、Embase 等，以查找、获取相关系统综述。

（三）原始研究的检索

如果没有现有的指南或系统综述可以使用，则指南制定者需要直接检索原始研究。应该根据临床问题的种类确定纳入研究的类型。以干预措施疗效的指南为例，首先应该纳入的应该是随机对照试验（randomized controlled trial，RCT）。是否需要纳入观察性研究，需要看 RCT 是否可以提供足够支撑关键结局的数据。如果某个关键结局不能从 RCT 中获得，比如某药物的长期终点结局，则需要补充纳入观察性研究，如队列研究。如果 RCT 已经可以提供满足关键结局的数据，则不需要纳入观察性研究。目前常用的检索原始研究的中外数据库包括 3 个英文数据库和 4 个中文数据库，分别是 Medline、Embase、CENTRAL、CNKI、VIP、SinoMed 和万方数据库，各个数据库的介绍详见本章第一节。

二、中医临床实践指南常见的检索问题

中华中医药学会已发布的中医临床实践指南中关于文献检索相关信息的描述，整理各个指南中文献检索方面的问题，现对主要问题汇总如下。

（一）未提及具体的检索策略

部分指南如图（图 5-1）所示，对数据库、检索时间、中英文检索词等进行了描述，但对主题词 / 自由词、检索字段、检索词之间的逻辑关系均未给出，无法根据给出的检索信息进行重复操作。

（1）文献的收集和筛选

电子检索的资料库包括中国知网学术文献总库(CNKI)、中文科技期刊全文数据库(VIP)、中国生物医学文献数据库(CBM)、万方数据库(Wanfangdata)、PubMed、 Cochrane Library 和 EMBASE 七个数据库和国家食品药品监督管理局（SFDA）数据库；在研临床试验数据库包括中国临床试验注册中心（http://www.chictr.org/cn/）和美国药物临床试验登记网（http://www.clinicaltrials.gov/）。文献检索未设定语种限制，检索日期开始日期不限，截止日期为 2015 年 5 月 31 日。中文检索词包括：天疱疮、中医、中医药、外治、中医外治、中药外治、草药外治、湿敷、针灸、灸法、体针、针刺等。英文检索词：pemphigus, herb, Traditional Chinese medicine, Chinese medicine, alternative medicine, acupuncture。根据不同资料库的特征分别进行主题词联合自由词、关键词进行综合检索。

图 5-1　未提及具体的检索策略示例

（二）仅提及数据库及检索时间

部分指南如图（图 5-2）所示，在文献检索中既无检索词，也无检索策略，无法对具体检索过程及检索的全面性进行了解。

1.3.2.3.1 文献检索

指南工作组于 2015 年 12 月—2016 年 5 月，进行了文献的检索、文献评价，以及两轮问卷调查等相关工作。遵循循证医学方法，制定检索策略：以计算机检索为主，辅以手工检索，根据不同的文献来源进行检索。中文检索库：中国生物医学文献数据库（CBM）、CNKI、 万方、维普。中文检索结果：958 篇；英文检索

图 5-2 仅提及数据库及检索时间示例

（三）未提及主题词／自由词及检索字段

部分指南如图（图 5-3）所示，给出的检索策略不规范，既没有检索字段，也看不到主题词和自由词的区别。

中文检索策略：

（动眼神经麻痹 or 获得性动眼神经麻痹 or 第三脑神经麻痹 or 动眼神经损伤 or 第三脑神经损伤 or 眼肌麻痹 or 斜视 or 麻痹性斜视 or 风牵偏视 or 目偏视 or 视歧 or 睢目 or 上胞下垂 or 眼睑垂缓 or 睑废 or 坠睛 or 神珠将反）and（针灸 or 针刺 or 电针 or 艾灸 or 灸 or 梅花针 or 手针 or 皮肤针 or 眼针 or 放血 or 滚针 or 头皮针 or 头针 or 火针 or 三棱针 or 拔罐 or 刮痧 or 穴位 or 经络 or 耳穴 or 中药 or 方剂 or 中医 or 中草药 or 中成药 or 功能锻炼 or 气功 or 太极 or 热敷 or 呼吸锻炼 or 推拿 or 康复 or 按摩 or 预防）

中文检索库：中国生物医学文献数据库（CBM）、CNKI、 万方、维普

图 5-3 未提及主题词／自由词及检索字段示例

（四）检索字段与检索词区分不清

部分指南如图（图 5-4）所示，虽描述了具体检索词、检索词之间的逻辑关系，以及检索字段，但检索词与检索字段区分不清。此外，还存在检索数据库不全面的问题。

文献检索工作：检索年限：1984 年 01 月至 2015 年 12 月；检索数据库：查找国内的两个主要医学数据库，即中国期刊全文数据库和万方期刊全文数据库。检索关键词：a. "慢性乙型病毒性肝炎" "慢性 HBV 感染""慢性乙型肝炎" "慢乙肝" "乙肝"，上述关键词用"OR"联结；b. "中药" "中医" "中医药" "中西医结合" "治疗"，上述关键词用"OR"联结。将 a 与 b 用"AND"联结。检索范围：在篇名/关键词/摘要中查找。检索结果：本项目根据以上检索策略共检索到慢性乙型肝炎中医药治疗相关的文献 93 篇。

图 5-4 检索字段与检索词区分不清示例

（五）可能原因分析

对以上问题出现的原因进行分析，可能存在以下几点原因：①撰写错误或遗漏。由于指南撰写人对文献检索或指南撰写规范了解不全面，导致部分内容出现错误或未呈现在指南中，如只描述相关检索词，未描述检索策略。②文献检索错误。由于文献检索人员的专业性不足，或与临床人员沟通不足，导致确定的检索词不准确，可能出现漏检误检等问题。③指导不到位。由于指南制定小组对指南制定过程中文献检索的目的认识不清晰，导致文献检索范围太宽，缺乏目标性，检索策略无法详细制定。

三、文献的检索与管理

指南中的文献检索原则是全面、客观和可以重复。通常采用计算机检索和手工检索相结合，多个数据库联合应用的形式，视情况还可以增加手工检索，并要注意"灰色文献"的检索。

（一）检索词

检索词主要包括以下几部分内容：①与疾病相关的检索词，包括规范的西医病名、西医临床惯用名、中医病名、中医临床惯用名等；②干预措施相关的检索词，包括药品名、商品名、化学名、别名等；③研究类型相关的检索词，包括系统评价、Meta分析、RCT等。是否需要针对对照措施和结局指标进一步进行检索，需要根据指南的具体要求。上述每一部分同义词之间用布尔逻辑运算符 OR 连接，最后这三部分之间用布尔逻辑运算符 AND 连接。

一般情况下，为了保证查全率，一般不对检索起始时间进行限定，除非存在某些特殊情况，如某种疾病或某种疗法在某个时间点之前不存在，这时可以对检索起始时间限定。此外，由于在医学研究中存在大量同义词，如疾病或疗法的不同名称、缩写、简称等，在检索中尽量纳入这些同义词，这也是保证查全率的一个重要方法。

以"中医药治疗感冒"为例，与"感冒"有关的中文词有"感冒""伤风""冒风""冒寒""伤寒""风寒""风热""上感"和"上呼吸道感染"，与"中医药"有关的中文词有"中药""中医""方药""草药""中西医""中成药""传统医学""结合医学""替代疗法"和"补充替代医学"。"感冒"有关的英文词有"common cold""common colds""colds, common""cold, common""coryza, acute""acute coryza""catarrh"和"catarrhs"。"中医药"有关的英文词有"Medicine Chinese Traditional""Traditional Chinese Medicine""Chinese Medicine, Traditional""Zhong Yi Xue""Chinese Traditional Medicine"和"Traditional Medicine, Chinese"。

（二）检索字段

检索字段是指在计算机检索时，限定检索词在数据库内查找的区域，如标题检索指在篇名中检索某个检索词。常用的检索字段包括标题（title）、摘要（abstract）、关键词

（key words）、全文（all fields）、作者（author）等，不同数据库有特殊的检索字段，如CNKI和万方的主题字段包括标题、摘要及关键词，CBM的常用字段包括标题、摘要、关键词和主题词。根据检索需求，合理地选择和搭配检索字段，可以提高检索的精确性和全面性。

（三）主题词检索与自由词检索

文献检索时，常用的方法有主题词检索与自由词检索。主题词又称叙词，是在标引和检索中用以表达文献主题的人工语言，具有概念化和规范化的特征。主题词的选取需要依据主题词表。《医学主题词表》（medical subject headings，MeSH），是美国国立医学图书馆编制的权威性主题词表。它是一部规范化的可扩充的动态性叙词表。主题词表是对主题词进行规范化处理的依据，也是文献处理者和检索者共同参照的依据。

主题词与自由词最大的区别就是主题词经过了规范化处理。主题词是规范化的检索语言，它对文献中出现的同义词、近义词、多义词及同一概念的不同书写形式等进行严格的控制和规范，使每个主题词都含义明确，以便准确检索，防止误检、漏检。如慢阻肺、COPD、慢性阻塞性肺病、慢性阻塞性肺疾病等表达同一概念的不同书写形式规范为"慢性阻塞性肺疾病"。而自由词是属于自然语言的范畴，未经规范化处理，也不受主题词表的控制。如对于"慢性阻塞性肺疾病"这一概念可有慢阻肺、COPD、慢性阻塞性肺病、慢性阻塞性肺疾病等不同形式来表达。

因此，为了达到较高的查准率和查全率，如果检索工具提供了主题词这一检索途径的话就应该选择主题词来进行检索，在检索策略中表示为"［mh］"，自由词检索可以作为主题词检索的补充。比如上面的例子，感冒的主题词是"Common cold"，与感冒相关的自由词有"Common Colds""Colds, Common""Cold, Common""Coryza, Acute""Acute Coryza""Catarrh"和"Catarrhs"。

以"中成药治疗感冒"为例，检索PubMed数据库，构建检索策略如下。

#1：（Common Cold［mh］）OR（Common Colds）OR（Colds，Common）OR（Cold，Common）OR（Coryza，Acute）OR（Acute Coryza）OR（Catarrh）OR（Catarrhs）

#2：（Medicine，Chinese Traditional［mh］）OR（Traditional Chinese Medicine）OR（Chinese Medicine，Traditional）OR（Zhong Yi Xue）OR（Chinese Traditional Medicine）OR（Traditional Medicine，Chinese）

#3：randomized controlled trial［pt］

#4：controlled clinical trial［pt］

#5：randomized［tiab］

#6：placebo［tiab］

#7：drug therapy［sh］

#8：randomly［tiab］

#9：trial［tiab］

#10：groups［tiab］

#11：#3 OR #4 OR #5 OR #6 OR #7 OR #8 OR #9 OR #10

#12：animals[mh]NOT humans[mh]

#13：#11 NOT #12

#14：#1 AND #2 AND #13

（四）文献管理软件

按照上述检索策略在数据库中检索到文献后，需要对文献进行排重和筛查，以找出符合纳排标准的文献。由于制定指南所涉及的文献量一般较大，我们推荐使用文献管理软件来对检索到的文献进行管理。文献管理软件（reference management software）是学者或者作者用于记录、组织、调阅引用文献的计算机程序，基本功能包括对文献的收集、整理、组织，以及对文献引用的插入和参考书目的生成。

常用的文献管理软件包括 NoteExpress、EndNote、RefWorks 等，其中主要推荐使用国内开发的 NoteExpress（简称 NE）。将数据库中的文献以 NE 的格式导出之后，可以经过 NE 过滤器导入 NE 软件中，需注意的是，SinoMed、PubMed、Cochrane library 等无法以 NE 的格式导出，故在导入 NE 的时候，需选择与数据库对应的过滤器。文献导入后，可经由软件的"查重"功能，筛查出重复文献，对其进行排除。再通过"检索"功能快速筛查出某些不相关的动物实验。然后在软件中直接查看文献标题、摘要及关键词，对文献标签标记以满足需求，方便统一管理。还可在软件中进行文献全文下载，点击附件中的链接进行全文查阅。经管理的文献均保存在软件的数据库中可供反复调阅。

总之，对于指南来说，文献检索的全面性是非常重要的，但文献检索又是非常灵活的，研究目的和数据库不同，检索策略也会不同，需要指南制定者在实践中反复练习，找到最适合的检索方法。

第六章　中医疗效与安全性评价的证据综合

第一节　临床疗效评价研究的证据综合

证据综合是为回答研究目的、得到基于证据体的结论，将符合入选标准的研究的数据进行收集与分析的过程。证据综合的一般流程依次为数据合并前准备、数据合并、结果的解释。本节参考 Cochrane 系统评价（systematic review，SR）制作手册主要介绍干预性 SR 的证据综合方法。

一、数据合并前准备

大多数干预性 SR 指的是统计学数据合并（也称定量综合），最常见的方法是参考 Meta 分析，将 2 项及以上的研究结果进行合并。数据合并前，通常需要对纳入研究的基本信息进行提取、核查，保证研究间的同质性，从而便于对 SR 结果进行解释。

一般来说，纳入研究需以表格形式列出基本特征信息，如研究对象（participants，P）、干预措施（interventions，I）、对照措施（comparisons，C）、结局（outcomes，O）、研究场所、方法学特征等，其中干预措施需详细报告其内容。在制作 SR 过程中，涉及 3 类 PICO 要素。第 1 类为 SR 方案中的 PICO 要素，即研究的入选标准。第 2 类为 SR 方案中每个数据合并的定义，如干预与对照设置、数据合并的统计学方法、基于人群或结局指标的亚组分析等。第 3 类为 SR 纳入研究的 PICO 要素。本节将重点放在后两类 PICO 要素，明确足够相似的纳入研究，以实施 SR 的统计学数据合并。

（一）证据综合基本步骤

证据综合大致可分为 3 个阶段。首先，方案撰写阶段应明确需要收集的信息。其次，纳入研究的信息将作为证据综合的基础（定量综合或定性描述）。最后，基于纳入研究的基本特征，定性描述或定量分析数据，为 SR 提供数据支持。表 6-1 提供 Cochrane SR 制作手册的证据综合框架。

表 6-1　证据综合框架

研究阶段	制定步骤
阶段 1 方案阶段	1.1 明确干预措施与对照措施
阶段 2 总结纳入研究	2.1 通过纳入研究基本特征表，收集每项纳入研究的基本特征（PICO 要素等）
	2.2 通过比较研究间基本特征，明确哪些研究可以进行数据合并
	2.3 明确哪些数据可用于数据合并
	2.4 如调整方案对照设置或结局指标等，需在研究方案中注明其偏离原因与方案修改内容
	2.5 总结每个数据合并的纳入研究基本特征，为结果解释做准备（如不直接性、不一致性等）
阶段 3 数据合并	3.1 报告数据合并结果
	3.2 解释系统评价结果

其中，2.1、2.2 与 2.5 主要涉及证据综合中的定性描述。对于研究间异质性较大，不能进行定量分析的数据，常需要基于 PICO 要素进行主观判断，即定性描述，本节后续会分别阐述可用的方法。

（二）总结纳入研究的基本特征

证据综合首先要制作"纳入研究基本特征表"，总结每项纳入研究的 PICO 要素，并根据 SR 方案中制定的各数据合并或亚组分析的 PICO 要素对纳入研究进行分类。在中医领域，PICO 要素所包含或代表的术语可能是多样的。因此，常需编码 SR 的 PICO 要素，标准化相应术语，便于后续数据合并的进行与结果的解释。例如，基于清热化痰中药注射剂治疗急性加重期慢性阻塞性肺疾病的疗效：一项系统评价与网状 Meta 分析中，将清热化痰中药注射剂定义为清开灵注射液、热毒宁注射液、喜炎平注射液、痰热清注射液和鱼腥草注射液。

（三）明确可用于数据合并的研究

在将纳入研究的 PICO 要素编码后，根据研究间 PICO 要素的同质性，明确哪些研究可进行统计学数据合并。纳入研究基本特征表有助于比较研究间 PICO 要素，尤其对于临床问题涉及范围广、研究间 PICO 要素多样性高，或纳入多项研究的 SR。对于方案中明确对干预效果有潜在影响的研究特征，可针对该研究特征制定详细的信息表。例如，中药或针刺有关的 SR，常需将纳入研究的干预措施（中药复方组成、穴位、实施人员等）以表格形式详细报告。

（四）明确可用于数据合并的原始研究结果

当明确哪些研究可进行统计学数据合并后，需进一步探究原始研究的哪些结果可用于数据合并，通常涉及纳入研究结局指标的多重性问题。例如，结局指标可能来源于多个量表测量的同一结局（如疼痛既可使用 VAS 评分，也可使用 McGill 量表）、同一结果多个测量时点、符合方案集（per-protocol set，PPS）或全分析集（full analysis set，FAS）等，其可能的解决方案包括随机选择（random selection）、效应值的平均值法（averaging of effect estimates）、效应值的中位数法（median effect estimates）和相关程度决策法（decision rules），其中相关程度决策法可通过收集临床专家的意见，对结局指标重要程度作出优先判断。

需要注意的是，作者团队需事前明确 SR 的所有结局指标，选择是提取纳入研究的所有结局指标，还是仅提取研究所关注的结局指标（在方案中设定好的）。然而，无论采用哪种方法，所有结局指标都应在提取表中体现，以便评估纳入研究是否存在选择性报告的情况。

（五）总结纳入研究基本特征

数据合并前的最后准备工作是总结纳入研究基本特征，包括 PICO 要素和其他事先预设的可能对干预效果有潜在影响的信息，为结果解释做准备。合并数据的基本特征也是证据推荐分级的评价、制定与评估（grading of recommendations，assessment，development and evaluations；GRADE）的重要依据之一，可用于判断证据的不直接性与不一致性。在数据合并前务必再次核查数据是否真实、准确。

二、数据综合方法

（一）数据合并与 Meta 分析

在 SR 制作过程中，恰当、谨慎地合并纳入研究的数据可为回答具体临床问题提供高质量证据。Meta 分析是合并两个及以上研究结果的统计学方法，可以为 SR 提供试验组与对照组疗效指标的总效应值与 95% 可信区间（confidential interval，CI）。

1. Meta 分析的优势

（1）提高结果的精确性：许多临床试验样本量较小，不足以提供科学可靠的结果。Meta 分析通过将多个同质性较好的临床试验结果合并，构建一个"多中心、大样本（相对而言）"的临床试验结果，以期回答 SR 的临床问题。

（2）回答单个研究回答不了的问题：原始研究特别是解释性随机对照试验（randomized controlled trial，RCT），其受试者纳入与干预措施涉及范围较窄，其结果难以应对复杂多变的临床实际问题。Meta 分析可以为更广泛的人群与干预措施的疗效评价提供参考。与此同时，如果 Meta 分析结果提示异质性较大，可从临床异质性角度，分析其异质性来源。

（3）解决原始研究结果存在争议的问题：然而，Meta 分析不合理使用的结果也会产生误导，特别是当纳入研究间异质性较大、原始研究的研究设计存在局限性而带来的偏倚或报告偏倚等问题没有被充分考虑的 Meta 分析结果。

2. Meta 分析原则

（1）Meta 分析通常经过两个步骤：首先，计算每个研究中干预措施的效应值，如二分类变量其效应值可能是相对危险度（relative risk，RR）、连续变量的效应值可能是均数差（mean difference，MD）。其次，基于各研究所占权重计算干预措施的总效应值。

（2）随机/固定效应模型：不同研究效应值的合并可基于单个研究效应值的分布（或各研究来自不同但相关的总体，不同研究效应值的差异来自真实值差异和随机误差），即随机效应模型的基础。当不同研究效应值的合并基于各研究的效应值相同这一假说（或各研究来自同一总体，不同研究效应值的差异来自抽样误差），则使用固定效应模型进行分析。

（3）总效应值的标准误：与95%CI相关，并可影响总效应值的精确性；亦可用于获得 P 值，用以判断是否可以拒绝假设检验 H_0。

（4）Meta 分析结果：除了定量分析干预措施的总效应值，Meta 分析也可用于评估各研究结果的差异是否可以用随机误差解释。

（5）缺失数据：在进行 Meta 分析过程中必须考虑纳入研究缺失数据的问题，特别是原始研究中受试者的缺失数据。

3.Meta 分析方法——逆方差法　逆方差法是 Meta 分析的常用方法，可用于二分类变量与连续变量的分析。逆方差法各研究所占权重取决于各研究干预措施的效应值与标准误。对于二分类变量，可根据各研究各组的数据，如 2×2 表格中信息，得到干预措施的总效应值。对于连续变量，可根据各研究各组的均数、标准差与样本量得到干预措施的总效应值。逆方差法可用于基于 RCT、随机交叉试验、整群随机试验、非随机对照试验等研究的 SR。

（二）二分类变量的 Meta 分析

1. 二分类变量常用分析方法　二分类变量 Meta 分析常见方法有4种，包括3种固定效应模型方法（Mantel-Haenszel、Peto 和逆方差法）与1种随机效应模型方法（DerSimonian-Laird 逆方差法）。其中，Peto 法仅用于合并比值比（odds ratio，OR），其他3种方法可用于 OR、相对危险度（relative risk，RR）或危险差（risk difference，RD）。

Mantel-Haenszel 法是 Cochrane SR 固定效应模型的常用方法。当发生风险低或样本量小时，Mantel-Haenszel 法显示出更好的统计特性，因此，在采用固定效应模型的 Meta 分析中，Mantel-Haenszel 法通常比逆方差法更合适。Peto 法仅用于合并试验组与对照组事件发生均罕见的 OR 值，或时间事件分析的二分类变量。DerSimonian-Laird 逆方差法在纳入研究数目少、异质性大的情况下，容易低估研究间异质性。

2. 统计量选择　二分类变量的统计量包括相对统计量（RR 或 OR）与绝对统计量（RD 或为获得临床获益需治疗人数）。统计量的选择取决于一致性、数学特性与可解释性这三个因素。大体来说，相对统计量的一致性优于绝对统计量。OR 值与 RR 值的一致性相似。然而，当 SR 研究目的是减少不良事件发生，RR 值一致性优于 OR 值。OR

值是唯一无限制且较难解释的统计量。综合 3 个因素，Meta 分析通常建议使用 RR 值或 OR 值，并且建议使用敏感性分析探究统计量的选择对 Meta 分析结论的影响。例如，研究者可以利用相对统计量实施 Meta 分析，同时利用绝对统计量再次表达结果。研究者也可以同时使用 OR 值与 RR 值进行 Meta 分析。

3. 罕见事件的 Meta 分析　Meta 分析数据合并的大部分研究其事件发生数均较低。当纳入研究的试验组和 / 或对照组无事件发生，Meta 分析在使用逆方差法或 Mantel-Haenszel 法时可能需要进行校正，如逆方差法通常自动检查 0 数据，并固定填补 0.5 到 0 数据单元格中。Peto 法很少需要校正（除非所有的纳入研究各组均无事件发生这一极端情况出现），相较于其他方法的固定填补，Peto 法的非固定 0 数据的校正可能更优。

当原始研究各组事件发生为 0 时，应将其 OR 值或 RR 值排除在 Meta 分析外。因为这样的研究无法提供干预措施的效应值的方向与大小。当原始研究各组事件发生为 0 时，RD 值的可信区间过大，其统计效能低，因此不用于罕见事件的 Meta 分析。

（三）连续变量的 Meta 分析

连续变量的 Meta 分析方法基于各研究各组数据符合正态分布。虽然在大样本临床试验中其结果不受影响，但是仍需考虑数据的偏态分布。

1. 统计量选择　连续变量的 Meta 分析的常用统计量是均数差（mean difference，MD）与标准化均数差（standardized mean difference，SMD）。MD 与 SMD 的选择取决于纳入研究的某结局指标的评估是否使用了相同的测量工具与标准，如相同则使用 MD，如不相同则使用 SMD。

值得注意的是，标准差（standard deviation，SD）在 MD 与 SMD 中的不同作用。在 MD 中，SD 与样本量被用于为各研究所占权重赋值，SD 较小的研究可能会占更大的权重。如果研究间 SD 的差异反映的是结局测量可信度的差异，选择 MD 是合适的。在 SMD 中，SD 常被用于标准化某测量工具的均数差，以及为各研究所占权重赋值。因此，SD 较小的研究会有相对更大的 SMD。在使用 SMD 时，须认识到各研究差异仅反映测量工具或标准的差异，而不是结果测量可信度的差异或研究人群所带来的差异，需考虑到针对同一结局指标，应用 MD 与 SMD 其结果的解释应不同。

2. 治疗前后差值的 Meta 分析　在一些情况下，由于去除了个体间差异，组间治疗前后差值的变化比组间治疗后差值的变化更有效，并可一定程度减轻偏态分布程度。然而，在治疗前后差值需要测量两次，且对于信度或效度不理想的结局，测量带来的偏倚可能会大于个体间随机误差。因此，需要将基线数据作为协变量，利用回归模型或协方差分析得到校正后的干预措施的效应值与标准误。

治疗前后差值的 Meta 分析采用的统计方法是逆方差法。在数据合并时，如选择 MD 作为统计量，可将治疗前后差值与治疗后数据合并。然而，由于治疗前后差值的原始研究结果可能精确性更高（SD 更小），这些研究在 Meta 分析中会被赋予更大的权重。因此，建议使用亚组分析治疗前后差值与治疗后数据，帮助读者更好地理解、使用证据。如选择 SMD 作为统计量，则不推荐将治疗前后差值与治疗后数据合并。

（四）异质性分析

1.异质性定义 SR 纳入研究的差异都可以被称为异质性，可分为 3 类，详见表 6-2。

表 6-2 异质性分类

异质性	影响因素
临床异质性	P、I、O 的差异
方法学异质性	研究设计、结局定义与测量工具、偏倚风险等的差异
统计学异质性	各研究干预措施效应值的差异，是临床和/或方法学异质性的结果，可用于评估异质性是否是随机误差导致的

SR 纳入研究的异质性是相对的，研究目的决定了其异质性程度。Meta 分析仅适用于同质性较高的各研究间的证据综合，即 P、I 与 O 等要素足够相似。然而，基于不同的研究目的，其同质性的判断标准可能不同。例如 SR 的目的是评估某类药物的疗效与安全性，如干预措施在本类药物范围内，SR 可合理地合并相关研究的数据。

2.异质性检验 Meta 分析过程中，必须考虑研究间是否存在异质性及异质性的程度。如果纳入研究信息充分，应尽可能解释异质性来源。

如果进行数据合并的各研究的 95%CI 重叠部分很少，通常提示存在统计学异质性。同时，异质性也可通过统计学方法检验，例如卡方检验。一般来说，P 值小于 0.1 被认为具有统计学意义，即各研究间差异不能用随机误差解释。然而，仅依靠简单的阈值来判断异质性是不充分的。当样本量小时，异质性卡方检验的统计效能低，卡方检验有统计学意义提示异质性存在，但不具有统计学意义不代表异质性不存在。

考虑到在 Meta 分析中，临床异质性与方法学异质性是不可避免的，因此，评估异质性对总效应量影响是 Meta 分析必须关注的问题。在基于 RCT 的 SR 中，多数研究用 I^2 来指导判断异质性的程度，例如 I^2 为 0%～40% 代表纳入 RCT 间异质性低、I^2 为 30%～60% 代表中等程度异质性、I^2 为 50%～90% 代表相对大的异质性、I^2 为 75%～100% 代表严重异质性。但是仅依靠阈值来判断异质性程度是不全面的，尤其是纳入研究较少、I^2 的 95%CI 较大等情况出现时。

3.异质性处理策略 SR 在解释结果时必须结合纳入研究的异质性。在 Meta 分析之前，应尽可能解决已知的可能影响总效应值的异质性，例如可能产生临床异质性的 P、I、O 等要素。如果按照方案对纳入研究进行 Meta 分析，但是在 Meta 分析过程中发现了研究间存在异质性，则需要对其进行处理，常见异质性处理策略如下。

（1）再次核查数据：包括标准误与标准差的录入、单位是否统一等。

（2）检查是否适合 Meta 分析：SR 可以不包含 Meta 分析。如果各研究差异很大，尤其是各研究效应值方向不一致，可能不适合进行 Meta 分析。

（3）探究异质性来源：明确研究间异质性来源是有意义的，但如果各研究的基本特征差异较多，则需要慎重考虑异质性分析。探究异质性的方法包括亚组分析和 Meta 回归。只有在 SR 方案中提前预设的亚组分析或 Meta 回归才能作为 SR 结论的依据。事后的异质性分析最多只能提供假说，需要更加谨慎地对结果进行解释，通常不能作为结论。

（4）忽略异质性：固定效应模型忽略研究间异质性，通常被解释为干预措施的最佳效果效应值。然而，异质性总是存在的。因此，基于固定效应模型的总效应值可能是不存在的，其较窄的可信区间对于结果的解释意义不大。

（5）应用随机效应模型：随机效应模型可用于处理研究间的异质性，但是更多的是关注无法解释的异质性，不能替代异质性分析。当随机效应模型与固定效应模型总效应值与 95%CI 存在差异时，提示研究间存在异质性。由于随机效应模型给予小样本研究更大的权重，因此在漏斗图不对称的情况下，基于 RCT 的 SR 的结果将受到小样本研究的影响。因此推荐同时使用固定效应模型与随机效应模型，并利用敏感性分析探究小样本研究是否对结果稳健性有潜在影响，或直接使用 Meta 回归。

（6）重新考虑统计量选择：不恰当的统计量也可能导致异质性存在。例如使用不同工具或单位未统一的连续变量数据时，相比于 MD，SMD 可能会降低异质性程度。

（7）排除研究：异质性可能是由一个或两个与其他纳入研究结果相冲突的研究导致的。通常来说，不推荐根据异质性结果来排除研究，除非排除理由是十分充分的。由于纳入 Meta 分析的研究不太可能是完全相同的，所以根据临床异质性来排除某个或某几个研究是不可信的。因此，推荐使用敏感性分析，在纳入与排除异质性较大的研究后同时进行分析，观察结果稳健性。

（五）敏感性分析

SR 制作过程涉及一系列决策。敏感性分析有助于提供客观的结果，并解决 SR 中不确定的结果，探究结果的稳健性。例如当某原始研究纳入标准不明确时，应进行两次 Meta 分析：第 1 次是所有纳入研究的 Meta 分析，第 2 次是排除了纳入标准不明确的原始研究的 Meta 分析，以回答临床问题"当将纳入标准不明确的原始研究纳入数据合并时，Meta 分析结果是否足够稳健"。

在制作 SR 的过程中涉及许多可进行敏感性分析的节点，具体见表 6-3。

敏感性分析可以在 SR 方案中预设，但许多适合进行敏感性分析的问题只有在 Meta 分析过程中才能确定。当敏感性分析显示总体结果与结论稳健性良好，不受 SR 制作过程中不同决定的影响，则结果的可信度更高。当敏感性分析提示总体结果可能受 SR 制作过程中不同决定或缺失信息影响时，应获取更多的信息以解决研究结果的不确定性，数据获取可通过联系原作者解决。如果获取数据失败，则必须谨慎地解释结果。敏感性分析的结果推荐以表格的形式进行报告。

表 6-3　敏感性分析范围

系统评价流程	节点
文献检索	仅有摘要而无全文的研究是否纳入
纳入与排除标准	原始研究大多数但不是所有受试者符合年龄范围，原始研究是否纳入
	Meta 分析应包括的干预措施的剂量范围是多少，超出范围的原始研究是否纳入
	对照组是否相同
	纳入研究的结局指标测量时点是否相同（或在某时间范围内）
	是否包括盲法与非盲法的研究，或者纳入研究是否受方法学质量的限制（如是否有伦理、是否有样本量估算）
待合并数据	时间事件数据的分布基于什么假设
	连续变量在缺少标准差的研究中，经转化后的标准差是否纳入（如报告标准误，或报告中位数与四分位数的研究）；待合并的数据分析对于基于治疗前后差值与基于治疗后数据的处理；有序分类变量转化为二分类变量的研究中，截断点的不同处理
	对缺失数据的处理，使用调整后还是未调整的效应值
分析方法	使用固定效应模型还是随机效应模型
	对于二分类变量，选择 RR、OR，还是 RD 值
	对于连续变量，当使用不同量表评估相同维度时，使用 SMD 值的 Meta 分析，还是单独报告每个量表的 MD 值

（六）发表偏倚

发表偏倚属于报告偏倚。当纳入研究数目 ≥ 10 时，可绘制漏斗图检验其是否对称来探究可能存在的发表偏倚。通常来说，漏斗图横坐标代表效应值大小，纵坐标代表样本量，通过与真实值比较，肉眼判断各研究分布是否对称。除肉眼判断外，也可使用统计学方法检验漏斗图是否对称，如秩相关法、线性回归法、改良线性回归法、反正弦法、剪补法等。

需要注意的是，除发表偏倚外，方法学质量低、异质性大等因素亦可导致漏斗图不对称。因此，漏斗图的视觉不对称不代表一定存在发表偏倚，可结合剪补法分析其不对称原因。

三、结果的解释

在 SR 结果的解释中，除 SR 结果外（结局指标效应值大小方向与 95%CI、亚组分析、敏感性分析、异质性分析、发表偏倚等），还应包括有助于决策的方面，如证据的强度、结果的应用性及其他与决策有关的信息（利弊权衡、卫生经济学考量等）。但应注意，SR 的目的是提供信息，而不是提供推荐意见，对结果的解释仅有助于理解证据的含义及其与决策的关系。

第二节 不良反应系统综述/Meta 分析方法

对于任何一种药品的评估，不能只注重其疗效，也需要评估其安全性，即对它产生的不良反应（adverse effect）进行评估。药品不良反应是指合格药品在正常用法用量下出现的与用药目的无关的有害反应。根据 WHO 公布的数据，世界各国住院患者发生药品不良反应的比例为 10%～20%。2015 年，我国药品不良反应监测网络收到《药品不良反应/事件报告表》139.8 万份，较 2014 年增长 5.3%。但是，目前并没有很好地评价药品不良反应的方法。这是由于不同研究报告的不良反应的发生率不一致，且药品种类繁多，因此不易通过单独的临床研究或大型调查获取总体情况。而对已有文献进行二次分析的系统综述/Meta 分析，可以从总体上把握药品不良反应的发生情况。不良反应系统综述/Meta 分析可以为读者提供有价值的不良反应信息，包括其发生频率、性质、严重程度等。本节主要对不良反应系统综述/Meta 分析的相关概念及制作步骤进行介绍。

一、相关术语和解释

研究者通常会使用多种术语来描述药品相关危害，这些术语会被随意交替使用，很容易给读者造成困惑，因此，有必要对一些常见的术语进行区分。除了不良反应，描述药品相关危害的常见术语还包括：①不良事件（adverse event）指使用药品期间及使用药品之后所发生的不利结局，但该结局与药品之间不一定具有因果关系。②副作用（side effect）指在治疗剂量时发生的、治疗作用以外的、任何非预期的、有利或有害的效果。③并发症（complications）指术后或实施其他侵入性干预措施后发生的不良事件或效果。

二、在系统综述中评价不良反应的方法

目前在系统综述中评价不良反应的方法主要有三种。

1. 用相同的方法评价疗效和不良反应 在系统综述中，研究者用相同的方法评价药品预期的疗效和不良反应，即采用统一的文献纳入标准（包括研究类型、研究对象和干预措施），并采用单一的检索策略进行文献检索。在这种情况下，该系统综述纳入研究的数据可能存在以下三种情况：①纳入的研究包括疗效指标和不良反应两方面数据。②纳入的研究仅包括疗效指标数据。③纳入的研究仅包括不良反应数据。

2. 用不同的方法分别评价疗效和不良反应 研究者会针对某种药品的疗效和不良反应，分别采用不同的文献纳入标准及检索策略。例如，针对疗效评价，会纳入随机对照试验，而针对不良反应，会纳入非随机试验、观察性研究等，不同研究可以优势互补，弥补单一研究的不足。这种方法可以对不良反应进行更严格的评价，但是需要花费更多时间和资源，同时评价结果也不能直接用于风险效益的比较。

3. 针对不良反应进行独立的系统综述/Meta 分析 上述两种方法都是在评价药品疗效的同时进行不良反应评价，也可以不评价疗效，仅针对不良反应进行单独的系统综述

/Meta 分析。这种方法适用于某种药品可以应用于多种疾病或临床症状，而其不良反应的发生及症状在不同人群及使用环境中比较相似的情况。例如，阿司匹林广泛用于多种疾病，如卒中、周围血管病、冠状动脉疾病等。如果要评价阿司匹林的疗效，我们需要针对前述不同疾病，分别制作系统综述 /Meta 分析。但是由于阿司匹林的不良反应（如脑出血或肠道出血）在不同的患病群体中都是非常相似的，因此对于阿司匹林不良反应的评价可以集中在一个系统综述（包括不同的疾病）中进行评价。此外，一些特殊人群（如儿童）中药品的不良反应数据可能有限，使用该种方法可以分析所有可得到的该人群的不良反应数据，对于临床研究非常有意义。

三、不良反应系统综述 /Meta 分析制作的步骤

系统综述的完成需要按照科学研究的过程来进行，遵守规范系统的报告格式和制作流程，以保证其结论有科学客观的证据支持。建议不良反应的系统综述 /Meta 分析参考 Cochrane 系统综述的制作步骤，按照以下 7 个步骤进行。

（一）提出要评价的问题

传统疗效评价的系统综述推荐按照 PICOS 原则构建临床问题，即研究对象（participants，P）、干预措施（interventions，I）、对照措施（comparisons，C）、结局指标（outcomes，O）和研究设计类型（study design，S）。而在不良反应系统综述 /Meta 分析中，PICOS 的定义与传统疗效评价系统综述稍有不同。此外，在某些情况下，不良反应系统综述 /Meta 分析还需要对随访时间（follow-up）进行限制。

1. 研究对象（participants）　是否需要对研究对象的疾病情况进行限定，需要视系统综述作者的目的而定。如果系统综述作者希望了解某种药品施加在某种具体疾病的患者中所产生不良反应，此时，研究对象为明确诊断为某疾病的患者。但是如果系统综述作者希望了解某种药品的使用在不同人群及使用环境时所发生的不良反应，即针对不良反应制作单独的系统综述，则不需要对研究对象的疾病情况进行限制。在某些情况下，系统综述作者还需要说明是否要对研究对象的某些人口学特征进行限制（如只限制为儿童患者发生的不良反应）。但是，对人群特征的限制一定要有合理的生物学、社会学根据。

2. 干预措施（interventions）与对照措施（comparisons）　在不良反应系统综述 /Meta 分析中，干预措施即为要评价的药品。常见的对照措施包括阳性对照（如目前公认治疗该疾病有效的药物）和阴性对照（如安慰剂或不治疗）。但是，在不良反应系统综述 /Meta 分析中，是否需要对对照措施进行限定，需要视所纳入的研究类型而定，如果纳入的研究类型为病例系列或病例报告研究，则不需要对对照措施进行限定。

3. 结局指标（outcomes）　不良反应系统综述 /Meta 分析中结局指标的确定有时比较困难。在某些情况下，在进行系统综述前，系统综述作者就已经获知该药品的某些特定的不良反应，此时可以明确结局指标。但是，更多的情况下，系统综述作者预先可能无法确定与药品最相关的不良反应。此时可以参考以下的策略。

（1）缩窄不良反应的范围：详细描述一种或几种已知的或者患者和医务人员特别关注的严重不良反应。该策略的优点是容易收集数据，可以重点研究几种重要的不良反应，得出对治疗决策有重大影响的有意义的结论。缺点是范围可能太窄。该方法仅适用于预先已知的不良反应。

（2）广泛关注不良反应：尽量纳入各种可能发生的，预知或未知的不良反应。该策略的优点是覆盖范围更广，可能发现一些以前从未发现的不良反应。缺点是工作量大，尤其在数据收集阶段困难重重。可能在投入大量人力物力之后，却发现一些非特异性的不良反应，对临床意义不大。

为了更规范地评估不良反应，系统综述作者可以选择将研究的范围缩小至下列领域：①最常见的 5～10 种不良反应；②医生和患者都认为非常严重的不良反应；③使用实验室结果（如低钾血症测定血清钾含量）或患者报告的症状（如疼痛）作为标准。

有时，有些临床试验研究者将患者退出试验或脱落也作为评价不良反应的一个指标。系统综述作者需要谨慎解释该结果，因为这种情况可能存在以下潜在偏倚：①中止试验的原因非常复杂，可能由于轻微的但却令人烦恼的副作用、毒性、缺乏疗效、非医学原因，或综合原因。②在试验条件下，研究者要保证患者的低脱落率，这可能导致研究结果不能反映不良反应在研究人群中的真实状况。③当试验未施行盲法时，更易发生研究对象退出的情况，这将导致药品在退出患者身上的效果被高估。例如，安慰剂组患者出现不良反应时不太可能退出试验，而治疗组的患者出现不良反应时会更容易退出试验。

4. 研究设计类型（study design）　虽然随机对照试验可以对疗效提供最可靠的估计，但却很少能观察到罕见或长期的不良反应。除了试验性研究随机对照试验，流行病学常用的描述性研究和观察性研究等方法均可用来评价不良反应，不同的临床研究类型有其各自的适用条件和优缺点。因此，在制作不良反应系统综述 /Meta 分析时，需要考虑纳入多种研究设计类型。

（1）随机对照试验（randomized controlled trial，RCT）：原则上，经过 RCT 评估的药品和不良反应之间的因果关系是最可靠的，但实际上，RCT 并不能有效地发现和报告不良反应，不是评价不良反应的最佳设计方法。首先，RCT 很少把不良反应作为其主要研究结局，因此通常缺乏检测不同组之间不良反应差异的把握度。此外，RCT 通常在很短的时间周期完成，样本量也相对较小，因此发现不了那些罕见的，或需长期观察才能发现的不良反应。

（2）队列研究（cohort study）：队列研究由于是时间顺序的研究，因此比较适用于检验危险因素与疾病结局的因果关系。在Ⅳ期临床试验的安全性评价中前瞻性队列研究无疑是确定服用新药与产生不良反应结局因果联系的最佳设计。而且队列研究不需要进行人为干预，属于观察性研究，不存在伦理学问题，这也为Ⅳ期临床的安全性评价奠定了伦理方面的基础。

（3）病例对照研究（case-control study）：由于其回顾性研究的特点，病例对照研究不需要很长时间的随访，且具有所需样本量少、省时、省力等特点，因此在评价不良反应中有其独特的优势。在药物流行病学领域内，常用于评价罕见或者需要相当长时间才能发生的不良反应，可为确定药品与不良反应的因果关联提供重要线索。此外，病例对照研究可以同时对多个暴露因素进行调查，在中医药安全性研究中，既可以探讨中医药整体作为一个暴露因素与疾病不良事件的关系，也可以把中医药各个组成要素分别作为独立暴露因素，探讨他们与疾病不良事件之间的关系，为队列研究和临床试验提供理论依据。

（4）病例报告（case report）和病例系列（case series）：病例报告/病例系列研究是对罕见病（包括罕见不良反应）进行临床研究的主要形式，对新发生的疾病/不良反应的首例报告具有重要的价值，许多疾病/不良反应都是通过病例报告的形式首次得到认识。由于没有对照组、对病例有一定的选择性，以及可能存在信息偏倚等情况，使得病例报告/病例系列研究的结果混杂性较高，并且很难判断因果关联，但是病例报告/病例系列的结果可以为后续的前瞻性研究提供重要的信息和假说。

5. 随访时间（follow-up）　某些情况下，药品的作用时间与不良反应的发生密切相关，比如，致癌作用显然是个长期效应。因此，系统综述作者需要根据其临床问题来确定是否需要对随访时间进行限制。

（二）制定检索策略，进行系统、全面地检索

1. 不良反应检索资源　根据提出的研究问题，制定详细的检索策略，尽量不要有遗漏，确保检索的全面性。检索原则是全面、客观和可重复。通常采用计算机检索和手工检索相结合的方式。除了传统疗效评价系统综述文献检索常用的中外文数据库外，不良反应系统综述的作者还需要考虑检索以下数据资源。

（1）药物不良反应的参考书：如梅氏药物副作用（Meyler's side effects of drugs）、药物副作用年鉴（side effects of drugs annuals，SEDA）等。

（2）各国监管部门发布的安全警报：这些信息可能是未公开出版或在别处无法获取的数据，可通过以下渠道获取。

1）中国：国家药品监督管理局药品评价中心（https://www.nmpa.gov.cn/jggk/jgzhn/zhshdw/cdradr/）；

2）英国：药品与健康产品管理局（www.mhra.gov.uk）；

3）澳大利亚：医疗产品管理局（http://www.tga.gov.au/）；

4）欧盟：欧洲药品监管局（http://www.ema.europa.eu/ema/）；

5）美国：食品药品管理局（www.fda.gov/medwatch）。

（3）专业的药物信息数据库：如全文数据库（药物新闻和爱荷华州药物信息服务（IDIS）、书目数据库（如德文特药物档案、毒理学数据库、药物学数据库）和摘要数据库（如 DrugDex、xPhram）。

（4）自发报告系统信息：系统综述作者也可以向世界卫生组织乌普萨拉监测中心（Uppsala monitoring centre，UMC）申请检索（网址为 www.who-umc.org，通常需要付费）他们的自发报告数据库（VigiBase）。此外，原始监测数据（以自发病例报告的形

式）也可通过加拿大、美国、英国和荷兰监管部门的网络免费获得。但是，数据发布格式存在较大差异，解释和分析这些数据需要专业的技能。

2. 不良反应检索策略　目前，方法学家尚未建立针对不良反应的最佳检索策略。检索不良反应主要有以下两种检索方法：主题词检索和自由词检索。两种检索方法都有其各自的局限性，因此，可进行二者组合检索使其敏感性最大化（即使相关研究漏检的可能性降至最小）。一般来说，系统综述作者需要将检索过程重复多次以确立最终的检索策略。

（1）主题词检索：Medline 中有医学主题词表（MeSH），Embase 里有 Emtree 词表。Medline 和 Embase 用于不良反应的主题词较少，在 Medline 里包括药物毒性（drug toxicity）和药物不良反应系统（adverse drug reaction systems），在 Embase 里包括药物毒性（drug toxicity）和药物不良反应（adverse drug reaction）。检索不良反应最有效的方式是运用副主题词检索。副主题词可以描述主题词某一特定的方面，比如，药物的"副反应"，或手术"并发症"，还可以用于检索任意主题词的某一方面（漂浮副主题词检索）。Medline 和 Embase 中表示不良反应信息的副主题词有所不同，例如。

Aspirin/adverse effects（Medline）

Acetylsalicylic–acid/adverse–drug–reaction（Embase）

在上述例子中，Aspirin 是 Medline 里的医学主题词，adverse effects 是副主题词；Acetylsalicylic–acid 是 Embase 主题词表的主题词，adverse–drug–reaction 是副主题词。

副主题词可能出现的形式有：①在药品的名称下合并一个提示不良反应的副主题词，如 Aspirin/adverse effects。②不良反应的名称被索引，合并药品的名称，如 Gastrointestinal Hemorrhage/and Aspirin。③偶尔会有文献单独以不良反应被索引，如 hemorrhage/chemically–induced。

1）Medline 中能够与药品名称一起使用的副主题词有：

/adverse effects

/poisoning

/toxicity

/contraindications

2）Medline 中能够与不良反应一起使用的副主题词有：

/chemically induced

/complications

3）Embase 中能够与药品名称一起使用的副主题词有：

/adverse drug reaction

/drug toxicity

4）Embase 中能够与不良反应一起使用的副主题词有：

/complication

/side effect

（2）自由词检索：自由词（也称文本词）是作者在发表文章的标题和摘要中使用的

词，这些词在数据库的标题和摘要字段中能被检索到。但是，如果某篇文章在标题和摘要中未提及不良反应，即便整篇报道都在描述不良反应，该研究仍然有可能被漏检。此外，由于有的文章作者用于描述不良反应的词太过宽泛，比如除了常用的毒性、副反应、有害作用等，还会更详细地描述某种具体的不良反应（如昏睡、疲倦、不适等），因此，限制了自由词检索的实用性。此外，在进行自由词检索时，还要考虑到各种同义词、不同的拼写方法、单词结尾形式及单复数等。

3. 筛选研究和收集资料 研究的筛选与资料收集与传统疗效评价的系统综述的要求相同。为了避免偏倚，应该由至少两名研究人员独立进行。筛选研究和资料提取过程中都应该尽可能全面、准确，避免偏倚、错误和重复劳动。

4. 评估纳入研究的偏倚风险 对纳入研究进行正确的质量评价是保证系统综述得出正确结论的关键。研究的质量由研究设计和具体研究采取的各种偏倚控制措施所决定。不同的研究设计类型需要采用不同的质量评价工具。

（1）临床试验的质量评价：除了 Cochrane 协作组推荐的偏倚风险评估工具（risk of bias，RoB）中对于临床试验偏倚风险评估的一般内容，不良反应系统综述作者还需要考虑其他可能影响不良反应信息的因素，包括：①监测和发现不良反应的方法；②利益冲突；③选择性报告结果；④盲法。即使是前瞻性的随机对照试验，对于不良反应数据的收集往往是通过回顾性调查获取的。如果在试验结束后，研究者仅对接受治疗的研究对象进行不良反应调查问卷，即使主要结果（疗效）的偏倚风险较低，但不良反应的偏倚风险就可能较高。另外，监测不良反应的方式对不良反应的发生频率也有重要影响，相对被动监测来说，密切主动监测会发现更多的不良反应。同样，不同的不良反应监测方法也会产生不同的结果。此外，系统综述作者还应该记录不良反应的监测持续时间和监测频率，短期随访或低频率监测的研究对不良反应的报告可靠性较差。最后，接受药品的年限及其进展可能也与监测到的不良反应的类型及数量有关，如致癌作用显然是个长期效应。评价临床试验不良反应证据的质量标准主要包括以下几项。

1）实施阶段：是否给出了不良反应的定义，是否报告了不良反应的监测方法，如使用的是前瞻性或常规的监测方法、患者自发报告、患者检查清单、问卷或日记，还是对患者进行了系统的调查如访谈。

2）报告阶段：在对不良反应进行分析时是否排除了某些患者，报告中是否提供了试验组的具体数值资料，研究者报告的是哪一类不良反应。

（2）队列研究和病例对照研究的质量评价：与试验性研究相比，观察性研究更容易受到偏倚的影响，因此需要严格评价其质量。纽卡斯尔－渥太华量表（Newcastle-Ottawa scale，NOS）现已被 Cochrane 协作组织的非随机研究方法学组用于培训中并推荐使用。NOS 有自己专门的网站（http://www.ohri.ca/programs/clinical_epidemiology/oxford.asp），提供了量表 DOC 格式及 PDF 格式的版本，可免费下载。

（3）病例报告的质量评价：对于病例报告的质量评价存在特定方法学问题，对不良反应的病例报告进行质量评价时需要考虑以下问题。

1）这些报告是否具有良好的预测价值：病例报告没有对照，很多病例报告里的不良反应被随后的研究证明是个"假警报"，并非由药品引起的不良反应。但是即便如此，病例报告仍然是首先发现新不良反应的重要方法。

2）是否可以确定药品与不良反应之间的因果关系：通常情况下，研究者很难确定不良事件是否由某种特定药品引起，尤其当患者采取多种治疗措施的时候。系统综述作者必须判断药品产生该不良反应的可能性大小，或者是否仅仅是偶然事件。有时，两个独立的系统综述作者对同一个病例报告可能会出现判断相左的情况。

3）药品与不良反应间是否存在合理的生物学机制：如果不良事件能用易理解的生物学机制进行解释，则该不良反应更具合理性。

4）报告所提供的信息是否足够详实，以便可以进一步评价该证据：一个基于1520个发表的可疑的不良反应报告的研究发现，这些报告提供的信息存在明显的差异。对系统综述作者而言，不同报告所提供信息的差异意味着很难对这些不良反应进行详细具体的评价。

5）使用报告中的数据是否有任何潜在的问题：系统综述作者既要尽可能收集所有的不良反应，又要注意避免不可靠信息造成的假警报，并且需要仔细考虑传播这类信息可能造成的负面影响和产生的法律分歧。

5. 分析并形成结果　根据资料的性质，系统评价有定性和定量两种分析方法。定性分析方法是对资料进行描述性综合，适用于不适合定量分析的情况。定量的统计学分析又称为 Meta 分析。如果纳入的研究类型可以进行不同药品间不良反应发生情况的比较，比如文献纳入的是 RCT，且文献报告了不同组患者不良反应的发生例数和总人数，这时可以采用疗效评价系统评价的常用效应量，如比值比（odds ratio，OR）、相对危险度（relative risk，RR）或危险差 / 绝对危险度降低（absolute risk reduction，ARR）。但如果纳入的文献类型是病例系列研究，或者没有对不良反应的发生数进行分组报告，这时只能对不良反应的发生率进行汇总分析。

如果采用 OR 或 RR 值为效应量，进行不同药品之间不良事件发生情况对比时，还需要注意，不良反应的发生率相对较低，有些不良反应甚至是罕见事件。而 Meta 分析的许多方法都是基于大样本近似法，不适用罕见不良反应事件，因此可能会得出错误的结论。比如，在不良反应系统评价中，经常会遇到大部分研究的某个组或多个组事件发生为 0 的情况，这时作者应慎重选择 Meta 分析方法。

（1）格子计数为 0 的研究：在单个研究中，当一个或两个组观察到无事件发生时就会出现计算问题。倒方差法（倒方差固定效应和 D-L 随机效应方法）计算每个研究的干预效应估计及其标准误，对于一个或两个组无事件发生的研究，这些计算通常涉及除以 0 计数，这将导致计算错误。多数 Meta 分析软件（包括 RevMan）可自动检查有问题的 0 计数，当出现此问题时会对研究结果表格中的所有计数为 0 的格子添加一个固定值（通常是 0.5）。只有所有纳入研究中的相同格子均为 0，M-H 方法才需要校正 0 格子，因而需要校正的情况更少。然而，在许多软件中用于 M-H 法的校正方法与倒方差法一样。使用固定校正值可以达到避免计算错误的目的，但同时也会造成结果偏向于无差别及高估研究测量方差（由此造成其在 Meta 分析中的权重被低估）。当研究组的大小不等时（这种情况在非随机研究中更常见），将会在效应估计中产生方向性偏倚。与 RD 法相比，OR 和 RR 法常需 0 格子校正，但 Peto-OR 法除外，该法只在所有研究的所有组出现 0 事件这种极端情况下才会涉及校正计算问题。

（2）无事件发生的研究：如果某个研究中两个组的事件发生数均为 0 时，在以 OR 和 RR 为效应量的 Meta 分析中，常规做法就是将其从 Meta 分析中排除。因为这类研究提供的信息量有限，无法提供有关效应量的大小及或方向信息。RD 法表面上看起来优于 OR 法，当任何一组均无事件发生时，仍然可以计算 RD（率差为 0），并纳入 Meta 分析。但是有学者进行模拟研究时发现，当事件发生数较少时，RD 法估计的可信区间太宽，同时检验效能也低，指出 RD 法并不适合罕见事件的 Meta 分析。正确识别严重不良事件的能力是药物开发中的一个关键问题，对药物治疗安全性研究结果的正确处理尤为重要。许多随机试验报告中很可能会漏掉那些"无事件发生"指标及其结果，由此排除在 Meta 分析之外。当对研究结果进行 Meta 分析时，如果纳入研究未报告不良反应，一种可能是确实未发生不良反应，另一种也可能是未将不良反应作为终点测量指标，但无论哪种可能，RD 法 Meta 分析结果将会受影响；而 OR 和 RR 法 Meta 分析，由于不会纳入那些无事件发生的研究，其结果不会受影响。

（3）正确使用 Meta 分析方法评估不良反应：当不良反应发生率非常低时，很多最常用的一些 Meta 分析方法都存在偏倚，特别是倒方差法、D-L 法、RD 法、使用 0.5 校正的 M-H 方法，偏倚最大。当不良反应发生率低于 1%、同时试验组和对照组样本大小比较均衡、效应量不是特别大时，Peto-OR 法是偏倚最小、检验效能最高的方法，它可以提供可靠的区间范围。但应注意 Peto-OR 法只是对 OR 值的一种近似估计，但效应值比较大时（如 RR=0.2），其对于 RR 值的估计并不可靠，会造成不良反应被高估，但当不良反应发生风险为 1/1000 时，Peto 法仍为所有 Meta 分析方法中最佳的选择。在其他情况下（如事件风险高于 1%，效应明显且事件风险在 1% 左右，组间不均衡的 Meta 分析等），较为合理的方法有未进行 0 格子校正的 M-H-OR 法、Logistic 回归和确切计算法，但应注意这些方法目前尚不能在 RevMan 中实现。

6. 对结果进行解释　对于结果的解释和讨论主要应该涉及的方面包括：证据的强度、结果的可应用性、其他与决策有关的信息和临床实践的现状，以及药品的利弊和费用的权衡。

7. 对系统综述进行改进和更新　不良反应系统综述的作者最好通过电子链接提供与该不良反应相关的药品疗效评价系统综述的参考文献。如果药品疗效评价的系统综述进行了更新，则该药品不良反应的系统评价也应该尽快进行相应更新。

第三节　快速评价方法在中医临床实践指南制定中的应用

自 1990 年美国医学科学院提出临床实践指南（clinical practice guidelines，CPGs）的定义以来，CPGs 得到了长足的发展，尤其是在指导医学临床实践、合理分配医疗资源、缓和医患关系方面发挥了重要作用。21 世纪，随着循证医学的提出和发展，采用循证的方法制定指南成为国际上临床实践指南制定的主流趋势与共识。循证临床实践指南（evidence-based clinical practice guidelines，E-CPGs）是在广泛收集临床证据的基础上，按照循证医学的方法开发出的一组临床指导意见。

近年来，中医学界也逐渐认识到 E-CPGs 对临床的指导作用，政府亦逐步加大了支持力度，然而中医 E-CPGs 的制定却面临许多问题。一般来说，E-CPGs 中主要运用系统综述的方法来合成证据，传统的系统综述需要尽可能地收集所有符合预先确定标准的研究证据来回答一个特定的研究问题，它使用明确的、系统的入选方法使偏倚最小化，并对证据进行全面且严格的综合，从而在结论和决定中得出更可靠的结果。但是这是一项非常复杂的工作，需要较长的时间和充足的资源才能达到标准。一般来说，国外制定 E-CPG 的时间需要两年甚至是更长的时间。而目前中医临床研究面临的问题是，中医相关研究文献量巨大，但尚缺乏高质量的中医疗效评价研究，若指南制定过程中纳入大量低质量研究，势必会延长制定时间、加大工作难度，并且影响最终证据的可信度。如何在有限的精力和经费范围内，使用更短的时间制定出透明度高、偏倚风险小、可靠性高的中医 E-CPG 是当前面临的重要问题。与中医药面临的问题相似，国际上人们对于加快证据合成速度的需求也越来越高。因此，快速评价（rapid review）的相关研究随之增长，受到了健康相关领域人士的广泛关注。

本节主要对快速评价的方法进行介绍，并对其在中医 E-CPGs 当中的应用进行讨论。

一、快速评价的定义

目前，快速评价尚没有标准的定义，它是证据合成领域的一种综述类型，它比标准的系统综述耗时更短，其完成时间通常在六个月以内。美国医疗保健研究与质量局（Agency for Healthcare Research and Quality，AHRQ）发布的"对快速评价相关产品方法和适用背景探讨"的白皮书认为"真正"的快速评价是通过定性、定量或两者均有的方式对结果进行综合，为最终使用者提供导向性的证据和可能的证据强度的结论。AHRQ 的研究显示，快速评价主要是通过对研究问题、文献检索、文献筛选、资料提取、结果综合和质量评价中某些具体内容的限制来实现缩短研究时间的目的的。

二、快速评价的制作步骤

快速评价应当包含如下步骤：对需求进行评估、研究问题的形成与修订、方案的开发和批准、文献检索、文献筛选、结果综合（包括证据等级评估）、证据报告及证据使用者随访。

1. 对需求进行评估　对需求进行评估，是指研究团队需要与证据使用者进行磋商以确定需要解决的问题范围、应用哪种证据合成方式及明确证据使用者的诉求。进行需求评估时，要明确证据使用者的类型，如政策制定者、利益相关者、管理者或决策者。对使用者进行咨询调查以明确研究问题的范围。此外，尤为重要的是，研究团队需要根据证据使用者的特殊需求和兴趣引申出一些与研究问题相关的额外信息，以确保研究最终符合证据使用者的需求。

2. 研究问题的形成与修订　　制定快速评价较为重要的一点是在研究过程中始终与使用者保持亲密联系。证据使用者一般很难提出有效的问题，这就需要研究者多次与证据使用者交流，按照 PICOS 要素设计的思想将证据使用者的需求转化成可回答的科学问题，并由其最终审定。

为了缩短研究时间，快速评价通常要限定研究问题的类型和数量，如限定为疗效性评价、新的疗法或是单一疗法。比如 2014 年世界卫生组织颁布的个人防护设备在线状病毒暴发时的应用的快速指南，就将研究问题限定为：对于照顾线状病毒感染患者的医务人员来说，双层手套、全脸保护、头罩、不透水服装、防尘面具、橡胶靴与可替代的稳健性差的个人防护设备对比，它们的好处和坏处是什么。

3. 方案的开发和批准　　对于系统综述来说，发表研究方案可以减少作者的主观偏倚、增加方法学透明性和避免重复。除了以上的因素外，快速评价方案的开发还可以为使用者和研究团队提供参考，也可以作为一个通知来扩展研究小组成员和获得外部资金支持。快速评价的研究方案应包括：研究问题背景、最终形成的研究问题、方法、预期产出、时间安排、证据使用者和研究团队的共识。

4. 文献检索　　快速评价通常会对检索策略进行限制，如限制检索数据库的数量、检索的时间范围（比如检索时间限定为近几年）、限定纳入研究的类型（如优先检索已有的相关系统综述或纳入随机对照试验）、限定研究场所和语言等，有的快速评价甚至不会纳入灰色文献。有时，快速评价还会限制纳入研究的数量，比如事先设置纳入研究的最大数量，如果预检索数量超出了事先的设置，那么条件范围将进一步缩小，或者通过限制研究的样本量来减少纳入研究的数量。

5. 文献筛选和资料提取　　快速评价在文献筛选和资料提取过程中，限制对照措施的类型及数量，限制资料提取条目。虽然有一些快速评价未进行双人独立的文献筛选和资料提取，但如果时间允许，仍建议至少两人进行文献筛选和资料提取，因为过于快速的文献筛选和资料提取可能导致重要信息的遗漏。

6. 结果综合和质量评价　　快速评价的结果综合可以采取定性、定量或两者均有的方式，AHRQ 研究显示大部分的快速评价的结果合成采用的是定性方法，这主要的原因是很多快速评价中纳入的研究的异质性太大。如果纳入研究的异质性不大，仍然可以采用定量方法，即 Meta 分析。对于质量评价，目前，推荐的分级、评估、制定与评价（grading of recommendations，assessment，development and evaluations；GRADE）系统是国际公认的质量评价方法，它与其他质量评价方法对比具有更大的优势，但是它操作复杂耗时较长。AHRQ 认为，可以通过限定证据质量评价和强度推荐的方法来缩短研究时间，如不采用 GRADE 系统。对于系统综述来说，研究的质量需要被严格评价，系统评价得到的某个干预措施效果的结论，其可信度取决于纳入研究的数据和结果是否真实，未对纳入的研究进行质量和偏倚风险评价，可能会高估或低估干预措施的疗效。

7. 证据报告　　目前，尚无公认的快速评价报告规范。快速评价的报告方法可以参考知证决策工具（SUPPORT Tools for evidence-informed health Policymaking，STP）政策简报（policy brief）这种简要的报告形式，因为快速评价证据的使用者多是中高层决策者，他们多数并不关心采用什么方法生成证据，也没有时间阅读篇幅冗长的报告，因此必须选择简明扼要的方式阐述研究结果。证据报告模板需要包括以下内容：介绍研究问题和合作伙伴、摘要（应重点突出报告的主要信息和目标受众）、信息页、研究问题的背景和目录、报告的主体、参考文献、方法、其他的信息包括致谢和作者信息。

8. 证据使用者随访 研究者和证据使用者应就证据的效用性进行持续的会谈。这种合作的方法对于双方来说有互利效应，证据使用者的反馈可以使快速评价结论更好地迎合他们的需求，也可以促进研究方法的改进。

三、快速评价实例

H5N1 型禽流感疫情暴发时，它的严重性迫切需要制定快速评价以提供决策建议。2006 年，WHO 采用了循证医学快速评价的方法，制作并发布了"药物控制人 H5N1 禽流感的快速建议指南"。指南的制定从专家小组的成立到 WHO 批准只用了 5 个月时间。具体做法如下。

1. 需求评估 该指南的目标受众主要为管理 H5N1 禽流感患者的卫生保健人员，还包括卫生保健政策制定者和公共卫生官员。2006 年 1 月 WHO 召集药物管理 H5N1 禽流感患者的快速建议指南专家组，回应一线临床医生和公共卫生专业人员建议请求，形成研究问题和识别关键的临床结局以形成推荐意见。

2. 研究问题 研究问题最初来自管理 H5N1 型禽流感的临床医生，然后由专家组提炼成为科学的研究问题。研究问题包括：临床医生是否应该使用目前的抗病毒药物治疗 H5N1 禽流感患者、有什么好处和危害、所有患者是否可以用同样的方式治疗、药物的剂量疗程等。

3. 文献检索 研究类型包括系统综述、近期发表的治疗和预防任何流感的随机对照试验（2005 ～ 2006 年）、病例系列、动物实验和治疗 H5N1 禽流感的体外研究。对于系统综述，检索 Cochrane 图书馆和 PubMed 两个数据库，Cochrane 图书馆检索词为"influenza"，PubMed 的检索词为"influenza"和"systematic"，仅在题目中检索。对于随机对照试验，仅检索 PubMed 数据库，检索词为"influenza"，检索时间限定为 2005 ～ 2006 年。对于动物实验和体外研究，仅检索 PubMed 数据库，检索词为"zanamivir OR oseltamivir OR amantadine OR rimantadine OR interferon OR ribavirin"和"H5N1 OR avian influenza"，将干预措施限定为了以上几种药物。对于病例系列，也仅检索 PubMed 数据库，检索词为"H5N1"，只纳入数据较完整的文章并且保证没有重复的病例。

4. 文献筛选和资料提取 文献筛选和资料提取是双人各自独立进行的。

5. 结果综合和质量评价 结果综合采用的是定性与定量综合的方式，依据 GRADE 系统进行证据分级、质量评价、形成推荐。

6. 同行评议 指南草案形成后，进行同行评议，然后修改，形成指南最终版本。

7. 更新指南 每过 6 个月，对新证据进行总结，更新指南。

四、快速评价与系统综述的差别

快速评价与系统综述最大的差别就是制作的速度。快速评价的制定时间远远短于传统的系统综述，快速评价一般在 6 个月内完成，有的甚至在一周之内即可完成，而传统的系统综述完成时间一般是在 6 个月至两年左右。但是，虽然快速评价方法是基于标准的系统综述方法上进行的调整，但快速评价并不是一个缩小版的系统综述，它除了在完成时间上短于系统综述外，最大的区别在于其与最终使用者之间的关系。快速评价是在一个特定时间段为特定的最终使用者作出一个特定的决策，它与最终使用者始终保持亲密关系，以确保产品满足最终使用者的需要，因为快速评价对制定时间有严格的要求，它在很大程度上依赖于先前的系统综述。

虽然快速评价相对于系统综述来说在时间和资源的利用上具有很大的优势，但快速评价并不能完全代替系统综述，只有在下述几种情况下，且保证最终使用者可以理解采用快速评价方法所产生的一些潜在的问题的前提下，可以考虑用快速评价代替系统综述：①紧急的决策；②决策对于大部分人来说不会造成不良影响；③如果新证据出现，决策能够很容易改变；④低风险干预措施的决策；⑤低成本干预措施的决策。快速系统评价与系统综述之间的差异详见表 6-4。

表 6-4 快速评价与系统综述的差异

特点	快速评价	系统评价
重点/优先	最终使用者：提供信息以帮助特定的决策者作出决定	结果：进行一个全面的、客观的和严格的系统评价（通常与多个利益相关者）
与最终使用者的关系	与最终使用者始终保持亲密关系，以确保产品满足最终使用者的需要	在特定的时间点与最终用户之间保持合理的距离，在某些阶段系统综述小组与终端用户分开以降低偏倚
其他类型综述的作用	通常高度依赖系统综述的信息	通常限制使用其他综述。使用系统综述的目的主要是用来识别原始研究
组织特性/人力资源	高度依赖训练有素的工作人员	需要有经验的人员但不是必不可少的（有经验的人员更多作用是培训相关人员）
产品范围	广泛，取决于时间要求和决策者的需求	一致且全面
范围	常关注重点问题	从重点问题到一般问题

五、快速评价的方法学问题

目前，虽然没有证据显示快速评价与传统系统综述之间的结果对比有差别，但快速评价方法仍然存在一些问题。在系统综述中，试验方案的注册是非常必要的，这可以减少主观偏倚，降低重复的可能性。但有研究显示，只有少数的快速评价注册了方案。此外，由于快速评价的研究时间较短，对于纳入文献的选择有限，可能会增加证据缺失的风险。也有研究表明，缺少质量评价和风险偏倚评价可能会过分强调了那些质量差的研究的结果。为了避免上述问题，AHRQ 认为，对于那些未进行质量和偏倚风险评价的快速评价，在解释证据时要谨慎，并建议增强方法学报告的透明度。也有学者提出，相对于开发出一个形式化的快速评价方法来说，增加方法学的透明度更为重要。透明度高的快速评价可以让最终使用者对证据的获得方式，制定的速度与结论的严谨性之间的关系有一个更清晰的认识。那么如何增强快速评价方法学的透明度呢？为了增强方法学的透明度，首先要与最终使用者协商提出一个明确的研究问题，为这个研究问题作出明确的定义。其次，形成一个全面的并且是可重复的检索策略，建立明确的证据选择标准。最后，对每个研究中获得的信息进行质量评估和透明的决策。总之，为保证快速评价的质量，最重要的是要保证快速评价方法过程的透明度，并使其遵守 PRISMA 标准，如果快速评价遵循了 PRISMA 标准及系统综述中避免偏倚的主要原则，那么快速评价就是一个全面的、系统的、无偏倚的研究。此外，快速评价对评价人员的要求比较高，需要每个评价人员都要有很好的系统综述方法学的经验技能，对于草稿的每一轮修改都要尽可能快，并对修改后的每个版本都给予足够的关注。如果纳入的研究较多，可以适当增加快速评价工作人员的数量，但要采取措施保证不同人员之间文献筛选、资料提取的可靠性。尽管这有可能增加经济成本，但是在这种情况下，快速评价仍然遵循很严格的方法学标准，即使"快速"，也不会影响其过程和结论的透明度。方法学的透明度不仅仅是系统综述的关键问题，也是快速评价方法的关键问题，就这一点来说，快速评价与系统综述相比没有根本的区别。但是，由于采用快速评价方法可能有证据缺失的风险，因此快速评价产品难以解决安全性问题。

六、快速评价的适用条件

由于快速评价方法学的特殊性，并非所有的情况都适合应用它。国外制定快速评价的大部分原因是为了应对紧急的健康决策（44%），其次是由于时间和资源有限（33%），然后是回答先前健康技术评估所提出的问题或是回答一个特定的问题（31%），最后是临床紧迫性和技术的采纳（各占 17%）。快速评价的使用者大部分为宏观决策制定者（72%），如政府和卫生组织，其次为微观层面的受众（58%），如临床医生、患者、个人项目。最后是中观层面的受众（31%），如医院、社区卫生机构。AHRQ 给出了使用快速评价的六个条件：①最终使用者和具体的决策需求、适用环境是明确的；②与最终使用者保持亲密的关系，并且需要最终使用者不断反馈意见；③依赖现有的系统综述的方法去总结和解释证据；④需要一个高度熟练有经验的工作人员，并且有迅速调动高技能员工的能力；⑤一个限定的范围；⑥工作人员和使用者需要接受调整过的标准系统综述方法；⑦证据的限制性需要清楚地报道，尤其是潜在的偏倚和结论的不足之处。

七、快速评价方法在中医循证临床实践指南中的应用

虽然中医药临床试验是三十余年前才开始的，但是研究数量增长迅速，有研究显示，1989～2009 年期间，仅仅随机对照试验的发表量就达到了 19234 篇，并且呈逐年增长趋势。制定中医药 E-CPGs 所要面对的文章数量是惊人的，然而在中医 E-CPGs 制

定过程中，投入的精力和经费却是有限的。虽然高质量的系统综述方法相对于其他的临床设计类型来说在卫生决策中是最常用的，并且可信度最高，但在 E-CPGs 中采用系统综述的方法难以在有限的时间、经费投入内完成高质量的系统综述。

在出现严重的疫情，需要紧急的决策，决策对于大部分人来说不会造成不良影响，或者是低风险、低成本干预措施的情况下，如果指南工作组成员有着丰富的系统综述方法学经验，采用快速评价的方法制定中医 E-CPGs 不失为一个比较好的方法。但是，在快速评价过程中，必须遵守系统综述和 Meta 分析优先报告的条目（preferred reporting items for systematic reviews and meta-analyses，PRISMA）及系统综述中避免偏倚的主要原则，明确研究问题、检索策略、证据选择标准、资料提取、质量的评估及强度推荐的标准。如果对于该研究问题有已发表的系统综述，要结合已有的系统综述结果解释证据，并且始终保证方法学的透明度，谨慎地对待指南草案每一轮的评议和修改，不断接受最终使用者的反馈。最终报告时明确指出潜在的偏倚和结论的不足之处，那么就可以在更短是时间内制定出相对可靠的、偏倚风险小、透明度高的中医 E-CPGs。

另外一点值得注意的是，由于长期以来，中医药临床疗效研究一直忽视对安全性结局的报告，中医 E-CPGs 的制定也一直面临着药物或疗法安全性证据报告不全的现象。有研究显示，只有 30% 的研究报告了不良反应，并且报告得不规范。因此，如果在中医 E-CPGs 中采用快速评价的方法，对于中医临床研究中安全性结果的收集可能会更加不充分，因此应谨慎对待中医药安全性证据的结论。

第七章　中医临床研究证据构成与分级标准

第一节　国际证据分级标准介绍

1992 年，David L.Sackett 教授领导的研究小组首次提出了循证医学的概念，指出循证医学是有意识地、明确地、审慎地利用现有最好的证据制定患者的诊治方案。实施循证医学要求医生在制定医疗决策时要参照最好的研究证据、临床经验和患者的意见。其中，现有的临床研究是"证据"的最重要的来源。但是，由于临床研究数量繁多，种类多样，且质量良莠不齐，医疗决策者及临床医生很难花费大量的精力和时间从浩瀚的信息海洋中筛选出真实而适用的证据。于是，证据分级体系应运而生，其目的在于对不同来源的证据进行质量分级，临床医生只需充分利用研究人员预先确立的证据分级标准和推荐级别使用各种高质量证据即可，从而达到正确、合理使用证据的目的。本节主要对国际各个证据分级体系进行介绍。

证据分级的概念首次是由 20 世纪 60 年代美国两位社会学家 Campbell 和 Stanley 提出的，用来评价教育领域部分原始研究的设计，该分级标准将随机对照试验（randomized controlled trial，RCT）的质量定为最高，并引入了内部真实性和外部真实性的概念。1979 年，加拿人定期体检工作组采用了这种证据分级的方法，提出了首个医学证据分级体系。在随后的几十年里，不同国家地区及国际组织提出了多个证据分级标准，但不同组织提出的证据分级体系大相径庭，标准各不一致，甚至彼此矛盾，证据分级体系因而经历了漫长的发展过程。各个证据分级体系的特点，大致可归纳为以下几个主要类型。

一、基于"研究设计类型"的证据分级体系

此类证据分级体系的发展经历了两个阶段，前期主要以研究设计类型（包括 RCT、非随机对照试验、队列研究、病例对照研究、病例系列、个案报告等）为分级依据，后期配合了对研究质量的要求，实现对纳入证据的分级过程，并形成推荐。

（一）前期重视设计类型

1979 年，加拿大定期健康检查工作组（Canadian Task Force on the Periodic Health Examination，CTFPHE）首次根据研究设计类型将证据分为 3 级，最高级别为设计良好的 RCT，其次是设计良好的队列或病例对照研究和具有重大意义的非对照研究，专家意见位于最低级。除了证据分级，还同时形成了推荐意见，分为"支持证据充分""支持证据尚可""支持证据缺乏""不支持证据尚可"和"不支持证据充分"共 5 个推荐意

见（表 7-1）。随后在 1986 年，工作组成员之一的 David Sackett 提出了该证据分级系统的完善版，首次对 RCT 提出质量标准，如大样本 RCT 优于小样本 RCT，并且将推荐级别与证据质量相对应（表 7-2）。1992 年，美国卫生保健政策研究所（原 Agency for Health Care Policy and Research，AHCPR；现 Agency for Healthcare Research and Quality，AHRQ）在制定临床实践指南时提出了新的证据分级标准，将证据级别分为 4 级，推荐级别定为 3 级，该标准首次将 RCT 的 Meta 分析列为最高等级证据，并且将临床经验纳入证据分级，处于最低级（表 7-3）。

表 7-1   1979 年 CTFPHE 证据分级标准及推荐意见

证据等级	描述	推荐意见	描述
I	至少一项设计良好的 RCT	A	支持考虑该疾病的证据充分
II-1	设计良好的队列或病例对照研究，尤其来自多个中心或研究组	B	支持考虑该疾病的证据尚可
II-2	比较了不同时间、地点的研究证据，无论有无干预措施；重大结果的非对照研究	C	支持考虑该疾病的证据缺乏
III	基于临床研究、描述性研究或专家委员会的报告，或权威专家的意见	D	不考虑该疾病的证据尚可
		E	不考虑该疾病的证据充分

表 7-2   1986 年 David Sackett 证据分级标准及推荐级别

证据等级	描述	推荐级别	描述
I	有确定结果的大样本 RCT（I、II 型错误都较低）	A	至少一项 I 级试验支持
II	结果不确定的小样本 RCT（I、II 型错误都较高）	B	至少一项 II 级试验支持
III	非随机的同期对照试验	C	只有 III、IV、V 级证据支持
IV	非随机的历史对照试验		
V	无对照的系列病例报道		

表 7-3   1992 年 AHCPR 证据分级标准及推荐级别

证据等级	描述	推荐级别
I a	RCT 的 Meta 分析	A
II b	至少 1 项 RCT	
II a	至少 1 项设计良好的非随机对照试验	B
II b	至少 1 项设计良好的准实验性研究	
III	设计良好的非实验性研究，如对照研究、相关性研究和病例研究	
IV	专家委员会报告、权威意见或临床经验	C

1996 年，英格兰北部循证指南制定项目组（North of England Evidence Based Guidelines Development Project，NEEBGDP）将证据等级及推荐强度均分为 3 级，将设计良好的

RCT 及其系统综述或 Meta 分析均作为最高级证据，非对照研究或共识的建议列为最低级证据（表 7-4）。

表 7-4　1996 年 NEEBGDP 证据分级标准及推荐强度

证据等级	描述	推荐强度	描述
Ⅰ	基于设计良好的 RCT、Meta 分析或系统评价	A	基于Ⅰ级证据的推荐
Ⅱ	基于设计良好的队列研究或病例对照研究	B	基于Ⅱ级证据或由Ⅰ级证据外推的推荐
Ⅲ	基于非对照研究或共识的建议	C	基于Ⅲ级证据的或由Ⅱ级证据外推的推荐

2000 年，澳大利亚国家卫生与医学研究委员会（National Health and Medical Research Council，NHMRC）制定的标准中，将证据等级分为 4 级，系统综述为最高级，但未纳入专家意见和临床经验（表 7-5）。

表 7-5　2000 年 NHMRC 证据分级标准

证据等级	描述
Ⅰ	所有相关的 RCT 的系统综述证据
Ⅱ	至少一篇设计合理的 RCT 证据
Ⅲ-1	设计良好的半随机对照试验（即交替分配或其他方法分配）
Ⅲ-2	来自非随机的比较性研究（包括此类研究的系统综述）设立同期对照的队列研究、病例对照研究或有对照组的间断时间序列研究
Ⅲ-3	来自历史对照的比较性研究、非同期的两组或多组研究，或没有平行对照的间断时间序列研究
Ⅳ	来自治疗后的，或治疗前后比较的序列病例资料

2001 年，美国纽约州立大学下州医学中心推出证据等级金字塔，又被称为"新九级标准"。该标准首次将动物研究和体外研究纳入证据分级系统，增加了证据的类型，且形象直观。但缺点在于并未形成相对应的推荐级别标准（图 7-1）。

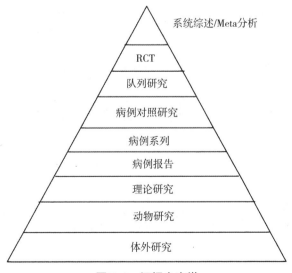

图 7-1　证据金字塔

（二）后期设计类型与质量并重

证据分级标准发展的后期，设计质量越来越受到重视，对影响研究质量的因素也作出了要求，如偏倚、样本量、效应值大小等。

1998 年，美国预防服务工作组（U.S.Preventive Services Task Force，USPSTF）提出了 3 级证据等级和 5 级推荐级别的证据分级体系，其中一级证据"高（Good）"包括直接适用于代表性人群的设计良好的研究证据；二级证据"中（Fair）"包括需考虑样本量、质量、一致性、适用性及间接性的足够确定效果的证据；三级证据"低（Poor）"包括样本量太小、设计有严重错误、缺少重要结局指标的效果无法确定的证据。并在 2007 和 2012 年对其进行了完善，最新版本见表 7-6。

表 7-6　USPSTF 证据分级标准及推荐级别（2012 年版）

证据等级	描述	推荐级别	描述	建议
高	直接适用于目标人群的设计良好结果一致的研究，且结论不太可能被未来研究结果推翻	A	推荐，非常肯定效果显著	提供此措施
		B	推荐，肯定具有一定效果或对效果是否显著不太肯定	提供此措施
中	可充分确定效果，但样本量、质量、一致性、适用性及间接性方面有缺陷，且结论有可能随着未来证据的增多而改变	C	根据专业判断或患者偏好进行选择性推荐，肯定效果较小	根据个人情况为特定患者提供此措施
		D	非常肯定无效，或弊大于利	禁止提供此措施
低	无法确定效果，样本量太小、方法学或实施上有严重缺陷、单项研究之前缺乏一致性、适用性差、缺少重要结局指标	I	认为证据不足，无法判断利害关系，因证据太少或质量太差、相互矛盾。	需告知患者此措施的利弊尚不明确

2001 年，苏格兰学院间指南网络（Scottish Intercollegiate Guidelines Network，SIGN）在 AHCPR 标准的基础之上进行完善，发布了更详细的证据分级和推荐级别，此标准中证据等级与推荐级别均为 4 级，系统综述、Meta 分析和 RCT 同时作为最高级别证据见表 7-7。

表 7-7　2001 年 SIGN 证据分级标准及推荐级别

证据等级	描述	推荐级别	描述
1++	高质量 RCT 的 Meta 分析、系统综述或偏倚可能性很小的 RCT	A	直接适用于目标人群的 1++ 或 1+ 级证据
1+	较高质量 RCT 的 Meta 分析、系统综述或出现偏倚可能性小的 RCT		
1-	RCT 的 Meta 分析、系统综述或出现偏倚可能性大的 RCT		
2++	高质量病例对照或队列研究的系统综述或出现混杂、偏倚和机遇可能性很小而反映因果关联可能性大的高质量病例对照或队列研究	B	直接适用于目标人群的 2++ 级证据或 1++ 或 1+ 级证据的外推证据

续表

证据等级	描述	推荐级别	描述
2+	出现混杂、偏倚和机遇可能性小而反映因果关联可能性较大的较高质量的病例对照或队列研究	C	直接适用于目标人群的2+级证据或2++级证据的外推证据
2-	出现混杂、偏倚和机遇可能性大而反映因素关联可能性明显不足的病例对照或队列研究		
3	非分析性研究，即病例报告、病例系列	D	3或4级证据，或2+级证据的外推证据
4	专家意见		

　　2001年，国际感染论坛（International Sepsis Forum，ISF）提出 Delphi 证据分级标准，将证据等级和推荐级别皆分为5级，证据分级类似1986年 David Sackett 证据分级及推荐级别，结局确定的且假阳性和/或假阴性错误的风险较低的大样本随机研究被列为最高级证据，但与 David Sackett 提出的体系区别在于推荐的形成，此标准将至少包含两项 I 类证据的推荐列为 A 级（表7-8）。

表7-8　Delphi 证据分级标准及推荐级别

证据等级	描述	推荐级别	描述
I	大样本、随机研究，结论确定，假阳性和/或假阴性错误的风险较低	A	至少有2项 I 级研究结果支持
II	小样本、随机研究，结论不确定，假阳性和/或假阴性错误的风险较高	B	仅有1项 I 级研究结果支持
III	非随机，同期对照研究	C	仅有 II 级研究结果支持
IV	非随机，历史对照研究和专家意见	D	至少有1项 III 级研究结果支持
V	系列病例报道，非对照研究和专家意见	E	仅有 IV 级或 V 级研究结果支持

　　2003年，WHO 提出四等级证据分级，首次提出高质量的观察性研究也可作为高质量证据，而具有严重缺陷的 RCT 也会作为极低质量证据。此系统虽尚未彻底摒弃原有的"研究设计类型"，但已开始不严格按照设计类型判断证据质量，为以后的证据分级体系提供了新思路，也为 GRADE 系统的提出奠定了基础（表7-9）。

表7-9　2003年 WHO 证据分级标准

证据等级	描述
高质量	无严重缺陷的 RCT 或具有极强因果关联且无严重方法学问题的观察性研究
中等质量	在设计或实施过程中存在缺陷的 RCT 或半实验性研究设计，具有很强的、一致性好的因果关联且无明显混杂的观察性研究
低质量	设计或实施过程存在极其严重缺陷的 RCT，或无严重方法学问题的观察性研究
极低质量	设计和实施过程存在极其严重缺陷的 RCT 或观察性研究

　　2007年，Cochrane 协会骨骼肌组将样本量纳入评价内容，提出了"白金、黄金、银、铜"4等级的证据分级标准，并从样本量、盲法、随访和随机方案隐藏等方面对纳

入 RCT 的质量进行详细界定（表 7-10）。

表 7-10　Cochrane 骨骼肌组证据分级标准

证据等级	描述
白金	一篇已发表的系统综述至少纳入 2 篇符合以下标准的独立的 RCT：①临床试验样本量各组至少 50 例，假如没有发现统计学上的显著性差异，对相关结局有足够的把握度能够检出 20% 的相对差异；②对患者及结局评价者采用了盲法；③超过 80% 的患者完成随访，且对失访采用了末次观测值结转法（last observation carried forward，LOFC）分析；④对治疗分组方案进行了隐藏
黄金	至少一篇 RCT 对主要结局的报告满足所有以下标准：①临床试验样本量各组至少 50 例，假如没有发现统计学上的显著性差异，对相关结局有足够的把握度，能够检出 20% 的相对差异；②对患者及结局评价者采用了盲法；③超过 80% 的患者完成随访，且对失访采用了 LOFC 分析；④对治疗分组方案进行了隐藏
银	不满足上述标准的系统综述或 RCT，也包括至少一项非随机队列研究或病例对照研究；当一种制剂与安慰剂对比至少有 20% 的相对效应差异时，"头对头"比较的随机试验也可列入此类证据
铜	至少一项无对照的病例系列证据（包括患者自身前后对照的研究）或建立在临床经验基础之上的，缺乏生理学、基础研究或临床科研原则指导的专家观点

但是，上述证据分级标准均针对的是疗效评价的研究，未涉及其他临床医学问题。对于病因类、诊断类、预防类、预后类等临床问题，这些分级体系无法提供相关的评价依据。于是有学会或机构开始试图制定能评价更多领域证据的分级体系。

二、以临床问题为主的证据分级体系

1998 年，英国 Cochrane 中心联合循证医学和临床流行病学领域最权威的专家，根据不同研究类型制定了详细的质量分级标准，并于 2001 年正式发表在英国牛津循证医学中心（Oxford Centre for Evidence-based Medicine，OCEBM）的网络上。此标准首次涉及了病因、诊断、预防、治疗、危害、预后、经济学分析等 7 个方面，任何临床研究都能从研究设计和研究终点这两个方面来划分等级。OCEBM 证据体系内容详细具体，成为目前证据分级中最权威的体系。该标准的另一特色之处在于其首次纳入了"全或无"证据（即无对照的研究证据。"全"是指在采用干预措施之前，所有的患者均会发生某一结局事件，而应用该干预措施之后，有部分患者不会发生该结局事件；"无"是指在采用干预措施之前，部分患者会发生某一结局事件，而应用干预措施之后，所有的患者都未发生该结局事件）。这是非 RCT 类证据第一次被列为最高级别证据。OCEBM 证据体系是循证临床实践中公认的经典标准，也是循证教科书和循证期刊使用最广泛的标准。但该标准缺点在于其过于复杂和深奥，初次接触循证医学的医生或医学生不易理解和掌握。于是 2009 年，由 Jeremy Howick 领导的国际小组对 OCEBM 证据体系进行了简化及修改，2011 年正式完成并发布，证据分级体系等级由原来的 5 级 10 等减少为 5 级，不再对前三级进行细化，并且将系统综述证据等级提升。经过改动后，该体系能让临床医生和患者快速回答临床问题，且可依照使用者遇到临床问题的流程排序。同时 OCEBM 体系增加了对筛查研究的评价，删除了经济学和决策分析研究证据评价，在介绍部分也明确说明，此分级不涉及推荐的形成，见表 7-11。

表 7-11 2011 年版 OCEBM 证据分级标准

证据等级	流行病学分布	诊断	预后	有效性	安全性	预防
Level 1	当地当时的随机抽样调查或人口普查	持续应用相关标准和盲法的横断面研究的系统综述	队列研究的系统综述	随机试验的系统综述或全或无研究	RCT 的系统综述、全或无研究或效应量大的观察性研究	RCT 的系统综述
Level 2	允许匹配当地环境的随机抽样调查的系统综述	持续应用相关标准和盲法的单个横断面研究	队列研究	随机试验或效应量大的观察性研究	单个 RCT 或效应量大的观察性研究	RCT
Level 3	非随机抽样的当地调查	非连续性研究，或未持续应用相关标准的研究	队列研究或随机试验的对照组	非随机对照的队列或随访研究	非随机对照的队列或随访研究	非随机对照的队列或随访研究
Level 4	病例系列	病例对照研究，或无独立相关标准的研究	病例系列、病例对照研究或低质量诊断性队列研究	病例系列、病例对照研究或回顾性对照研究	病例系列、病例对照研究或回顾性对照研究	病例系列、病例对照研究或回顾性对照研究
Level 5	无	机理研究	无	机理研究	机理研究	机理研究

三、基于"证据体"的证据分级体系

不难看出，在以上的各个分级体系中，虽然在具体的分级标准上存在些许差别，但都非常注重设计类型，尽管也注重了研究质量，但对于过程质量监控和转化的需求没有给予足够的重视。此外，在这些分级系统中，每一等级只包含单个设计类型的证据。不同的研究问题要求不同的研究证据。循证医学强调"证据体"的概念，即证据体是由多种研究方法、多种来源的证据构成，而非仅仅由某一种研究所获得的证据构成。那么不同类型的证据能否共同纳入，进行综合的等级评价，有机构对此展开了探索，并得到了广泛的认可。

2004 年，GRADE 工作组正式推出了国际统一的证据质量分级和推荐强度标准。GRADE 工作组是在 2000 年，由 19 个国家和国际组织合作成立的，成员包括了临床指南专家、循证医学专家、各权威标准的主要制定者及证据研究者。此次标准的特点在于，首先，它率先打破了原有的"研究设计类型"为主，完全摈弃了根据研究设计类型制定等级的方法，转而将研究的设计类型、方法学质量、结果一致性和证据直接性进行综合考虑。其次，GRADE 是对证据体（evidence body）的分级，而非单个研究的分级，这一点是 GRADE 系统区别于以往所有证据分级标准的最大不同。最后，GRADE 系统对于证据质量和推荐强度分别给予了明确的定义，且证据质量和推荐强度不再绝对一一对应。证据质量是指在多大程度上能够确信疗效评估的正确性，推荐强度是指在多大程度上能够确信遵守推荐意见利大于弊，并从不同使用者的角度分别制定证据级别和推荐强度标准，使其实用性得到了加强（表 7-12）。目前，GRADE 标准已被世界 100 多个国际组织及协会采纳，成为评价干预性证据的国际标准之一。在其他研究问题方面，GRADE 工作组也进行了探索，如评价定性研究、诊断类研究和预后类研究。

表 7-12　GRADE 证据质量分级标准及推荐强度

	证据等级	描述	研究类型
证据分级	高级证据	我们非常确信真实的效应值接近效应估计	RCT 质量升高二级的观察性研究
	中极证据	我们对效应估计值有中等程度的信心：真实值有可能接近估计值，但仍存在二者大不相同的可能性	质量降低一级的 RCT 质量升高一级的观察性研究
	低级证据	我们对效应估计值的确信程度有限：真实值可能与估计值大不相同	质量降低二级的 RCT 观察性研究
	极低级证据	我们对效应估计值几乎没有信心：真实值很可能与估计值大不相同	质量降低三级的 RCT 质量降低一级的观察性研究 系列病例观察 个案报道
推荐强度	强	明确显示干预措施利大于弊或弊大于利	
	弱	利弊不确定或无论质量高低的证据均显示利弊相当	

2010 年，GRADE 工作组针对定性系统评价中纳入研究质量不一，结论互相矛盾等问题，开发了针对定性系统评价证据的分级工具——CERQual（Confidence in the Evidence from Reviews of Qualitative research）。该工具从四个方面对定性研究证据进行评价：方法学局限性（methodological limitations）、相关性（relevance）、结果一致性（coherence）和数据充分性（adequacy of data）。最终由高、中、低、极低 4 个等级来表示证据级别，方法与 GRADE 评价过程相似。然而 CERQual 仍未发展出定性研究的证据推荐系统。

在对诊断性试验系统评价的证据分级时，GRADE 标准的各因素的具体描述都有了部分调整：①诊断性试验无专门的偏倚风险评价工具，目前 GRADE 工作组推荐诊断准确性研究的质量评价工具 QUADAS（quality assessment of diagnostic accuracy studies）的修订版 QUADAS-2，具体评价方面参考 QUADAS-2 相关内容；②不直接性主要体现在人群的间接性、诊断措施或策略的间接性及间接比较；③不精确性包括纳入研究样本总量及合并结果的 95% 可信区间大小；④不一致性和发表偏倚与干预性试验的评价基本相似。但同时存在的问题是：① QUADAS 工具与 GRADE 降级因素有部分会发生重叠，并且它主要用来评价单个诊断性试验而不是证据体；②不同医师对同一份诊断数据或图像会因个人差异而得出不同结论；③有研究显示诊断性试验常常对患者最终结局没有实质性影响；④无统一的样本含量估算方法，可信区间大小标准需依据具体试验及专家共识；⑤尚且没有针对诊断性试验证据质量升级的案例。

在对预后类研究进行证据分级时，考虑到预后研究的特殊性，其最合适的研究设计是前瞻性队列研究，其次是大样本的 RCT，所以 RCT 和观察性研究起始都作为高等级证据，通过考察 5 个降级因素，以及大效应量、剂量－反应关系和相关混杂 3 个升级因素，对证据进行质量评价。预后研究的偏倚风险主要包括人群、随访和结局测量三方面，可使用的评估工具和标准也较多。其中，常用的工具是 GRADE 方法，应用 GRADE 评价预后类证据需要注意的问题：①区别偏倚风险和不直接性中人群所代表的含义；②避免对不一致性和不精确性的过度降级。不直接性体现在人群外推性和结局适用性；不精确性则需要将可信区间大小结合临床决策阈值综合考虑；不一致性和发表偏倚与干预性试验的判断相似。

虽然 GRADE 标准与以前的标准相比，具有很大的优势，但是依然有它的局限性，比如并未涉及质性研究、经济学评价、描述性研究等设计，对来自专业共识的系统评价无法进行证据质量评级，也不主张对单项研究进行质量分级。

四、其他证据分级体系的探索

医学研究问题是多样的，除了上述涉及的干预、诊断、预防、预后等类型外，尚有很多其他的研究问题亟待解决，为了循证医学更好地服务于临床医学，为临床医生提供更多有用的信息，有方法学家对证据分级的其他应用领域进行了很多的探索。

（一）JBI 预排序系统

2014 年，澳大利亚 Joanna Briggs 循证卫生保健中心（Joanna Briggs Institute，JBI）根据 GRADE 系统，以及原有的 JBI 循证卫生保健模式制定了 JBI 证据预排序及证据推荐级别系统。该系统考虑了医疗卫生保健领域证据的多元性，提出在对证据体进行质量分级前，对证据进行预排序（pre-ranking）。在对单项研究进行严格评价后，按照其设计类别（包括有效性、质性、诊断性、预后、经济学评价）进行预排序，以实现对证据的快速分类，其次根据 GRADE 标准的升降级原则，对证据体进行等级调整，最后按照 JBI 证据推荐级别形成推荐。JBI 的证据推荐只分为两级，A 级强推荐和 B 级弱推荐，判断依据不完全基于证据等级，还包括利弊因素、资源配置及患者意见。目前，该证据分级系统已广泛应用于 JBI 及其 50 多个国际分中心所构建的多项循证资源。然而此体系是否适用于护理及卫生保健以外的领域仍有待研究。

（二）药品安全性的证据分级体系

2015 年，廖星等对药品安全性证据分级体系进行了探索研究，提出构建"安全性证据体"的理念。首先对不同证据源进行分级，如前瞻性的大样本长期注册登记的医院集中监测研究为最高级证据，系统综述或 RCT 中报告的不良事件或不良反应为第二级，医院真实世界医疗数据回顾性队列分析或国家自发不良反应系统（spontaneous reporting system，SRS）数据分析为第三级，医院临床实际中不良反应（adverse drug reaction，ADR）个案病例讨论报告和文献中 ADR 个案报告，以及其他研究类型报告的不良事件或不良反应为第四级，专家意见和共识，以及政府部门颁布的相关规范和标准为最低级。然后各种证据由点、线、面相结合构成"证据体"，当长期、大样本、前瞻性的注册登记医院集中监测研究结果和来自国家药品不良反应中心 SRS 数据的结果一致时，被列为最高级证据体，专家意见和共识以及政府部门颁布的相关规范和标准为最低级证据。

五、小结

纵观国际证据分级体系发展历程和现状，在涉及研究领域方面，干预类研究的证据分级已趋于完备，广泛应用的包括 GRADE 系统、OCEBM 标准等；其他研究领域尚在不断探索与完善中，尤其是病因和经济学分析方面还未出现可替代 OCEBM 标准的证据分级体系，但是 OCEBM 标准虽然涉及面较全，却缺少推荐强度分级。在证据合并方面，面对更多的研究类型，包括定性研究、定性研究的系统综述、观察性研究的系统综述，以及传统医学的古籍文献等，这些类型的研究能否充分利用，作为证据纳入等级评价中，也是需要考虑的问题。总而言之，随着循证医学的不断发展，如何评价、综合各种类型的证据，为医学临床决策提供可靠依据，依然是循证方法学家面临的挑战，期待未来会出现更全面更能解决临床需要的证据分级体系。

第二节　中医临床研究证据分级标准

循证医学（evidence-based medicine，EBM）作为基于证据的临床医学，早在提出之初就明确指出，循证医学需要慎重、准确和明智地应用当前所能获得的最好的研究证据，同时结合临床医生的个人专业技能和临床经验、考虑患者的价值和愿望，将三者完美地结合制定出患者的治疗措施。其中，来自临床的人体研究是最重要的"证据"来源。国际范围内，循证医学在二十几年的发展历程中制定了多种证据分级体系，并不断得到完善。证据分级的目的在于对不同来源的证据进行质量分级，使临床医生尽可能利用高质量证据来做决策。其中比较完善、认可度较高的分级体系是 GRADE 证据分级体系。但是，这些目前常用的证据分级方法均是建立在现代西医学体系之上，虽然有其先进性和广泛的认可度，但是完全照搬用于中医学领域仍然存在一定的局限性。鉴于中医学整体观和辨证论治的特殊性，需要使用适合于中医的临床证据分级系统，科学合理地将可靠、有效的中医临床证据进行整合评价，使指南形成中推荐建议更加符合临床实际，确保患者安全，从而使指南更科学合理地用于指导临床实践，增加中医临床诊疗方案的科学性和实用性。

一、建立中医特色证据分级标准的思路和构想

（一）分别建立古籍文献与中医药现代临床研究证据的质量分级标准

中医药研究证据的来源是多元化的，古籍文献是其中重要的资料来源之一。但是，采用同一个证据分级标准评价古籍文献与现代临床研究是不恰当的，古代医书中记载的病证与现代医学定义的疾病，无论是在病因、诊断、疾病谱及医疗水平等方面均不相同，这两者很难用同一尺度来衡量，应当建立不同的评价体系。因此，本文中所指的中医药研究证据范畴为中医药现代临床研究，主要包括：随机对照试验、非随机对照研究、单病例随机对照试验（N-of-1 trial）、队列研究、病例对照研究、病例系列和病例报告等。

（二）分别建立中医药疗效与安全性的证据质量分级标准

评价某种干预措施治疗某种疾病的效果，不仅应当关注症状改善的疗效，也应当关注于这种干预措施使用的安全性。随着医学的不断发展，人们对疾病治疗的认识不断深

入，研究者们对于药物安全性的关注和检测也愈发重视，中医药临床研究也不例外。一是中医药本身的安全性，二是中药与西药联合使用时的交互作用。因此，有必要建立安全性研究的证据质量分级标准。干预措施安全性评价所选择的研究类型原则上与疗效评价研究有所不同。比如，随机对照试验是评价疗效的金标准，但是对于评价安全性却有其局限性，比如难以观察到罕见或长期的不良反应。因此，流行病学常用的观察性研究和描述性研究等方法常用于评价干预措施的安全性，不同的临床研究类型有其各自的适用条件和优缺点，在安全性证据质量评价时也应当有所体现。

（三）建立基于证据体的证据分级标准

循证医学强调"证据体"的概念，即证据应当由多种研究方法、多种来源的证据构成，而非仅仅限于某一种研究类型所获得的证据。目前，采用类似于"证据体"这样的形式作为证据分级体系的，除了 GRADE 工作组在 2004 年提出的推荐分级的评价、制定与评估（grading of recommendations，assessment，development and evaluations；GRADE），还有本节作者刘建平于 2007 年提出的"基于证据体的临床研究证据分级参考建议"，在该建议中，作者结合中医学的特点提出了证据分级体系建议，但是没有涉及疾病核心结局的部分。在循证医学发展过程中，越来越重视针对临床核心结局的证据构成。因此，本节提出的分级标准中，对于中医药临床研究规定了四种核心结局，考虑到临床医生的可接受性和可操作性，把临床核心结局的证据分为高、中、低三个级别，并对其进行了明确界定。

二、体现中医特色的中医药证据分级标准的建议

在目前国际通用的证据分级标准，如英国循证医学中心、美国卫生保健政策研究所、世界卫生组织、GRADE 证据分级、国际感染论坛提出的 Delphi 法证据分级标准等的基础上，综合考虑中医药辨证论治和整体观的特点，本节提出了符合中医特色的中医药证据分级标准的建议，见表 7-13。

表 7-13　中医药临床研究证据的分级标准

证据等级	有效性	安全性
I 级	随机对照试验及其系统综述、N-of-1 试验系统综述	随机对照试验及其系统综述、队列研究及其系统综述
II 级	非随机临床对照试验、队列研究、N-of-1 试验	上市后药物流行病学研究、IV 期临床试验、主动监测（注册登记、数据库研究）
III 级	病例对照研究、前瞻性病例系列	病例对照研究
IV 级	规范化的专家共识、回顾性病例系列、历史性对照研究	病例系列 / 病例报告
V 级	非规范化专家共识、病例报告、经验总结	临床前安全性评价，包括致畸、致癌、半数致死量、致敏和致毒评价

注：N-of-1 试验，单病例随机对照试验；规范化的专家共识，指通过正式共识方法（如德尔菲法、名义群体法、专家共识会议法及改良德尔菲法等），总结专家意见制定的，为临床决策提供依据的文件；非规范化的专家共识，指早期应用非正式共识方法如集体讨论、会议等所总结的专家经验性文件。

三、基于证据质量的证据等级升降级标准

研究设计类型反映了证据的论证强度，但其证据的质量还受到其方法学质量的影响。基于此，本分级标准借鉴了国际上公认的证据质量评价标准，如 AMSTAR 量表、Cochrane 偏倚风险评估工具（RoB 量表）、改良的 Jadad 量表、MINORS 量表、NOS 量表等，部分参考了 Cochrane 手册及 CONSORT 报告规范条目，并综合考虑了中医药临床研究的特点，详细描述了影响证据质量的因素，并按照不同的研究设计类型，分别给出了升降级的参考标准。

（一）降级标准

1. 系统综述降级标准　系统综述的质量评价标准主要参考了 AMSTAR 量表，调整的情况为：①将 AMSTAR 量表中的第 1 条"是否提供了前期设计方案"调整为"是否有明确的临床问题，并正确按照 PICO 进行结构化处理"；②将 AMSTAR 量表中的第 3 ～ 4 条合并修改，调整为"是否检索全面"；③去除 AMSTAR 量表中第 5 条"提供纳入和排除文献清单"；④去除 AMSTAR 量表中第 8 条"是否恰当地对纳入研究结果进行推导"；⑤去除 AMSTAR 量表中第 10 条"是否评估了发表偏倚的可能性"；⑥增添关于样本含量的要求，见表 7-14。降级的标准为：总分 9 ～ 10 分，不降级；3 ～ 8 分，降一级；0 ～ 2 分，降两级。

表 7-14　系统综述质量评价标准

条目	评价指标
1	有明确的临床问题，并正确按照 PICO 进行结构化（2 分）
2	纳入标准恰当（1 分）
3	纳入研究的选择和数据提取具有可重复性（1 分）
4	检索全面、提供了明确的检索策略（1 分）
5	描述纳入研究的特征（1 分）
6	评价和报道了纳入研究的方法学质量（1 分）
7	数据综合方法正确（2 分）
8	无相关利益冲突（1 分）

2. 随机对照试验（randomized controlled trial，RCT）降级标准　RCT 质量评价标准主要参考了偏倚风险评估即 RoB 量表，并增加了对样本含量的要求。见表 7-15。降级的标准为：总分 7 ～ 8 分，不降级；5 ～ 6 分，降一级；0 ～ 4 分，降两级。

表 7-15　RCT 方法学质量评价标准

条目	评价项目	评价指标
1	随机序列的产生	计算机产生的随机数字或类似方法（2分） 未描述随机分配的方法（0分） 采用交替分配的方法如单双号（0分）
2	随机化隐藏	中心或药房控制分配方案或用序列编号一致的容器、现场计算机控制、密封不透光的信封或其他使临床医生和受试者无法预知分配序列的方法（1分） 未描述随机隐藏的方法（0分） 交替分配、病例号、星期日数、开放式随机号码表、系列编码信封及任何不能防止分组的可预测性的措施（0分） 未使用（0分）
3	盲法	采用了完全一致的安慰剂片或类似方法，且文中描述表明不会被破盲（2分） 未施行盲法，但对结果不会产生偏倚（2分） 只提及盲法，但未描述具体方法（1分） 未采用双盲或盲的方法不恰当，如片剂和注射剂比较（0分）
4	不完整结局报告	无研究对象失访（1分） 虽然有研究对象失访，但与总样本对比，失访人数小且失访理由与治疗无关，失访情况对结果不会造成影响（1分） 未报告失访情况或失访情况会对结果造成偏倚（0分）
5	选择性报告结局	研究方案可及，未改变研究方案中的结局指标（1分） 研究方案不可及，但是报告了该疾病公认的重要结局（1分） 研究方案不可及，未报告该疾病公认的重要结局（0分） 文章的结果部分与方法学部分的结局指标不符（0分）
6	样本含量	提供了样本含量估算公式，样本含量计算正确，保证足够的把握度（1分） 未提及如何计算样本含量（0分）

3. N-of-1 试验降级标准　国际上目前还没有针对 N-of-1 试验的质量评价工具，但 CONSORT 已在原有基础上进行了条目拓展，对 N-of-1 试验报告条目进行了规范，即 CONSORT extension for N-of-1 trials，简称 CENT 2015，本文参考 ROB 量表、Cochrane 手册及 CENT 2015，并考虑了中医药临床研究的特点，增加了关于试验周期、试验设计适合度、洗脱期的条目，见表 7-16。降级的标准为：总分 7 ～ 9 分，不降级；0 ～ 6 分，降一级。

表 7-16　N-of-1 试验方法学质量评价标准

条目	评价项目	评价指标
1	随机序列的产生	计算机产生的随机数字或类似方法（2分） 未描述随机分配的方法（0分） 采用交替分配的方法如单双号（0分）
2	随机化隐藏	中心或药房控制分配方案，或用序列编号一致的容器、现场计算机控制、密封不透光的信封或其他使临床医生和受试者无法预知分配序列的方法（1分） 未描述随机隐藏的方法（0分） 交替分配、病例号、星期日数、开放式随机号码表、系列编码信封，以及任何不能防止分组的可预测性的措施（0分） 未使用（0分）

条目	评价项目	评价指标
3	盲法	采用了完全一致的安慰剂片或类似方法，且文中描述表明不会被破盲（2分） 未施行盲法，但对结果不会产生偏倚（2分） 只提及盲法，但未描述具体方法（1分） 未采用双盲或盲的方法不恰当，如片剂和注射剂比较（0分）
4	选择性报告结局	研究方案可及，未改变研究方案中的结局指标（1分） 研究方案不可及，但是报告了该疾病公认的重要结局（1分） 研究方案不可及，未报告该疾病公认的重要结局（0分） 文章的结果部分与方法学部分的结局指标不符（0分）
5	试验周期	试验周期3个及以上（1分） 试验周期3个以下（0分）
6	试验设计适合度	干预措施与疾病适合该设计类型（如试验药物进入体内能迅速起效，停药后可快速被清除；慢性疾病，在一段时间内症状稳定；少见病等）（1分） 干预措施或疾病不适合该设计类型（0分）
7	洗脱期	洗脱期充足，前面干预对后面干预（残留效应）的影响较小（1分） 洗脱期不足，前面干预对后面干预（残留效应）的影响较大（0分） 无洗脱期（0分）

4. 非随机对照试验降级标准 非随机对照试验质量评价标准主要参考MINORS条目，并根据情况进行了适当增减，包括：①去除第3条"预期数据的收集"；②去除第12条"统计分析是否恰当"；③增加关于样本含量的标准，见表7–17。降级的标准为：总分8～10分，不降级；0～7分，降一级。

表7–17 非随机对照试验质量评价标准

条目	评价指标
1	所定义的问题应该是精确的且与可获得文献有关（1分）
2	所有具有潜在可能性的患者（满足纳入标准）都在研究期间被纳入了（无排除或给出了排除的理由）（1分）
3	终点指标能恰当地反映研究目的（1分）
4	对客观终点指标的评价采用评价者单盲法，对主观终点指标的评价采用评价者双盲法。否则，应给出未行盲法评价的理由（1分）
5	随访时间足够长，以使得能对终点指标进行评估（1分）
6	失访率低于5%（1分）
7	提供了样本含量估算公式，样本含量计算正确，保证足够的把握度（1分）
8	对照组应是能从已发表研究中获取的最佳干预措施（1分）
9	对照组与试验组应该是同期进行的（非历史对照）（1分）
10	对照组与试验组起点的基线标准应该具有相似性，没有可能导致结果解释产生偏倚的混杂因素（1分）

5. 队列研究降级标准 队列研究质量评价标准主要参考NOS文献质量评价标准，并添加了对样本含量的要求，见表7–18。降级的标准为：总分7～8分，不降级;0～6

分，降一级。

表7-18　队列研究质量评价标准

条目	评价项目	评价指标
1	样本含量	提供了样本含量估算公式，样本含量计算正确，保证足够的把握度（1分） 未提及如何计算样本含量（0分）
2	暴露组的选择	暴露组可以代表目标人群中的暴露组特征（1分） 未描述暴露组来源（0分） 暴露组与目标人群存在差异，会对结果产生偏倚（0分）
3	非暴露组的选择	非暴露组可以代表目标人群中的非暴露组特征（1分） 未描述非暴露组来源（0分） 非暴露组与目标人群存在差异，会对结果产生偏倚（0分）
4	研究开始时结局是否已经发生	否（1分） 是（0分）
5	组间可比性	研究控制了可能的混杂因素，并使用一些手段使两组基线可比（1分） 研究未报告可能存在哪些混杂因素及采取的手段（0分） 两组基线指标不可比（0分）
6	随访时间	随访时间足够长（1分） 随访时间不充分，可能观测不到某些结局的发生（0分）
7	失访情况	无研究对象失访（1分） 虽然有研究对象失访，但与总样本对比，失访人数小且失访理由与治疗无关，失访情况对结果不会造成影响（1分） 未报告失访情况或失访情况会对结果造成偏倚（0分）
8	结局评价方法	盲法评价结局（1分） 客观结局，不容易受评价者主观影响（1分） 档案记录（0分） 主观结局，且容易受到评价者或被评价者主观影响（0分） 未报告评价方法（0分）

6. 病例对照研究降级标准　病例对照研究质量评价标准主要参考NOS文献质量评价标准，并增加了对样本含量的要求，见表7-19。降级的标准为：总分7～8分，不降级；0～6分，降一级。

表7-19　病例对照研究质量评价标准

条目	评价项目	评价指标
1	样本含量	提供了样本含量估算公式，样本含量计算正确，保证足够的把握度（1分） 未提及如何计算样本含量（0分）
2	病例的确定	有明确的诊断标准（1分） 诊断标准不明确或缺失（0分）
3	病例组的选择	病例组可以代表目标人群中的暴露组特征（1分） 未描述病例组来源（0分） 病例组与目标人群存在差异，会对结果产生偏倚（0分）

条目	评价项目	评价指标
4	对照组的选择	对照组可以代表目标人群中的非暴露组特征（1分）
		未描述对照组来源（0分）
		对照组与目标人群存在差异，会对结果产生偏倚（0分）
5	组间可比性	研究控制了可能的混杂因素，并使用一些手段使两组基线可比（1分）
		研究未报告可能存在哪些混杂因素及采取的手段（0分）
		两组基线指标不可比（0分）
6	暴露因素的测量	可靠的记录（如手术记录），不会受回忆偏倚影响（1分）
		在盲法的情况下，采用结构化调查获得（1分）
		在非盲的情况下进行的调查（0分）
		书面的自我报告或病历记录（0分）
		无描述（0分）
7	暴露的确定方法	病例和对照采用相同的方法确定（1分）
		病例和对照未采用相同的方法确定（0分）
8	无应答率	两组的无应答相同（1分）
		无描述（0分）
		两组的无应答率不同且没有说明原因（0分）

（二）升级标准

GRADE 工作组要求升级标准适用于没有减分项的观察性研究及非随机对照研究，对于本标准来说，升级标准适用于总分 8～10 分的非随机对照试验及总分 7～8 分的队列研究或病例对照研究。在满足以下条件下可以升一级：①效应值大，RR/OR 值＞2 或＜0.5；②可能的混杂因素会降低疗效；③存在明确的剂量－反应关系。

目前病例系列、病例报告、历史性对照研究、专家共识及经验总结没有升级标准，其质量评价标准可参照相应质量评价标准。

四、基于核心结局的中医药研究"证据体"的形成

目前，中医药研究在结局指标的设置上存在诸多问题，如结局和结局指标概念模糊，主要与次要结局不明确，存在潜在的选择性结局报告偏倚和发表偏倚，存在缺失数据报告不全等。即便中医师临床实践中关注患病的人，但中医临床试验的结局测量或结局指标很难反映对患者主诉的关注，而且中医临床试验选择的测量工具大多未报告，或者缺少公认度或效能的证据，结局及其部分结局指标存在交叉的情况，或者缺少对终点结局和不良事件的报告等。

中医药临床研究的"证据体"应该针对临床研究的核心结局。所谓核心结局，即得到业界公认的临床结局、结局指标的最小集合，即在某种健康状态下，推荐所有临床试验应该测量和报告的结局。建议中医药临床核心结局应包括以下四种：①病死率；②致残率；③严重不良事件；④经过信度及效度检验的量表或工具测量的临床重要结局如患者报告的结局（patient reported outcome，PRO）或生活质量测评。

考虑到临床中医师的可操作性和可接受性，把针对这些核心结局的证据分为三个级别：高级证据，指由两个及以上的 Level 1/2 级证据构成的证据体；中级证据，指除高级 / 低级证据之外的其他情况；以及低级证据，指由两个及以上的 Level 4/5 级证据构成的证据体。

总之，制定统一且适宜的中医证据分级标准有利于更好地应用中医药临床研究证据。本标准的初稿制定之后，在中国中西医结合学会循证医学专业委员会委员中进行了广泛调研及意见收集工作，并对初稿进行了修改。但是目前该标准仍有其不足之处，期待能有更多专家学者提供自己的思路，开拓创新，也希望决策者提高认识付诸实践。

第三节 中医真实世界研究证据分级标准

真实世界研究是指基于医疗实践的场景所开展的贴近于现实情况的临床研究，其目的是力求使临床研究的结果更具有实用性，能够影响临床实践，改变医疗决策。提出真实世界研究的背景在于既往研究者们一直追求理想世界的研究，即所开展的临床研究是在严格控制的场景下进行，对试验条件有严格的要求和控制，最为经典的是随机双盲安慰剂对照试验。随机双盲安慰剂对照试验要求试验对象具有高度的同质性，其纳入与排除标准十分严格，所选择的对象范围较窄，不具有患病群体的代表性，因此，其研究结果的外推性（临床流行病学所指的外部真实性）就受到限制。比如，很多临床试验在挑选研究对象时不考虑儿童、孕妇、老年人或合并肝肾功能损害的患者，因此，其结论的代表性不强。而临床实践中这些被排除的试验对象也需要进行恰当的治疗，也需要循证医学证据作指导。此外，已经发表的大量临床研究并不能转化到临床实践，出现研究与实践脱节的现象，临床研究的价值难以体现。因此，也应当基于临床的现实情境开展临床研究，使研究结果具有更广泛的代表性。近年来，如何利用真实世界证据评价药物的有效性和安全性，成为国内外药物研发和监管决策中日益关注的热点问题。

一、真实世界研究的概念

真实世界研究（real world study，RWS），也称为现实世界研究，指针对预设的临床问题或决策需求，在真实世界环境下收集与研究对象健康有关的数据（真实世界数据）或基于这些数据衍生的汇总数据，通过统计分析，获得药物（医疗保健干预措施）的使用情况及潜在获益 – 风险的临床证据（真实世界证据）的研究过程。

真实世界研究所产生的真实世界证据既可用于支持药物研发与监管决策，也可用于科学目的（如不以注册为目的的临床决策等）。国家药监局颁布的《真实世界证据支持药物研发与审评的指导原则（试行）》主要用于支持药物监管决策、以临床人群为研究对象的真实世界研究，个别情形下也会涉及更广泛的自然人群，如疫苗等健康人群的预防用药。

真实世界研究的类型大致分为非干预性（观察性）研究和干预性研究。前者包括不施予任何干预措施的回顾性和前瞻性观察性研究，患者的诊疗、疾病的管理、信息的收集等完全依赖于日常医疗实践。而干预性研究与观察性研究最大的区别是研究者通过主动施予某些干预措施，来观察与评价这些措施的有效性和安全性，如实用性临床试验（pragmatic clinical trial，PCT）等。由于真实世界研究的多样性、设计的复杂性、分析方法的高要求和对结果解释的不确定性，对药物的安全性和有效性的评价及监管决策提出了更高的要求。

需要特别强调的是，虽然真实世界研究是以观察性研究设计为主，但是并不排斥随机对照试验，如上述实用型随机对照试验也属于真实世界研究的范畴。然而，应用比较广泛的观察性研究设计包括前瞻性队列研究（含疾病队列的注册研究）及嵌合在队列研究当中的病例对照研究（即巢式病例对照研究）等，也包括基于医疗数据的复杂网络分析、聚类分析、数学预测模型建立等数据库挖掘的方法。由此可见，真实世界研究不只是一种研究设计，根据研究的目的不同和可获取的资源，可以选择不同的设计方案，来开展临床研究。

一般而言，真实世界研究分为三个阶段，第一阶段为真实世界数据的获取，研究者可以依赖已有的数据，比如电子医疗记录、医疗保险数据库、专病注册登记系统、生物样本库等，也可以按照传统的临床试验通过填写病例报告表（case report form，CRF）来获取资料；第二阶段为梳理临床问题，最好是影响医疗决策的问题，采用合适的设计方案，如实用型随机对照试验、队列研究、巢式病例对照研究、建立疾病风险预测模型等，开展研究和数据分析；第三阶段为形成真实世界证据，其典型的特征是能够推断因果、能够显示剂量–反应关系、能够进行风险预测。

二、真实世界研究与理想世界研究的区别

如前所述，真实世界研究提出的背景是理想世界研究的外推性受限，研究成果的转化应用不足。因此，从研究的理念、研究目的、研究场景、设计、对象选择、干预措施（暴露因素）、对照措施及评价的结局指标等方面存在一定差异。以药物上市研究为例，理想世界倾向于探索性研究，力求评价药物的特异性疗效，通常也称之为效力（efficacy）研究；而真实世界研究更贴近于临床，力求评价患者应用干预措施后的实际获益，也称之为效果（effectiveness）研究。这两种研究范式的主要区别见表 7-20。

表 7-20 理想世界与真实世界研究特征的区别

项目	理想世界	真实世界
对象（P）	高度选择，严格的纳/排标准	代表性，宽松的纳/排标准
干预/暴露（I/E）	单一、标准化	复杂干预、多重暴露
对照（C）	安慰剂	临床常用治疗
结局（O）	疾病特异性指标	患者相关的结局
设计（D）	小样本、双盲	大样本、开放

有时，研究设计的界限（理想世界与真实世界）并不像表中那样清楚，也可以根据研究者试图回答的不同临床问题，采用多组设计，比如既有安慰剂对照，也有阳性药对照，那么，在研究对象的选择、干预措施的选择和对照措施的设定，以及评价的结局指标方面可能会偏向于效力研究或者效果研究。这时需要特别论证研究的目的，尤其是区

分主要目的和次要目的，设计精密，从而通过一个临床试验试图回答不同的临床问题。但一般不鼓励在一个临床研究当中回答多个问题，这将使研究设计更加复杂化，操作的难度也会增大，研究的可行性会受到挑战。

三、中医药开展真实世界研究的必要性和领域

中医临床实践是迄今为止保留最为完整和系统的传统医学体系，历史悠久，理论体系完备，临床应用广泛，深受广大患者欢迎。中医药在发展和传承过程中，一方面与现代西医进行结合，产生了中西医结合医学，另一方面，中医药国际化进程加速了中医尤其是针灸的国际化传播和应用。中医临床实践的特点与西医有较大的不同，主要体现在整体观和辨证论治上，中医医疗实践将患病的人作为整体看待和治疗，是个体化医疗最早的体系，在西医领域近 10 年倡导的精准医学顺应了中医发展的模式。由于中医的独特性和复杂性，其疗效的评价难以用单一的研究设计类型加以评价。加之中医的人文关怀和综合性干预手段，进而提出了中医疗效评价的多元化需求。因此，在评价的方法学领域，人们已经充分地认识到需要贴近临床的评价方法，而真实世界研究的方法为中医疗效评价提供的路径和手段。可以这样认为，中医的疗效评价正在向两个方向发展，一是开发新药和新技术的方向发展；二是保持传统诊疗体系的基于实践的综合干预评价，后者就需要兼顾科学严谨性的同时也需要具备反映客观现实的灵活性。

中医临床的治疗领域主要涉及以患者为中心的症状缓解。临床上寻求中医治疗的患者往往存在强烈的主观选择，或者是既往对西医治疗不够满意转而寻求中医治疗。此外，在随机对照试验中，部分患者会拒绝参与随机对照试验，或者研究对象存在有违伦理的情况，如具备手术指征、母乳喂养、更年期雌激素替代疗法、晚期癌症患者，或者常规的干预性研究（如随机对照试验）被排除在外的病患，如孕妇、儿童、老人、有并发症的患者。这些现实问题促使人们探索基于临床的研究方法，而真实世界的研究方法能够充分体现这些特点，并具有较好的可行性和患者对治疗的良好依从性。在中医药的临床评价领域，真实世界研究也可以用于中成药上市后评价，探索其临床应用的优势人群和适应病证，同时为中药药物不良反应提供长期使用的安全性证据；同时，结合社会学定性研究方法，允许人们探索中医实践的获益，充分体现患者为中心的临床评价，而不仅限于理想场景下的特异性疗效评价。此外，真实世界研究也可用于中西医结合优势互补的范式和方案优化，为临床疗效提高建立证据基础。最后，可以为研发新的治疗手段和方法提供前期临床研究的基础。

四、中医真实世界研究证据分级

中医作为古老的传统医学体系当中唯一保存完整并延续传承至今的医疗体系，具有非常悠久的历史和长期人用的经验。从黄帝内经到明清时期，中医积累了大量的古籍文献、医案、医著，其中记载的内容至今仍然作为中医学教育和传承的主要知识体系。近现代对中医的临床研究采用了西医学领域的方法学，这在很大程度上促进了中医的现代化和创新药物研发的进程。然而，把中医医疗体系作为整体医学的研究却缺乏方法学的

指导和范式。目前，真实世界研究的理念和方法为中医的疗效和安全性评价及证据积累带来了机遇和方法。

众所周知，循证医学对于医疗干预措施的证据分级主要是依据其原始研究类型，基本沿用的是五级分类，包括随机对照试验、非随机对照试验或队列研究、病例对照研究、病例系列或个案报告，以及专家经验。然而，针对真实世界研究的证据分级尚未形成一个成熟、公认的体系。为此，有必要针对传统医学（中医学）真实世界研究的证据进行分级的建议，以便为中医药疗效评价的研究选择和转化为真实世界证据时提供参考。

由于随机对照试验本身在循证医学证据分级体系里面作为原始研究的"金标准"，也就是一级证据，没有明显的争议。而真实世界研究虽然也包括一部分临床试验，但是观察性研究占大多数。观察性研究在流行病学领域是一个比较宽泛的概念和设计分类，包括分析性研究和描述性研究，这两种研究分别包括不同的设计类型（见图7-2）。目前，国际上尚没有针对观察性研究的证据分级体系，为此，我们提出观察性真实世界研究的证据分级建议如见表7-21。

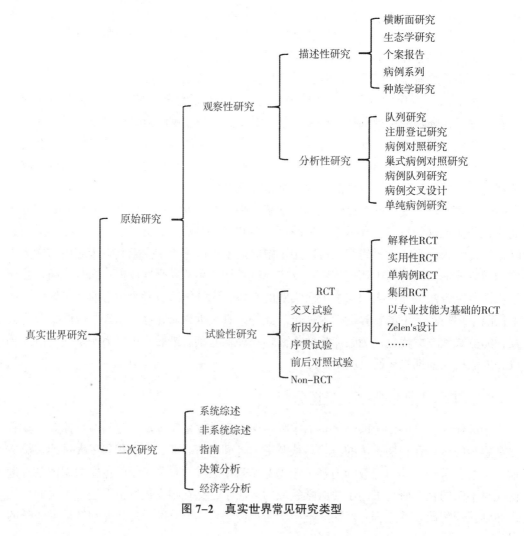

图 7-2　真实世界常见研究类型

表 7-21　中医药真实世界研究中观察性研究证据分级的建议

分级	亚类	设计类型
I	I a	前瞻性同群组队列研究
	I b	前瞻性不同群组队列研究
	I c	双向性队列研究
II	II a	回顾性队列研究、注册登记研究
	II b	巢式病例对照研究、病例队列研究
III		病例对照研究、病例交叉设计、生态学研究
IV		横断面调查、病例系列研究（含单臂试验）
V		单纯病例研究、个案报告、经验总结、种族学研究

上述建议的真实世界中医药临床研究可以用于中医药各类疗法及其联合应用的综合疗法的疗效和安全性评价，产生疗效或安全性的初步证据，描述真实世界各种治疗方案组合的范式，评价患者依从性，确定适当的疗程和最佳随访结局，特殊患病人群的治疗研究、药物暴露与结局关联性分析等；也适合上市中成药实际应用病证、适用人群、合理用药方案、药物不良反应的评价；还可以用于中医古籍经典名方现代应用的评价研究。未来对于名老中医经验传承和用药规律的探索也不失为一种方法选择。

第四节　基于临床结局的 GRADE 系统

一、GRADE 系统的概述

2000 年，由世界卫生组织（WHO）在内的 19 个国家和国际组织组成了"推荐分级的评价、制定与评估（grading of recommendations，assessment，development and evaluations；GRADE）"工作组，并于 2004 年正式推出了 GRADE 证据质量分级和推荐强度系统（以下简称为 GRADE 系统），现在已被 WHO、Cochrane 协作组和 NICE 等多个重要组织所采纳。GRADE 为系统综述和指南提供了一个证据质量评价的体系，同时为指南中的推荐强度评级提供了一种系统方法。

GRADE 是对证据体的评价，适用于系统综述 /Meta 分析、临床实践指南和卫生技术评估。但是，GRADE 不仅是一种评级系统，它还能呈现结果及实施形成推荐意见的各个步骤，并提供了一种透明的结构化方法。GRADE 详细说明了如何构建问题，选择感兴趣的结局指标并评定其重要性，评价证据，并将证据与对患者和社会两者的价值观和偏好的考虑相结合，以形成最终推荐意见。

制定推荐意见的 GRADE 步骤示意图见图 7-3。其中无阴影的框是系统综述和指南制定的通用步骤，有阴影的框是专门针对指南制定的步骤。二者都先从定义问题开始，包括人群、备选方案（干预措施，可以是试验性的或作为对照的，也可以是标准治疗方案）及患者的所有重要结局。对于指南，还需将结局分为关键结局、重要而非关键结局，以及重要性有限的结局三类。接下来进行系统检索，纳入相关研究。最后，系统综述或指南作者综合一系列合格的单个研究的数据得出每一患者重要结局的一个最佳效应估计值及该估计值的不确定性指标（通常为可信区间，CI）。

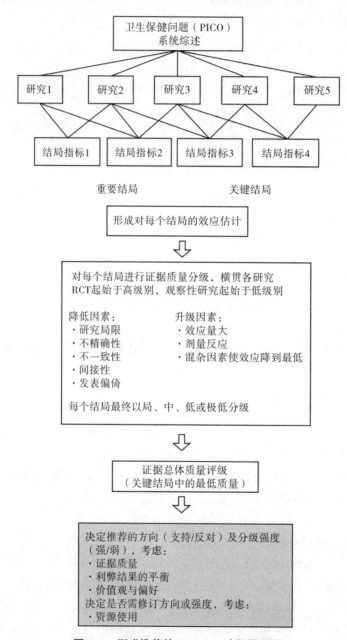

图 7-3　形成推荐的 GRADE 过程原理图

引自 Gordon Guyatt,Andrew D.Oxman,Elie Akl,Regina Kunz,Gunn Vist,Jan Brozek,Susan Norris,Yngve Falck-Ytter,Paul Glasziou,Hans deBeer,Roman Jaeschke,David Rind,Joerg Meerpohl,Philipp Dahm,Holger J.Schünemann,GRADE 工作组，李幼平，杨晓妍，蒋兰慧，沈建通.GRADE 指南：Ⅰ.导论——GRADE 证据概要表和结果总结表.中国循证医学杂志,2011,11(4):437-445.

二、构建问题和确认证据结果

在探讨指南的临床问题构建时，其主要的方法学内容包括详细说明患者群体、所关注的干预措施、对照及所关注的结果，这就是 PICO 原则（患者 / 干预 / 对照 / 结果）。具体构建临床问题的方法见本书第四章。

指南制定委员在应用 GRADE 时，将分三个步骤考虑结局的重要性（见表 7-22）。应事先把结局分为关键结局、重要而非关键结局，以及重要性有限的结局三类。前两类结局的证据会对推荐意见产生影响，第三类则可能会也可能不会。指南制定者可通过用 1 ～ 9 的数字给结局赋值（7 ～ 9 为关键，4 ～ 6 为重要，1 ～ 3 为重要性有限）的方法来区分结局的重要性。结局重要性的等级划分有助于使指南制定者的关注点集中在那些最重要的结局上，并有助于解决和阐明分歧。

表 7-22　考虑结局相对重要性的三个步骤

步骤	问题	原因	解决方法	证据
1	评价证据之前，将结局初步分为关键、重要而非关键及重要性有限三类	查找和总结证据时重点关注所认为的最重要结局，以及解决或阐明分歧	通过咨询指南委员会成员，如可能，同时咨询患者或公众，以确定重要结局，判定结局的相对重要性并探讨分歧。对相关文献实施系统综述	基于指南委员会成员、患者或公众的经验可作出判断。事先了解研究证据，或理想地，对相关证据的系统综述可能有用
2	评价证据后对结局相对重要性的再评价	确保纳入那些最初未考虑到，但评价证据时发现的重要结局，以及根据可得证据，重新考虑结局的相对重要性	通过咨询指南委员会成员（如可能，同时询问患者和公众），重新考虑第一步所纳入的结局，以及评价证据时发现的其他结局的相对重要性	指南委员会成员及其他提供信息者的经验，以及干预效果的系统综述
3	对干预措施有利及不利效应间的平衡性作出判断	作出推荐并确定其强度	通过咨询指南委员会成员（如可能，同时询问患者和公众），以判断有利及不利效应间的平衡性。此外，还可使用平衡表（结果总结表），如相关，可使用决策分析或经济学分析	指南委员会成员及其他提供信息者的经验，干预效果的系统综述，患者对重要结局的价值观证据（如相关并可得），决策分析或经济学分析（如相关或可得）

结局的重要性可能会因不同文化间的差异，甚至同一文化内的差异而有所不同，也会因患者、临床医生或决策者的不同视角而不同，因此指南制定委员会需要决定他们采用哪种视角。但是，无论指南制定委员会选择哪种视角（如个体患者角度、第三方付费者角度或社会角度），对结局所赋予的重要性必须要能反映受该结果影响人群的观点。当指南的目标对象是临床医生及其所治疗的患者时，指南通常会从患者的角度出发。在没有患者意愿或偏好的相关证据情况下，临床医生可根据之前与患者交流的经验来推断患者的价值观和偏好。

当重要结局相对罕见，或长时间后才发生时，临床研究者常选择测量相关替代结局指标。因此，有些情况下，对于指南制定者关注的重要结局指标，系统综述并不能提供定量的合并结果。这时，有的指南制定者可能会采用替代结局指标，其背后的假设是干预措施对替代指标的影响反映了其对重要结局的作用。但是，我们认为这种做法会产生误导，事实上，也有很多实例证明这种假定是错误的。因此，指南制定者应详述患者的重要结局，并且说明采用了哪些替代结局来代替重要结局。

三、证据质量分级及影响因素

临床流行病学文献中使用的"质量"通常是指对单个研究内在效度（如偏倚风险）的判断。要作出质量分级的判断，对随机对照试验而言，评价员需要考虑以下一些特征，如随机分组方法、随机隐藏方法、盲法及意向性治疗分析的运用。对于观察性研究，则需要考虑是否恰当地测量暴露与结局，以及是否适当控制了混杂。除此之外，随机对照试验和观察性研究都要考虑失访的问题，以及设计、实施与分析中影响偏倚风险的其他因素。而 GRADE 系统针对的不是单个研究，而是证据体。因此，GRADE 中的"质量"不仅仅意味着偏倚风险。证据体（如许多设计与实施良好的试验）可能与是低偏倚风险，但我们对效应评估的信心可能会因为其他因素而降低（不精确、不一致、间接性及发表偏倚）。对于观察性研究，可能由于效应量大小与量效关系的存在而提高质量评级。

GRADE 系统将证据体的质量分为高、中、低和极低四类。这四类质量各自的GRADE 含义见表 7-23。

表 7-23　证据体四个等级的含义

质量等级	当前定义
高	非常确信真实的效应值接近效应估计值
中	对效应估计值有中等程度的信心：真实值有可能接近估计值，但仍存在二者大不相同的可能性
低	对效应估计值的确信程度有限：真实值可能与估计值大不相同
极低	对效应估计值几乎没有信心：真实值很可能与估计值大不相同

在 GRADE 系统中，随机对照试验（RCTs）开始被定为支持干预效果估计的高质量证据，观察性研究被定为低质量证据，有五个降级因素可导致证据质量下降，有三个升级因素会提升证据质量，最终每一结局相应的证据质量归属于从高到极低的四类之一。具体质量评价方法见表 7-24。

表 7-24　GRADE 证据质量分级方法概要

研究设计	证据体的初始质量	如果符合以下条件，降级	如果符合以下条件，升级	证据体的质量等级
随机对照试验	高→	偏倚风险 -1 严重 -2 非常严重	效应量大 +1 大 +2 非常大	高
		不一致性 -1 严重 -2 非常严重	剂量反应 +1 梯度量效证据	中

续表

研究设计	证据体的初始质量	如果符合以下条件，降级	如果符合以下条件，升级	证据体的质量等级
观察性研究	低→	间接性 –1 严重 –2 非常严重		
		不精确性 –1 严重 –2 非常严重	所有可能的剩余混杂因素 +1 降低所展示的效应 +1 如未观察到效应意味着 　是一种假效应	低
		发表偏倚 –1 严重 –2 非常严重		极低

（一）降级因素

1. 偏倚风险　如果随机对照试验（RCT）和观察性研究在设计或实施上存在缺陷，则可能会导致误导性结果出现，称为研究的局限性或偏倚风险。在 GRADE 中，若多数相关证据来自高偏倚风险的研究，则起初被定为高质量证据的随机试验和低质量证据的观察性研究均有可能被降低质量等级。

随机对照试验的局限性包括：未进行分配隐藏、未实施盲法、不完整报告患者和结局事件、选择性结果报告偏倚、因明显获益而早期终止试验、使用未经验证的结果测量方法、交叉试验的延滞效应及整群随机试验的招募偏倚。观察性研究的主要局限性包括使用不合适的对照及未能充分调整预后的不平衡。

偏倚风险会因不同结果而异（如全死因死亡率的失访远少于生命质量的失访）。在决定是否因偏倚风险而降低质量等级时，不管是随机对照试验还是观察性研究，作者不应采用对各个研究取平均值的方法。探讨某特定结果的每一研究其偏倚风险均存在一定程度的差异，研究者必须将所有证据均考虑进去作出一个总体判断。

2. 不一致性　在一些干预措施用于降低不良结局（如死亡、中风、心肌梗死、疾病恶化）的临床研究中，患者人群在干预前或基线的风险差异很大，这个时候，危险差（绝对危险率降低，ARR）在亚组人群中可能差别很大。但是，即使各亚组基线风险差异显著，各亚组间的相对危险度（relative risk，RR）降低却往往相似。因此，当提及效应大小的不一致性时，指的是相对效应量（风险比和危险比）。

证据本身不会因不同研究结果具有一致性而升级，但可能因不一致而降低质量级别。不同的研究间会存在相悖的结果，此时需要有合理的解释。这可能意味着其疗效在不同的情况下确实存在差异，差异可能源于人群（例如药物在特殊病程的患者更有效）、干预措施（较高的剂量可能更有效）或结局指标（结局指标检测的时间点可能影响疗效）的差异。如果对上述前三类中任意一项提供解释，系统综述作者需提供不同患者人群、干预措施和结局指标的不同效应量估计。临床指南小组专家则可能对不同患者人群和干预措施提出不同的推荐意见。如果研究方法之间的差异能提供关于研究间结果差异的令人信服的解释，那么他们应注重低偏倚风险研究的效应量。

以下情况系统综述作者应考虑不一致性而降低证据级别。

（1）点估计值在不同研究间变异很大；

（2）可信区间很窄或无重叠；

（3）异质性检验（检验无效假设，即，假设纳入同一 Meta 分析的所有研究的效应量相同）得到的 P 值很小；

（4）I^2（量化了研究间变异导致点估计值变异的比例）值大。

需要注意的是，当定义指南证据的质量时，只有当不一致性会减弱某个具体决策相关结果的可信度时，不一致性才很重要。因此，即使不一致性很大，也不一定会减弱某个具体决策相关结果的可信度。

3. 间接性　直接证据来自直接比较我们关注的干预措施用于关注的患者人群，并测量患者重要结局的研究。有直接证据时我们对结果更有把握。当相关研究与指南或系统综述所考虑的人群、干预措施或测量结局存在较大差异时，考虑其有间接性，并对证据体降级。结果的间接性和间接比较对系统综述和指南实施同等相关；与人群和干预措施有关的间接性（有时指适用性）与指南关系更密切。

间接证据的产生方式有以下四种：①患者可能与我们关注的患者不同。②所检验的干预措施可能与我们关注的干预措施不同。有关患者和干预措施间接性的决策取决于对生物或社会因素差异是否大到可能使效应尺度出现预期的较大差异的考虑。③结果可能与最初设定的结局指标不一致，如替代结果本身不重要，但测量是基于替代结果的变化反映患者重要结局变化的。④临床医生必须在未经直接比较的两种干预措施间作出选择时。当出现这种情况时，比较治疗方案需要特定的统计方法，并根据患者人群、联合干预措施、结局测量指标及备选干预措施试验方法的差异程度，将证据级别降低。

4. 不精确性（随机误差）　GRADE 对系统综述和指南的证据质量的定义不同。对于系统综述来说，质量是指我们对效应估计值的把握度。对于指南来说，质量是指我们有多大的把握认为效应估计值足够支持某个特定决策。可信区间在很大程度上表示随机误差对证据质量的影响，检查 95% 置信区间为决定不精确性的最佳方法。

在考虑证据质量时，关键是效应量估计值的可信区间是否足够窄。对于系统综述来说，不精确性主要来源于小样本量，其判定主要依据应该考量估计值的置信区间是否足够窄，如果不是则需要将证据质量降 1 级；如果置信区间很宽，则需要降 2 级。对于指南来说，如果 CI 的上、下限值代表了真实效应，而临床实际情况与之不符时，必须降低证据质量级别。除外当效应值很大且可信区间提示效应稳健，而总样本量不大且事件数很少的情况，其他应考虑不精确性而降低证据质量级别。

5. 发表偏倚　即使单个研究设计和实施都很完美，但因系统综述作者或指南制定者未能正确鉴别纳入研究，合成研究结果仍可能带来有偏倚的估计。理论上，未找到的研究比纳入的研究会系统性高估/低估获益效应值。未找到的研究一般是尚未发表，或不完整发表（如摘要或论文）的研究——方法学家称之为"发表偏倚"现象。

经验证据表明，一般结果有统计学意义的研究比结果无统计学意义的研究（即阴性结果研究）更易发表。早期仅少量前导研究可得时，完成的系统综述会高估效应值，尤其当"阴性结果"研究滞后发表时更是如此。早期小样本阳性研究，尤其是小样本试验值得怀疑。企业赞助也可能有隐藏阴性结果的研究发表。当可得证据来自小样本研究、且多数由厂商资助时，作者应怀疑存在发表偏倚，此时应将证据质量降级。

（二）升级因素

1. 效应量大　对一些临床干预，临床医生对效果非常确信，研究者也同样确信干预措施效果显著，这些研究最显著的特点是效应量大。虽然治疗或干预效果来自观察性研究或公共卫生干预的时间序列研究，其大效应量及其他基于人群的流行病学证据应将证据质量升高至少1级。

然而，因效应量大而升级会面临概念上的挑战。若方法学严谨的观察性研究（那些全面、准确测量与关注结局相关的预后因素；最大限度地减少失访；精确测量结果；对干预组与对照组间预后因素分布差异进行了调整分析的研究）显示效应量足够大，则可以合理地推断，该效果是真的（即非0的，且可归因于干预的效果）。要作出这样的推断有颇多问题：该极大效应估计是准确的，而非偏倚所致的疗效高估。当考虑因效应量而升高证据质量时，与效应大小有关的因素还包括起效迅速、之前潜在的疾病（状态）趋势。另外，当结局为主观指标时，即使效应量很大，系统综述作者和指南制定者在作出因果推断时仍应审慎。

2. 剂量－反应关系　指的是干预的剂量和产生的效应大小之间有明显关联，即存在剂量－反应关系。存在剂量－反应关系早已被视为相信假定因果关系的一条重要标准。这种关系可能会增加我们对观察性研究结果的信心，从而提高原定的证据质量。

3. 可能的混杂因素　严谨的观察性研究会精确测量与关注结局相关的预后因素，也会对这些因素在干预组与对照组间分布的差异进行分析以校正其效应。多数情况下，研究者认为观察性研究仅能提供低质量证据的原因是无法在分析中校正未测量或未知的对结局有影响的因素，而这些因素很可能在试验组和对照组间分布不均衡。有时，严谨的观察性研究未在分析中校正其所有合理的混杂或偏倚的效应（如所有的残余混杂因素），这时可能导致低估显而易见的疗效，这种情况可以考虑将证据升级。例如，一个严谨的观察性研究的系统评价共纳入3800万患者，结果显示私立营利性医院的死亡率高于私立非营利性医院。可能的偏倚来源之一与两种医院的患者疾病严重程度不同有关。非营利性医院患者的病情很可能比营利性医院严重。因此，在某种程度上，残余混杂的存在将产生不利于非营利医院的有偏倚的结果。由于偏倚会削弱观察到的效应，我们可以将这些来自观察性研究的证据升级。

四、GRADE 的局限性

GRADE 系统有 5 个重要的局限性。

1. 尽管风险或预后的相关研究证据可能与对干预措施效应量大小的估计有关，或可能为连接替代结果与患者重要结局提供间接证据，但是 GRADE 的开发目的仍然是为解决有关备选管理策略、干预措施或政策法规的问题，不是为风险或预后问题而设计的。

2. 试图将 GRADE 用于定义不清楚的一类推荐意见时会出现问题。指南制定委员会可能希望对反映临床环境或卫生保健体系中基础和标准的操作程序提出推荐意见，如病史采集及体格检查、帮助患者知情决策、获得知情同意书或良好交流的重要性等。但这类定义不清楚的推荐可能毫无价值，或即使有点作用，也不可能是对证据质量和推荐强度评价的有用实践。无帮助的推荐包括那些太模糊以致难以实施者对此类推荐的一些解释可能导致低效甚或适得其反的行为。只有当推荐意见具体且可行时指南专家委员会才应发布。

3. 指南制定需多个步骤。对指南制定者而言，重要的是明白指南制定全过程中哪些地方应加入 GRADE，以及其他地方寻找其他步骤的相关指南。

4. 绝大多数有关 GRADE 的使用经验都是对预防及治疗性干预的评价，讨论的是临床问题而非公共卫生和卫生体系方面的问题。如果将 GRADE 应用到诊断性试验、公共卫生或卫生体系方面的问题将会遇到一些特殊的挑战

5. 某些研究者希望有一种框架可以在解释证据及选择最佳行动方案时消除分歧，那么 GRADE 可能不能做到，尽管 GRADE 系统使对证据质量和推荐强度的判断更系统透明，但仍未能消除对判断的需要。

第八章 中西医结合临床实践指南的制定原则

中西医结合是我国独有的，也是我国医疗卫生体系的一大特色和优势。虽然中西医两种医学体系存在着明显差异，但两者有机结合往往会起到意想不到的效果。在2020年初以来的新冠肺炎疫情阻击战中，中医药的早期介入，使得我国用了大约一个半月的时间就迅速控制住了疫情，不仅提高了新冠肺炎的治愈率，还有效地降低了病死率。中西医结合的构建给中国人民提供了具有"中国特色"的有力的医疗保健体系。

中西医结合在临床实际中应用非常广泛，有研究表明临床上60%的中风患者在使用西药的基础上会接受中药治疗。临床上大多数中成药是由西医医师开具，由于其缺乏中医理论知识，不辨寒热虚实，不知道药物组成，不熟悉药物的功能主治，仅凭药品名称开具，导致不合理应用情况十分突出。因此，如何促进合理使用中西医结合方法治疗患者，使患者获得的利益最大化，是中西医结合治疗关键。中西医结合指南在遵循中医临床实践指南总的制定流程和方法的基础上（详见第一章第四节），需要体现中西医结合的特点和优势，使指南更具实用性，应该遵循以下原则。

一、多学科团队成员参与

指南的制定应由一个多学科的团队来完成，原则上应该包括中医临床专家、西医临床专家、中西医结合临床专家、循证医学专家、卫生经济学家，以及除了卫生保健领域的人员以外其他与指南利益相关的各方代表。

临床专家应该熟悉指南相关疾病的诊疗过程，并具有不同年限的临床经验。临床专家的职责包括：确定指南的主题和范围；确定中西医结合治疗的临床优势问题；对指南中涉及的临床问题进行指导；形成推荐意见；进行指南撰写等。由于中西医结合指南的特殊性，我们建议西医临床专家占全部临床专家的比例不少于1/3。

循证医学专家的职责包括：全程负责或指导方法学相关环节，包括临床问题的构建、检索策略的制定、证据的综合和评价等。

卫生经济学家的职责包括：与指南指导组讨论相关潜在经济问题，形成经济性相关的临床问题；进行经济分析并总结经济性证据；对经济性证据进行质量评估等（详见第十三章）。

此外，指南项目组还应根据实际情况纳入药学专家、临床护理专家、患者代表及卫生政策专家等。

二、病证结合，病症相应

在中西医结合指南中，建议在现代医学的疾病名的基础上进行证候分类。证候标准必须规范，常用的证候标准包括国家中医药管理局发布的中医病证诊断疗效标准、国家药品监督管理局发布的中药新药临床研究指导原则、全国性学术组织制定的标准、政府主管部门组织专家编写的诊疗规范、全国中医药统编教材，和地方性学术组织制定的标准等。指南制定者需要尽可能采用行业中相对认可的相关标准，并根据临床实际合理选择证型。证型的数量不宜过多，以满足临床治疗需要为主，尽量纳入典型证型，以及中西医结合治疗具有优势的证型。对于证型的描述应简明准确，并尽量使用西医临床医生能理解的文字。不管采用哪个标准，指南中证型的确定都需要通过指南制定专家组进行充分的讨论达成共识后才能确定。

三、明确临床诊疗中体现中西医结合优势的关键问题

这是最能体现中西医结合指南特点的关键问题。中西医结合优势可以体现在以下几个方面。

1. 优势人群　是指中西医结合治疗适用的人群，可以理解为单用中医或西医疗法效果不佳，或虽然单用中医 / 西医有疗效，但是中西医结合治疗效果更显著的人群。如下面的例子："中重度活动期溃疡性结肠炎的患者，有一部分患者单用英夫利昔单抗效果不佳，这时联合中药经典方剂口服可以改善腹痛、腹泻，和脓血便症状。""肺癌接受放化疗的人群，当出现疲乏状态时，可加用中药，有效缓解患者的疲乏。"优势人群就分别是对英夫利昔单抗效果不佳的中重度活动期溃疡性结肠炎的患者，以及放化疗后出现疲乏状态的肺癌患者。

2. 优势环节　中西医结合指南关注的并不是疾病治疗的全面概况，不一定要纳入疾病的全病程治疗，而是要聚焦在中西医结合优势环节。指南制定组需要在指南中明确说明中西医结合治疗在疾病的哪一个环节或分期更有优势。比如是预防的作用还是治疗的作用，是在疾病的早期阶段有优势还是晚期阶段，或者是在标准西医治疗进程中的哪一个具体环节具有优势。如下面的例子："乳腺癌化疗导致的副作用，通过中药的调理能够得到有效的缓解"。缓解化疗后的副作用就是中药的优势环节。

3. 优化的干预方案　指南中需要说明具体采用的中医和西医治疗措施。此时需要注意的是采用的西医治疗措施应该是目前正在使用的最有效的治疗手段。比如对于溃疡性结肠炎的治疗，虽然制定小组找到了中西医结合对比柳氮磺胺吡啶的临床研究，但是柳氮磺吡啶属于氨基水杨酸制剂的一种，是比较早的治疗肠道炎症的药物，由于其临床安全性不高，目前临床上已不再使用，所以不能在指南中推荐中药联合柳氮磺胺吡啶进行治疗。其次，当有多个中药纳入时，需要在指南中明确说明如何根据不同情况使用不同的中药，而不是把相关的中药全部罗列出来。最后，纳入指南的应是有长期临床使用经验和确切效果的经方及有高质量临床研究证据支持的上市中成药，院内制剂和专家个人经验方原则上不应纳入中西医结合指南中。

4. 优势结局　中西医结合治疗的优势最后要体现在临床结局的改善上。指南的使用者需要明确知道采用指南中的治疗方案可以改善患者的哪些结局，并且在指南中具体说明。优势结局可以包括很多种：如提高疗效，改善症状，降低西药使用量，减少副作用等。比如在下面例子中："急性咽炎的患儿，在常规抗生素治疗的基础上，使用中药喷雾，可以快速缓解咽部疼痛"，优势结局就是疼痛的缓解，而不是疾病的治愈。需要注意的是，如果指南采用中西医结合治疗的目的是提高疾病的疗效，则需要在分析证据时，考虑中西医结合对比单纯西医治疗所提高的疗效，是否有临床实际"优势"的差异。比如，某指南制定小组在前期文献证据综合中，发现中西医结合对比西医治疗贫血，可以提高血红蛋白值 1g/L，可能临床推广应用的价值就不大。

优势临床问题的确定可以有多种方法，如通过文献分析、对临床医师进行调研 / 访谈，对患者进行调研，或由专家指导组共识确定等。其中临床专家调研 / 访谈是确定中西医结合优势比较直接简单的方法，其结果也有较高的准确度。需要注意的是，针对中医临床医师和西医临床医师，调研 / 访谈的目的和内容是不一样的。相对于中医临床医生，西医临床医生对于中西医结合的关键问题和优势领域往往更加清楚，这些潜在的优势往往存在于西医治疗效果不理想的环节。因此，调查西医医师的目的是在于了解中西医结合可能的潜在优势。而在这些潜在优势中，哪些是中医治疗确定有效的，则需要通过调研 / 访谈中医医师来进一步遴选，最终形成初始的临床问题清单。在某些情况下，指南制定组也可以考虑对患者进行调研，因为很多患者是由于对西医治疗不满意，转而寻求中医或者中西医结合治疗。因此，了解就诊的患者对中医的需求和了解，也可以帮助我们确定中西医结合的优势环节，同时也反映了患者的需求。

四、处理好临床证据与临床经验的关系

临床指南需要建立在证据的基础上，但是中医指南证据往往结合了现代研究证据、古典医籍文献，和医家经验与共识。某些情况下，指南中采用的现代临床证据不足或质量不高，而有些来源于经典古籍的经方，虽然在临床上有很长时间的使用，效果也得到了中医师的认同，但却缺乏临床试验的证据。此时就不能两眼只盯着"临床研究"，只纳入有临床研究文章发表的中成药，而忽略掉有临床实际效果的方药。项目组可以根据实际情况，以临床治疗和产生临床实际疗效为目的，制定指南中纳入和评价经方的标准。而当古籍文献与现代研究证据都质量不高或稀缺的时候，专家的经验往往会起到举足轻重的作用。如果专家在参与指南制定过程可以提出合理的、有中医理论支持的观点和长期实践的经验性证据，也可以考虑纳入指南中。

五、以体现临床优势和实用性为目的撰写推荐意见

推荐意见是针对中西医优势临床问题，对临床实践的具体指导和体现，推荐意见的撰写是中西医结合指南的重点。中西医结合指南中的推荐意见需要明确说明适用患者的情况、中西医结合使用的环节及具体使用方法等。如下面的例子："推荐意见：轻中度活动期溃疡性结肠炎，可在西医治疗的基础上联合 ×× 胶囊、×× 丸、×× 散，有可

能提高临床疗效"。这个推荐意见的问题是，首先没有说明使用的是何种西医治疗，其次，没有说明为何使用中西医结合治疗。是由于西医治疗轻中度活动期 UC 效果都不好吗，还是其中的某一部分患者西医治疗效果不好需要联合中药。第三，推荐意见中列举了多种中药，但是没有写明在何种情况下使用哪种中药。最后，没有写清楚中西医结合治疗的优势在哪里，因为"提高疗效"是一个非常不明确的结局。如果能改成下面这样："推荐意见：轻中度活动期溃疡性结肠炎，患者不接受或不耐受美沙拉秦，或美沙拉秦 4 周足量（每日 3.0 ～ 4.0g）应答不良时，可联合服用五味苦参肠溶胶囊（每次 4 粒，一日 3 次，8 周一疗程），有助于改善患者腹痛、脓血便的症状。"就比较合适。如果指南中推荐的是中成药，需要写出药物的使用剂量和时间。如果推荐的是汤药，需要标明组成成分和剂量，如果汤药的剂量不固定或者会随患者病情情况变化，则至少写出推荐剂量及加减变化的原则，总之，一切应以临床可实施的实用性为标准。此外，对于是否推荐药物的判断也会根据实际情况而有所不同。比如，虽然一般情况下疗效大小是判断是否推荐某干预措施的一个重要标准，但是在中西医结合指南中，如针对某疾病的某个阶段，目前西医没有有效的治疗方法，如果此时有一种中医干预措施有潜在的疗效，只要这种中药安全性较好，仍然可以考虑推荐使用。

总之，中西医结合临床实践指南需要采用科学规范、体现中西医结合特点的制定方法，充分挖掘中医、西医和中西医结合在疾病诊疗过程中的优势，制定出体现"宜中则中、宜西则西"的中西医结合诊疗方案，这是促进中医药走向世界，构建人类命运共同体贡献"中国方案"的重要环节。

第九章　中医古籍文献证据的分级与质量评价

第一节　概　述

中医古籍指的是印制于 1912 年以前的中医典籍，是中医药临床实践智慧的结晶。本章中提出的中医古籍文献证据是指记载于中医古籍、用于中医临床诊断和治疗实践的治则、治法、方药与技术，是指导中医药临床实践的重要依据。中医古籍文献的检索、分析和评价，是提取中医古籍文献证据并服务临床的重点。但是中医古籍浩如烟海、成书时间跨度大，中医古籍文献证据记载形式多样、表述不统一，在不同的中医药学科或研究方向中，不同古籍的地位及其对临床实践的指导作用不同，古籍文献证据对临床的指导价值也有差别。如何借鉴科学方法，对中医古籍文献证据的质量进行科学评价，是古籍文献研究的重要内容之一。

随着循证医学的发展，临床研究证据的评价方法和体系已经比较完善，但目前的国际循证证据分级和推荐标准中均无评价中医古籍文献证据的方法。本节借鉴了现代循证医学的思路，建立了一套适应中医特色的，针对中医古籍文献证据的评价体系，从中医古籍文献证据的背景质量和证据本身质量两个角度，科学地评价古籍文献证据。

本章中提出的中医古籍文献证据评价方法，是在中医古籍评价的基础上，采用评分的方式，通过证据背景（包括证据背景和引用情况）和证据评价（包括患者自评、医家评价和他评）两个方面进行评价，见图 9-1。

在图 9-1 中，中医古籍评分是证据背景评分的要素之一，中医古籍的质量会影响其中所载古籍证据的质量。因此在中医古籍文献证据的评价方法中，应当先对中医古籍进行评价，再对中医古籍记载的证据进行评分与分级。在本章中，我们参考了《中文核心期刊要目总览》对现代文献的质量评价方法，定义了古籍评价的条目，这些条目从不同角度反映了古籍的质量。本章中提出的中医古籍评价方法，是通过引用量（包括目录著录量、被摘量、著录量和丛书采用量）及作者及出处因素两方面进行评分的评价方法，从古籍的被引用情况和学术背景两个角度对古籍的质量进行评价，见图 9-2。

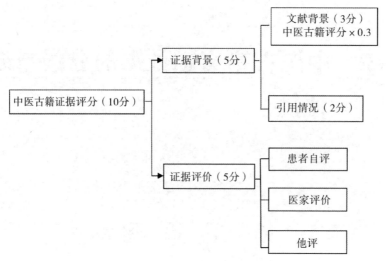

图 9-1　中医古籍文献证据评价方法

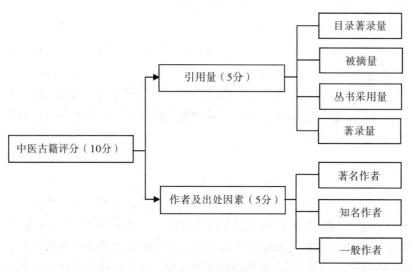

图 9-2　中医古籍评价方法

在评价条目及分值的确定方面，我们遴选出了 30 名中医、中西医结合和医史文献学等领域专家，对其进行了问卷调查及会议论证，最终给出了本章中提出的中医古籍及中医古籍文献证据的评价方法。

第二节　中医古籍的评价方法

中医古籍的评价是中医古籍文献证据评价的基础，我们通过评分的方法对中医古籍进行评价。中医古籍评分＝引用量评分＋作者及出处因素评分，以 10 分为满分，从古籍的引用量和作者及出处因素两个方面对古籍进行评分，见图 9-2。中医古籍的检索、分析与统计建议由专门从事中医古籍文献研究的机构完成。

一、引用量的评分方法

5 分为满分。内容包括目录著录量、被摘量、丛书采用量及著录量 4 个方面。通过专家对各条目赋分的计算与论证，我们建议检索出 1 处目录类著录计 0.35 分，1 处被摘计 0.35 分，1 处著录计 0.35 分，1 处丛书采用计 0.3 分，以此叠加，5 分为最高分，累计超过 5 分者计 5 分，项目无检出者该项目计 0 分。各条目具体检索方法如下。

（一）目录著录量

目录著录量是古籍被历代各类目录学专著中被著录的次数，我们建议通过检索《历代史志书目著录医籍汇考》进行统计。《历代史志书目著录医籍汇考》是 1994 年由人民卫生出版社出版，由李茂如先生编撰的文献目录学著作。该书收采自汉至民国出版的，各类医籍资料 180 余种，是现代文献研究的重要工具书。建议在该书中以需要评价的古籍书名为检索词进行检索，检出的书目（除外该古籍原著及 1912 年后出版书籍）即为该古籍的著录情况，目录著录量为检出书目数 –1912 年后出版书目数 –1（该古籍原著）。

（二）被摘量

被摘量是指一种古籍中的条文被其他类文献（主要是注释类、类书类、集解类文献）摘录的数量，建议通过检索《中华医典》软件中古籍名称所得的条目数确定被摘量。《中华医典》是中国中医药学会、湖南电子音像出版社、嘉鸿科技开发有限公司共同制作的中医古籍大型电子丛书。第五版《中华医典》收录了中国历代医学古籍 1156部。在该书中以需要评价的古籍书名为检索词进行检索，检出的条目（除外 1912 年后出版书籍的条目，由于被摘量不包括古籍原著的记载，所以也应当除外该古籍原著所载条目）即为该古籍的被摘情况，被摘量为检出条目数 –1912 年后出版书籍所载条目数 –该古籍原著所载条目数。

（三）丛书采用量

丛书采用量是指一种古籍被丛书集结采用的数量，建议通过检索《中国中医古籍总目》得出。《中国中医古籍总目》是 2007 年上海辞书出版社出版，由薛清录先生主编的书目类工具书。共收录中国 150 个图书馆（博物馆）馆藏的 1949 年以前出版的中医图书 13455 种。在该书中以需要评价的古籍书名为检索词进行检索，检出的条目（除外该古籍原著及 1912 年后出版书籍）即为该古籍的丛书采用情况，丛书采用量为检出书目数 –1912 年后出版书目数 –1（该古籍原著）。

（四）著录量

著录量是指一种古籍在其他非目录文献中被著录的数量，建议通过检索《中华医典》软件中古籍名称所得的书目数确定。在该书中以需要评价的古籍书名为检索词进行检索，检出的条目（除外该古籍原著及 1912 年后出版书籍）即为该古籍的著录情况，著录量为检出书目数 –1912 年后出版书目数 –1（该古籍原著）。

　　著录量与被摘量的差别在于，著录量为书目数，反映了所评价古籍被多少部其他古籍提及。而被摘量是条目数，是所评价古籍在其他古籍文献中被提及的总次数。一本古籍可能被其他古籍反复提及，多次的摘录也反映了该古籍被其他医家的认可程度。

　　以上内容汇总见表 9–1。

表 9–1　中医古籍引用情况的检索和分析方法

评价内容	检索工具	关键词	检索结果
目录著录量	《历代史志书目著录医籍汇考》	古籍名称	目录著录量＝检出书目数 –1912 年后出版书目数 –1
被摘量	《中华医典》	古籍名称	被摘量＝检出条目数 –1912 年后出版书籍所载条目数 – 该古籍原著所载条目数
著录量	《中华医典》	古籍名称	著录量＝检出书目数 –1912 年后出版书目数 –1
丛书采用量	《中国中医古籍总目》	古籍名称	丛书采用量＝检出书目数 –1912 年后出版书目数 –1

二、作者及出处因素的评分方法

　　5 分为满分。将古籍作者或出处分为：官修文献及著名作者所作、知名作者所作及一般作者所作三个等级，其中著名作者（包括张仲景、华佗、扁鹊、刘完素、李东垣、朱丹溪、张子和、叶天士、吴鞠通、皇甫谧等）所作计 5 分，官修文献及《黄帝内经》与著名作者级别相同，计 5 分，知名作者（包括张景岳、李中梓、柯琴等）所作计 3 分，一般作者（作者名声不显及佚名作者）所作计 1 分，部分作者及出处分级详见表 9–2，其中作者及出处分级通过专家问卷及论证得出。

表 9–2　部分作者及出处分级表

著名作者（5 分）	知名作者（3 分）	一般作者（1 分）
秦越人	张介宾	褚澄
华佗	刘涓子	苏颂
王熙（王叔和）	陶弘景	窦材
张机	王焘	寇宗奭
皇甫谧	蔺道人	兰茂
葛洪	庞安时	高武
巢元方	成无己	周扬俊
孙思邈	朱肱	张璐
王冰	许叔微	郑钦谕
钱乙	陈言	骆登高
刘完素	张杲	何梦瑶
张元素	宋慈	沈金鳌

续表

著名作者（5分）	知名作者（3分）	一般作者（1分）
张从正	王好古	林珮琴
李杲	罗天益	韩宝升
陈自明	危亦林	薛铠
严用和	倪维德	张三锡
朱震亨	滑寿	龚廷贤
薛己	戴思恭	武之望
李时珍	王履	江瓘
叶桂	楼英	甄立言
吴瑭	虞抟	许胤宗
	汪机	雷敩
	王纶	佚名作者
	吴谦	
	万全	
	徐春甫	
	龚廷贤	
	方有执	
	杨济时	
	王清任	
	李中梓	
	柯琴	
	王肯堂	

第三节　中医古籍文献证据的评价方法

中医古籍文献证据是记载于中医古籍、用于中医临床诊断和治疗实践的治则、治法、方药与技术，是指导中医药临床实践的重要依据。中医古籍作者对认可的前人论述，多在自己的文献中引用使用，造成了中医古籍文献证据具有被反复引用与评价的特点，也使古籍文献具有巨大的挖掘潜力和价值，但因此也会产生古籍文献表述不统一，检索和分析难度大，造成了中医古籍文献证据应用于临床决策的难度，所以对古籍文献证据评价方法的探索具有重要意义。

在中医古籍文献质量评价的基础上，我们定义了古籍证据评价的条目，这些条目从不同角度反映了古籍证据的质量，大体上包括证据背景和证据评价两方面。在本章中，证据背景的评价包括文献背景和引用情况两个方面：文献背景是指古籍证据的背景质量，即首次记载该证据的古籍的质量，由本章第二节的古籍评分得出。引用情况是古籍证据被他人引用的次数。证据评价包括对古籍证据的患者自评、医家评价和其他相关人的他评3个方面，并采用评分的方法进行评价。

评分上，古籍证据评分 = 证据背景得分 + 证据评价得分。以10分为满分，从证据背景和证据评价两个方面对中医古籍文献证据进行评分，见图9-1。中医古籍文献证据的检索、分析与统计建议由专门从事中医古籍文献研究的机构完成。

一、证据背景的评分方法

5分为满分。分为文献背景及引用情况两个方面。文献背景3分为满分，取证据最早记载文献的古籍的评分 ×30% 得出该部分评分；引用情况2分为满分，以该证据被他人引用次数计，每检出1处引用计0.1分，满分2分，计满为止。文献背景及引用状况评分总和即为该证据的证据背景评分。

引用情况是指古籍证据被其他古籍文献引用的数量，通过检索《中华医典》或其他权威的中医古籍数据库得出。在数据库中对需要评价的证据提取关键词进行检索，一般提取其中的方名、药名、证候类型或治法名称等，对于有多种表述方法的药名、治法等，需要通过预检索，明确其他表述，并作为关键词分别检索。例如对"选奇汤能否治疗头痛"的临床问题，可选用"选奇汤"方名进行检索，并通过阅读，筛选相关的证据。而对于"鼻腔给药能否治疗头痛"的临床问题，可对"鼻 and 头痛"作为检索词，在数据库中进行预检索，通过阅读整理出"鼻腔给药"相关的治法，如"搐鼻""吸鼻""嗅"等，以及"头痛"相关的病名如"头风""脑风"等，将二者以"and"关系进一步检索。其目的在于尽可能全面地检索相关证据，在检索过程中也应根据情况调整检索策略，形成证据体。

对于引用情况的统计，是在检索、阅读分析并筛选的基础上，对筛选出的条目（除外该古籍原著及1912年后出版书籍）进行数量统计，即为该古籍证据的引用情况，在统计过程中应注意原书对同一证据的多次记录，并予以排除。

二、中医古籍文献证据评价的评分方法

5分为满分，包括患者自评、医家评价和其他相关人的他评3个方面，最高计5分，最低计0分，见表9-3。

表9-3　中医古籍文献证据评价评分标准表

评价内容	显效	疗效一般或无效	加重病情
患者自评	加1分	不加分不减分	减1分
医家评价	加1.5分	不加分不减分	减1.5分
他评	加1分	不加分不减分	减1分

患者自评为患者对疗效的评价。医家评价为提出治疗方法的医家及后世医家对疗效的评价。他评为非医家、非患者的其他相关人对疗效的评价。检索方式与引用情况的

检索方式相同，区别在于选取内容不同。证据评价应选取对所关注临床问题相关的评价内容，再根据其表述角度进行分类、统计。例如对于"选奇汤能否治疗头痛"的临床问题，在检索结果中，通过阅读，筛选出其他古籍中，对选奇汤治疗头痛疗效的评述，如筛选出"选奇汤，治眉骨痛不可忍，神效。"是其他医家使用后表述了对选奇汤治疗头痛疗效的评价，则确定为"医家评价"；如出现某患者服选奇汤后头痛好转的病案记载，则为"患者自评"；如检索出其非医家、患者身份的他人评价，则为他评，在古籍中可表述为非医家、患者提出某一治疗方法或处方有效或者无效。

第四节　中医古籍及证据评价方法应用的注意事项

本章提出的中医古籍及中医古籍文献证据的评价方法，适用于中医临床实践指南制定人员，对中医古籍中的临床证据进行分析和评价，以获取中医古籍文献证据，制定中医临床实践指南。

在制定中医临床实践指南的过程中，对于已经能通过现代文献基础的循证证据进行评价的内容，应当使用现代循证证据。在涉及中医辨证诊断与治疗等中医特色强但尚没有明确的循证证据的内容，可采用本章提出的方法进行评价。对于与中医古籍文献知识相关的证据，也可以使用本章中提出的方法进行补充评价。

本章提出的中医古籍评价方法，不仅能为中医古籍文献证据的评价提供依据，也能通过对中医古籍的质量的评分评价，为临床医师及文献工作者学习中医古籍提供方向。本章提出的中医古籍文献证据的评价方法在应用中，也不局限于指导临床决策，通过古籍证据的评价，我们能发现高质量古籍证据，发现亟待研究的临床问题，从而进一步进行有针对性的后续研究，完善证据体，提高证据质量。

本章提出的中医古籍及中医古籍文献证据的评价方法，也存在一定的局限性。首先，本方法中，评价条目如目录著录量等，均以文献学工具书或现有古籍数据库进行检索，存在着在库数据的局限性，不能覆盖所有古籍，有可能产生漏检，使结果产生偏倚。所以，如果出现当前检索范围不能满足检索需求的情况，应当在古籍文献专业机构的指导下，选择权威工具书或数据库来扩大检索范围，同时我们希望建立更完善的古籍数据库来弥补这项不足。其次，在作者及出处因素方面，由于医家众多，目前对医家尚不能尽评，今后还需通过广泛的专家评价论证、建设数据量更加全面的医家数据库来进行完善。第三，当前标准所列出古籍评价条目受年代、流传范围等影响，可能出现一定偏差，如年代越靠后的著作被摘引的机会就越少，而一些方书、本草书，因为其实用性会被反复引用或编写，被摘引的机会便会超过一些理论性著作；同时本研究以专家问卷法进行研究，所以在各项指标的赋分及权重方面，未来还应在临床实践中进行完善。

第十章　名老中医临床经验的证据提炼与评价

第一节　名老中临床经验的提炼与总结方法

经验（experience）是通过经历而获得的知识或体验。中医学是一门实践性很强的医学门类，名老中医是长期从事中医临床实践并积累了丰富经验的实践者。经验可以体现在对事物的感知和认识，也可以通过观点表达，经验可以停留在个人的头脑里面，也可以通过语言或文字的方式表达出来。在循证医学的证据分级体系里面，专家经验通常是作为第五级证据，也就是最低级别的证据呈现。但是在循证医学定义的"三要素"里面，专家经验在决策的过程中是三大要素之一，循证决策强调的是将外部研究的证据、专家经验与患者的价值观和选择相结合作出诊疗的决策。因此，对于专家经验的梳理与评价是十分重要和必要的。

中医的发展强调传承与创新。传承更多的是指专家经验的传承，是后人对前人经验总结、提炼，形成信息和知识，如此，让更多的人受益。信息（information）是基于知识和经验用于回答某种问题所提供的答案或形式，通常以资料和知识体现。而知识（knowledge）则是建立在对真实事物或抽象概念的理解。循证医学的证据则是用于支持决策的可靠依据，证据按照科学性的论证强度，可强可弱。

经验如何才能成为证据呢？首先离不开信息的采集，临床实践的过程涉及对患者的诊疗行为，患者诊疗信息的采集对于诊疗效果的评估非常重要，同时也是经验总结的素材。虽然诊疗行为具有个体化的特征，但是科学研究需要站在群体的观点去分析和理解事物和现象。建议从经验、信息、知识、证据四部曲去研究中医经验。比如某名老中医治疗女性不孕症很有经验，或者说擅长治疗不孕症，这是平时我们所说的经验层面，如果在日常诊疗记录的基础上进行分析，得出某名老中医治疗不孕症1000例，其中250例不孕症最终活产。这种情况我们就可以称之为"经验性证据"，即采用该名老中医的疗法治疗不孕症，活产率达到25%。如果再对该名老中医临床诊疗的处方用药规律进行分析，探讨其常用的方药和证型，加减用药的规律，常用的药味和药对，那么这种经验就能够被分享和传承。更有甚者，如果挖掘出来的有效方剂（及其对应中医证型）可以开展前瞻性病例系列研究进行疗效的初步验证，则未来有可能开发成为院内制剂或中药新药。这种思路强调了从经验总结到形成高级别循证医学证据（如随机对照试验）的历程，也就是搭建了循证医学证据的"金字塔"，从专家经验和个案报告开始，上升到病例系列，再到病例对照研究，再进行前瞻性观察性队列研究，最后采用随机对照试验加以验证。

第二节　名老中医临床经验与经验性证据的建立

上一节提到从经验到证据发展的一些思路，那么，如何搭建中医疗法证据的"金字塔"呢？首先我们需要了解证据分级的体系（证据体），根据世界卫生组织（World Health Organization，WHO）对医疗保健干预措施的证据分级体系，Ⅰ级证据是指随机对照试验；Ⅱ级证据是指非随机对照试验或前瞻性队列研究；Ⅲ级证据是指回顾性病例对照研究；Ⅳ级证据是指前瞻或者回顾性病例系列研究；Ⅴ级证据是指个案报告、未经临床验证的专家经验。显然，临床诊疗实践是对个案诊疗的过程，只有通过信息化建设才能对临床诊疗的信息进行系统化采集，这些信息包括患者基本特征（主诉、体检、辨证分型或诊断、处方用药、随访和预后）。目前国内医疗机构所采集的信息比较简单，包括患者的性别、年龄、诊断、处方和收费，显然这些信息是不够的。当前的计算机信息技术及移动通信技术都已经非常成熟，足以完善和建立包括门诊和住院在内的完整的信息采集系统，并与患者的个人识别码相关联，也就是说至少对于某一具体的医疗机构来说，如果患者再次就诊，那么他（她）既往就诊的信息应当能够快速地调取和查阅，如果能够建立专病的注册登记系统，则可以弥补患者不主动再次就医对就诊效果的评价，也就是补充疗效评价体系。如此一来，医疗机构和医生本人就拥有一个疾病诊疗的信息系统（以医生工作站形式储存），可供及时调阅、总结和分析。当然，由于资源的限制，不太可能短期内把所有的就诊患者都进行随访追踪，但至少可以针对那些中医药有较好的优势特色的病种优先进行系统的采集和分析，这也是近年来倡导的真实世界临床研究的前提。

有了客观真实、系统、全面的诊疗信息，接下来就可以针对不同的临床问题开展临床研究，而研究的手段和方法均来自临床流行病学的原理和方法，即从群体的观点从人群、时间、地域的角度对疾病和健康分布和状态进行研究，涉及的临床问题可以包括疾病的病因、危险因素、筛查、诊断、预防、治疗、康复和预后研究，从而促使临床医学得以不断进步和发展。前面提到的医疗保健干预措施的评价就可以基于此信息来开展，包括预防、治疗和康复措施的评价研究。比如，通过横断面调查可以了解疾病或症状的分布、相关的危险因素识别、易感人群的筛查；通过回顾或前瞻性临床研究可以评价医疗干预措施的适用人群和效果；通过随机对照试验可以验证中医疗法或方药的有效性和安全性，为临床决策提供循证医学的证据。而这些证据通过被临床实践指南所采纳（推荐），可以使中医的有效措施得以在更广泛的层面应用和传播。以下将形成经验性证据的两种常用研究设计分别加以报告，供名老中医经验整理及形成经验性证据提供参考。

一、病例报告

病例报告（case report）是中医临证医案的最常见的记录方式，从古至今在中医古代典籍有充分的记载。个案是中医诊疗实践的基本单元，积累的个案达到一定数量之后就能够进行分析和总结。同时，也是经验交流和分享的一种方式，迄今为止在中医药期刊中也是常见的发表形式。西医领域病例报告主要用于罕见疾病的诊断和预后，不少是以经验教训的方式警示后人避免犯错。中医领域个案报告，也称医案，从古至今是临床实践中对诊疗过程和结局的记录。对于中医辨证论治个体化、整体性诊疗模式而言，病例报告是对临床诊疗过程的详细记录，并对疗效进行观察和判断的基本手段，可以体现不同医师的独特诊疗方法，其结果有助于提出临床科研的假说，促进中医临床从经验向循证实践发展。

需要特别强调的是，对单个病例的干预性研究当中有一种特殊的设计称为个案研究（case study）。在社会学领域叫案例研究，在疗效评价领域叫个案研究，后者最具说服力的设计是单个病例的随机对照试验（也称为 N-of-1 trial）。单病例随机对照试验是指整个随机对照试验是在一个患者身上进行，对两种需要比较的干预措施按照随机的方法进行多次轮回的治疗观察，以便选择出明显有效的措施。这两种情况与上面提到的病例报告是不同的概念，需要加以区分。

病例报告主要应用于报告典型的临床案例，包括罕见病、新发突发传染病的治疗，或出现了超出预期效果的病案，如治愈或死亡，也可以用于探索新的治疗措施，报告严重的不良事件等。对于一些疑难杂症经过中医治疗取得了显著的疗效也值得总结报告，供后人参考学习。此外，那些因为伦理原因无法参与临床研究的对象，如孕妇、老人、终末期癌症患者、幼儿等的治疗，也值得以个案的方式进行总结报告。

按照观察与描述的时间不同，病例报告可以分为以下三种。

1. 回顾性病例报告 最常见的形式。撰写于医疗活动结束之后，治疗实施前未进行文献回顾，也没有既定的治疗计划。其虽然能反映出经治医生最佳医疗水平，但可能由于实施治疗时未能采用最佳结局指标而导致病例报告可信度降低。

2. 前瞻性病例报告 临床医生事先对感兴趣的医疗问题进行文献研究，继而确定医疗方案和结局评价指标（设计），等待符合要求的患者前来就诊。当患者来诊时，按照事先既定方案进行治疗，并在治疗前、中、后期测量结局评价指标。此种病例报告在接诊患者前就制定医疗方案，虽然这一点面临质疑，但其优点在于需要相对较短的病例报告撰写时间。

3. 时间序列病例报告 医生在诊治患者前形成医学临床假说，并对患者进行长时间的随访，然后根据时间进展在治疗前、中、后三个阶段，各观测和记录结局指标至少 3 次。此种报告可以减少发生测量错误的可能性，帮助医生了解疾病的进展。

随着循证医学的发展，除了以上分类以外，循证病例报告（evidence-based case report）也随之产生。循证病例报告是对将临床研究证据应用于单个患者的临床医疗过程和结果的报告。循证病例报告的基本框架包括：①摘要：内容与一般病例报告类似；②临床问题：从患者的实际情况中提炼出具体的、可以回答的临床问题；③获取证据：清楚描述文献检索策略，以及纳入和排除标准；④评价证据：对证据进行严格评价是文章的主体内容，也是分析的重点；⑤应用证据：将严格评价后可以应用的证据用于临床实践；⑥病例的结局：详细测量和记载结局；⑦讨论和结论。循证病例报告应注意：①有可能遗漏重要的文献证据，因而应介绍检索策略和结果；②通过相关度和文献质量来择优选择证据，通常一般不刻意进行文献证据的综合。具体的实施和报告方法可以参考 Glasziou 教授的文章。

病例报告在方法学上存在难以回避的局限性：①病例报告结果混杂性较高。病例报告中的患者处于自然临床医疗环境中，医生可能无法控制患者寻求和接受其他的治疗，也无法控制患者的饮食、起居，而这些都可能给临床疾病结局带来影响。例如：接受中医药治疗的偏头痛患者，可能私自服用镇痛药而不向医生报告。此外由于缺乏对照，疾病的自然病程和转归容易与治疗效果相混淆。若患者在疾病极期前来就医，此后其病情缓解，我们无法知道这是治疗的效果还是疾病自然转归的结果。反之，若患者在疾病初期前来就医，此后病情加重，而这是疾病自然进展的结果还是治疗无效亦不得而知。②病例报告的结果可推广性较低。病例报告是个体化的诊疗情况报告，特征维度很多，严格地讲，在现实中几乎不可能找到情况完全一致的其他病例。医生在临床中参考应用病例报告结果时，必须考虑其所诊治的患者和报告中病例背景的一致性问题。通常，医生会根据自己的知识和经验，选择他们认为主要特征最一致的病例报告作为决策参考。病例报告的结果不能被推广到不具备同样背景的人群中去。③病例报告存在严重发表偏倚，阴性结果的治疗可能根本不会被撰写成报告投稿及发表。因此，病例报告结果的可信度较低。但是，在开展大规模试验性研究之前，可以利用病例报告来搜集线索和证据，既节省时间、精力，又节省资金。同时，病例报告也是很好的经验交流工具和特殊疾病/医疗现象最初进入公共视野的主要方法之一。例如《肺癌》杂志在 2004 年报告了一位 51 岁由金标准确诊的鳞状上皮细胞肺癌患者，经过 4 个月单纯中药治疗后病灶消失，并恢复全职工作。此后继续服用中药巩固治疗 4 年，随访 8 年，没有明显不良反应，也没有复发征象。这则病例报告引起了西方社会对使用中药治疗癌症的关注。

一般情况下，国外的病例报告的适用范围如表 10-1 所列。

表 10-1　国际病例报告适用性

1	报道一种不同寻常的或未知的疾病或病变
2	报道不同寻常的病因
3	报道可能有意义的、新的鉴别诊断
4	报道诊断中的错误及其原因和后果
5	报道不同寻常的医疗环境
6	报道由于伦理原因不可能再重复得到的信息
7	举例说明一种临床假说
8	提出一种新的临床假说
9	质疑一种假说
10	支持一种假说
11	引发深入研究
12	提供新的医疗知识/信息
13	提供对疾病病理的新见解
14	报道不同寻常的或令人困惑的临床现象/特征
15	报道改进的或独特的技术及其操作
16	报道一个领域中的历史性进展或运动
17	报告干预措施出现的严重不良反应

目前中医病例报告的格式和内容尚没有统一的标准。基于国际病例报告撰写规范，结合中医病例报告的特点，我们对未来中医病例报告提出如下建议（表10-2）。

表 10-2　中医病例报告建议条目

项目	条目
题目	1. 明确说明"病例报告"或"个案报告"
摘要	2. 结构化
	3. 背景要点
	4. 病例报告正文要点（患者、诊断、治疗、结局）
	5. 结论要点
	6. 讨论要点
背景	7. 病例报告的目的，背景信息和相关解释说明
	8. 报告古籍记载内容、文献检索的策略和文献分析的结果，用以证明本病例报告的价值
	9. 介绍病例及相关背景信息
	10. 说明患者对病例报告发表的知情同意
病例报告	11. 通过叙述的方式介绍病例，提供患者的基本人口学特征（年龄、性别、身高、体重、职业），隐藏患者的个人信息（出生日期、姓名）
	12. 描述患者的临床全貌，包括其现病史、既往史、家族史、就医经历、社会和家庭状况、就诊时间、发病时间、地点和环境。
	13. 说明诊断的经过、具体诊断、鉴别诊断及变化（要求报告完整中医诊断）
	14. 详细说明治疗的经过、具体处方、变化及其原因
	15. 说明与本病例报告相关的结局指标及具体检查结果
	16. 按时间顺序说明在整个治疗过程中患者都出现过哪些病情变化/不良事件/并发症，或遇到过哪些可能影响诊断和治疗的事件
	17. 其他可以说明病例报告可信性的证据
讨论	18. 选择此病例撰写病例报告的原因
	19. 选择此种治疗方法的原因
	20. 与古籍或他人发表的相关文章进行比较，说明诊断/治疗上的异同
	21. 推测患者的最终病因、病机和疗效出现的原因（自然病程、转归等）
	22. 说明本病例报告的局限性
	23. 归纳本病例报告的特点和独到之处
	24. 阐述如何将本病例报告提供的信息用于临床实践
	25. 指出进一步临床科研的可能切入点和意义
结论	26. 提出基于证据的建议并作出合理结论

二、病例系列

病例系列（case series）是中医药临床研究设计的方案之一，是专家临证验案与经验的主要报告方式。目前，大部分无对照的中医药临床研究都属于病例系列，如何撰写病例系列和控制其方法学质量对于其研究结果是否值得推广应用或继续进行更高证据强度的研究是非常重要的。以下针对病例系列的撰写和质量评价等常见问题进行分析阐释，旨在提高中医药病例系列研究的方法学质量。

（一）病例系列的定义

病例系列是对曾暴露于某种相同干预下的一批患者的临床结果进行描述和评价，包括两种类型：仅有治疗后结果的病例系列和有治疗前后对照的病例系列。

病例系列分为前瞻性和回顾性两种。回顾性病例系列是指把现有的病例资料进行收集整理，总结临床诊治规律，或者观察疾病的变化规律，通常是没有同期对照的，或者把其结果和以往或常规/标准治疗效果进行对比，这种类型的研究在国内的中医研究中一直占有重要地位，例如现有的许多名老中医的临床经验总结都是属于回顾性病例系列研究。

前瞻性病例系列是指不设同期对照组，有计划地、前瞻性地对某一特定疾病的患者使用同一种干预，观察一定的例数，总结疾病发展变化规律或观察疗效。

（二）病例系列适用范畴

病例系列研究适用于以下情况：①报告临床典型病例治疗；②某疗法的潜在危险和不良作用；③描述一种新病或罕见病的临床表现和诊治措施、新的手术方法、护理方法或其他保健措施。

设计病例系列时要充分考虑对病种的选择，例如自愈性疾病必须有对照，仅用病例系列研究不足以提供可靠的、令人信服的证据。因为不能排除疾病自身的发展规律对于患者结局的影响。但如果是比较罕见病、新发传染病或者慢性疾病，符合全或无规律的病例系列就可以提供非常可靠的证据。

（三）病例系列报告撰写

病例系列研究属观察性研究，用来记录事件。在国内发表的中医药临床研究中，病例系列占有很大比重。虽然发表的文献中有的并没有明确的在标题中注明是病例系列研究，但经方法学鉴定后，大部分的无对照的临床研究都属于病例系列研究。以桂枝茯苓丸治疗子宫肌瘤为例，截至 2008 年 1 月 28 日，在中文期刊全文数据库（CNKI）上可检索到 72 篇文章，经方法学鉴定，其中 39 篇属病例系列研究。

病例系列是很多个案累积起来的研究，但是病例系列并不要求像病例报告那样详细地描述每一病例的资料，而是把这些病例作为一个总体，针对其总体特征进行描述，比单个的病例报告更具有代表性。

发表自国内的病例系列报告的撰写格式大多为一般资料、治疗方法（包括辨证分型和加减原则）、疗效标准、治疗结果、讨论、参考文献。

国外病例系列报告的形式并不统一，大部分病例系列作为临床观察性研究，仍采用临床试验的格式，由背景、方法、结果、讨论、参考文献组成。还有的病例系列报告把相同疾病的多个病例进行详细描述，由背景、病例陈述、讨论、结论、利益冲突、作者贡献、致谢、参考文献组成，但是报告的病例数相对较少，且每一个病例都报告得非常详尽，有较高的外部真实性，与病例报告没有本质上的区别。国外发表的病例系列报告与国内发表的病例系列不同的是存在研究结果与以往文献结果的对比，其中也有许多前瞻性的设计，弥补了病例系列缺乏对照的局限性。

（四）病例系列的质量评价

高质量的病例系列研究同样可以为临床提供可靠的证据，评价一项病例系列研究的质量，需要从各个角度进行衡量，涉及病例系列的设计、实施、记录、观察随访、报告撰写等各个方面。

病例系列的质量评价标准包括：①病例系列中的病例应该来自不止一家医疗机构，例如多中心的研究；②是否清楚明确地描述了研究的假说或目的、目标；③是否清楚地报告了对象的纳入和排除标准；④是否对报告的结局有清楚明确的定义；⑤收集的数据是否达到预期目标；⑥是否准确地描述了患者是连续招募的；⑦是否清楚明确地描述了研究的主要发现；⑧是否将结局分层，如疾病分期、异常的化验结果、患者的特征等。

一篇好的病例系列应该是按着事先拟定的方案进行；患者的诊断必须被详细地记录下来，可以随时接受审查；研究方案应该定义符合条件的患者——即有明确的纳入和排除标准；详细地记录治疗过程和用药。所有的患者都符合纳入标准，并按照研究计划进行，所有的患者都应该被观察到相关结局，客观准确地定义和测量结局指标。

高质量的病例系列需要在设计、实施、分析、撰写等方面控制质量，需要注意以下几方面。

1. 全或无病例　病例系列中最有价值的是"全或无（all or none）病例系列"，也就是说病例系列中报告的患者在治疗与不治疗之间发生了非常明显的变化。有两种情况：一种是若该病不进行如此治疗，患者全部（或绝大部分）会死亡，但接受治疗后，一部分或很多会存活；另一种情况是若该病不进行如此治疗，大多数患者会死亡，接受治疗后，没有或几乎没有患者死亡。最典型的例子就是青霉素的使用。青霉素使用前，大部分肺炎患者都死去，而当青霉素开始使用后，大多数患者都存活。在拥有高质量的"全或无病例系列"结果时，不需要再进行 RCT 证明其疗效。当然，病例的有效程度还取决于报告的病例数、疾病的严重程度及报告病例的准确性和详细程度。

2. 金标准诊断　金标准诊断是衡量病例系列临床价值的关键，符合全或无规则的病例系列，尽管没设对照组，仍然对于临床有巨大的价值。以恶性肿瘤的病例系列为例，前提就是所观察的患者必须是金标准诊断的恶性肿瘤患者，而且对于整个自然史的观察要力求详尽具体。对于那些有明确预后转归的疾病，病例系列设计就足以回答临床实际问题。例如，中医药治疗晚期胰腺癌的患者，评价其疗效的前提是，是否有足够的证据证明观察的患者是晚期胰腺癌患者。

3. 详细描述中医治疗辨证和加减使用原则　病例系列虽然不要求将每一个患者的信

息都详尽地描述，但是中医药病例系列应该描述所有患者的辨证分型和加减原则，体现中医药的特点。例如，检索桂枝茯苓丸治疗子宫肌瘤的病例系列研究，2/3 的研究没有提及辨证和加减原则。中药治疗子宫肌瘤，在辨病基础上辨证，如果不辨证，那么就背离了中医学治疗疾病的原则。

4. 详细提供诊疗过程及患者的随访情况　以前杂志上发表的中医药研究大多属于系列病例报告和单个病例报告，而且多无对照，往往容易下肯定的结论。如果对于有明确疾病自然史的某些肿瘤病例，系统地观察患者的医疗行为及其全过程，如果符合全或无标准，我们所得到的哪怕是个案，也是非常有价值的。尤其在中国，许多农村地区患者缺乏医疗经济保障，西医的综合治疗费用昂贵，直接影响他们就医接受常规的、标准的综合治疗，其中大多数都是选择了传统中医治疗，甚至不治疗。对他们进行随访跟踪，有的患者的生存质量和生存期却有可能超过接受"标准常规治疗"的患者。

5. 临床意义　与以往研究或某种公认疗法进行比较，对于发病率或患病率较低的疾病，医学上有明确预后转归的疾病，往往可以不用设立对照组，因此病例系列设计就非常适合。检索到的所有桂枝茯苓丸治疗子宫肌瘤的病例系列，均没有与现代公认的常规治疗的疗效进行比较，也没有对桂枝茯苓丸治疗子宫肌瘤的临床意义进行阐述。

6. 前瞻性设计　前瞻性设计可以保证研究的内部真实性，也说明病例系列研究目的明确。在研究开始之前，有计划、有目的、有设计、有预期，应该鼓励今后的病例系列研究设计为前瞻性的，而不是回顾总结经验，避免仅选择那些疗效好的病例而导致夸大疗效。

总之，中医药病例系列研究作为常用的一种临床研究设计方案，应该设计更严谨、更科学的前瞻性的病例系列，在设计、实施、测量、报告等方面应借鉴国际公认的观察性研究的方法学内容，产出高质量的、有价值的中医药病例系列研究。

第三节　名老中医专家意见在中医临床实践指南制定中的应用

随着 20 世纪末临床流行病学和循证医学在国内的引入与发展，中医药循证临床实践指南制定及发布的数量在快速增长，指南的质量也在不断提升。然而，如何处理名老中医专家意见（expert opinion），是中医指南在证据分级和形成推荐意见阶段所面临的独特挑战。

目前，国际上常用的证据分级方法均是建立在现代西医学体系之上。西医学的临床证据主要来自最新的临床研究，特别重视大规模、多中心的随机对照试验的证据，对于专家意见的评价较低。其证据评价系统虽然有其先进性和广泛的认可度，但是直接照搬应用于传统中医药独特的医疗体系中往往难以适用。

传统中医药学以经典古籍为理论基础，以古今医家经验总结为临床决策的重要参考依据，在中医临床实践中有重要的指导意义，是中医药临床证据体系中的重要组成部分。近现代后世医家融会贯通古籍文献与现代研究并结合多年的临床经验，其实践经验及意见建议往往较为成熟，是中医临床医师借鉴的重要依据。若能科学获取医家的意见，并对其进行恰当的评价再加以总结，在现代临床研究证据不足或质量不高等情况下，或许可以为中医临床实践指南的制定提供一类独特的证据。

本节就国内外指南制定领域对专家意见态度的发展过程进行梳理，以及就如何获取、总结、评价医家意见的方法进行探索性研究，以期提供将专家意见融入中医药临床证据体的方法，完善中医临床实践指南的制定方法，建立符合中医药特色的证据分级和推荐意见等级体系。

一、国内外对于"专家意见"的态度

（一）专家意见在国际证据分级体系中的位置

在目前现有的国际证据分级体系中，"专家意见"基本均被列为低级证据，或根本不被纳入证据分级中。

1979 年，加拿大定期健康检查工作组（Canadian Task Force on the Periodic Health Examination，CTFPHE）首次提出医学证据分级体系，基于研究设计类型将证据分为三级，权威人士的意见为最低等级。1992 年美国卫生保健政策研究所（Agency for Health Care Policy and Research，AHCPR， 现 更 名 为 Agency for Healthcare Research and Quality，AHRQ）将医学证据分为四个等级，将专家委员会的意见及权威人士的临床经验列为最低等级证据。1996 年英格兰北部循证指南制定项目（North of England Evidence Based Guidelines Development Project，NEEBGDP）将证据分为三级，基于非对照研究与共识的建议并列为最低级证据。2000 年英国牛津循证医学中心（OCEBM）推出新的证据分级体系，基于经验而未经严格论证的专家意见为最低等级。2001 年，苏格兰学院间指南网络（Scottish Intercollegiate Guidelines Network，SIGN）将证据等级和推荐强度均分为四个等级，专家意见被列为最低等级。同年，美国纽约州立大学下州医学中心发布了证据金字塔（又称"新九级证据"），首次纳入动物研究和体外研究，专家意见仅高于这两种研究证据。此外，1986 年 David Sackett 证据分级、2000 年澳大利亚国家卫生与医学研究委员会（National Health and Medical Research Council，NHMRC）制定的证据分级标准，以及后来较为权威的 2004 年 GRADE 证据分级标准，均未纳入专家意见或经验。

（二）国外指南制定者对"专家意见"的态度

在循证医学诞生之初，人们为了推翻固有的医疗程序，普遍主张研究证据优于专家经验，指南制定者开始质疑用专家意见得出的推荐意见对临床的指导作用，比如有研究发现期刊的综述文章或教科书中的专家意见会推荐一些无效的或可能有害的疗法，因此开始强调科学证据在指南制定中的重要性。1992 年，Steven H. Woolf 提出，无论采用正式还是非正式的专家意见达成的共识来制定指南，其方法都不够科学明确，其有效性存在明显的局限性，应当采用科学证据与专家意见相结合的形式来总结临床诊疗手段的益处与危害。2001 年，J Rycroft-Malone 认为，指南制定者应当采用临床研究、专家意见和患者体验三者相结合的形式制定指南，并且需要说明他们是如何将三者相结合的。2006 年，Andrew D Oxman 等人明确指出，专家意见不是一种研究设计，不应该被作为证据使用，而那些产生专家意见的基础（即医生的临床经验或观察所得到的数据）可以作为证据，但必须以系统和透明的方式加以识别和评价。2008 年，GRADE 工作组进一步表示，将"专家意见"归为证据分类会造成混乱。有关临床经验的专家报告应该与病例报告和临床观察一起，明确作为极低质量的证据。2011 年，GRADE 工作组再次强调了这一观点，即专家意见不是证据（Opinion is not evidence），指南制定人员应发现并明确专家意见所基于的"证据"，并帮助专家理解"证据"的内容。2015 年，Adeera Levin 指出，在缺乏证据的情况下，指南作者应该生成一个有关建议的问题清单，包括研究设计的细节，从而促进临床研究的设计与实施，而不是撰写基于专家意见的建议。2019 年，Holger J Schünemann 首次撰文提出了专家意见（expert opinion）与专家证据（expert evidence）的概念。将专家证据定义为从对某一特定领域有知识或技能的人那里获得的观察结果或经验。指出专家证据和专家意见之间的区别类似于研究结果和作者结论之间的区别（见表 10-3）。

表 10-3　专家意见与专家证据的区别

	专家意见	专家证据
本质	对某事形成的观点或判断，不一定基于事实	用于支持结论的事实
举例	前列腺切除术是有效的	我给 100 名前列腺癌患者做了手术，他们都没有死于前列腺癌
来源	通过系统化或非系统化收集的结果或经验，包括对结果的主观解释	采用系统化的、透明的方法识别、选择、评估、综合和呈现
有无利益冲突	经常有	没有或很少

但是，另一方面，也有些指南制定者开始发现，由于各种因素造成在某些领域证据稀缺或质量不高，如研究所需物力、人力和财力巨大，广泛开展研究存在限制等，此时无法使用高质量证据制定指南。当认识到这些缺陷之后，人们开始寻求各种办法，尝试将集体的专家意见或经验与有限的研究证据结合起来。2013 年，David Eibling 提出，当现有证据稀缺或质量不高时，临床实践指南建议中应考虑专家意见，引入集体的专家意见可增强最终指南的公信力。2014 年，Jeannette Hofmeije 提出，在循证医学的三个阶段中，专家意见均发挥了作用。这三个阶段是：①确定临床问题和提出关于潜在有益的诊断或治疗的假设阶段；②研究设计和完成阶段；③对研究结果的解释阶段。但是，2017 年，Oscar J Ponce 等人通过调查显示，在使用了专家意见作为建议的临床实践指南中通常（91%）都没有明确报告使用专家意见的理由，只有少数（8.7%）以缺乏证据作为理由。

因此，有学者开始探讨如何使用科学的方法对专家经验或意见进行调查和收集。有些研究已经采用一些方法，以系统观察的名义给专家发放问卷，收集专家在过去治疗相关疾病的数据，整理后提交给指南制定人员，以作为提出建议的证据基础的一部分。2018 年，Erik Hohmann 提出应该以科学的、高质量方法对专家进行调查，如德尔菲法，认为基于此得到的专家集体经验作为提高患者疗效的工具是有价值的。2021 年，Reem A. Mustafa 等人指出当证据不足时，指南制定小组应寻求各种办法对专家组成员的集体经验进行系统地梳理和总结，同时介绍并进行了一次专家证据调查的方法。即便如此，专家意见或经验在国际指南制定的过程中仍未占据主导地位。

（三）国内指南制定者对"专家意见"的态度

在 2008 年，有学者提出制定中医学、针灸学临床指南时文献检索范围不仅包括近现代的检索，还应重点检索中医针灸特色文献，包括古代文献、医案医话专家经验等内容；后有多位国内指南领域研究者提出以上观点，并补充了现代名医经验证据的收集方法，如可将全国本领域知名专家姓名作为检索词进行检索，或查阅名医撰写的专著，以及以问卷形式向相关领域的专家进行调研等。2017 年，宋海阔等人提出制定中医治未病实践指南需以专家共识为依据，当现代文献不足或质量较低时，古代文献及现代名医经验的权重系数应相对增高。2020 年，《中成药临床应用循证指南》制定 / 修订工作组明确提出在检索现代文献的同时应重视古代经典医籍、名老中医专家经验（辑）、医案医话等相关文献；2022 年，陈耀龙等在《中国制订 / 修订临床诊疗指南的指导原则（2022 版）》中也指出"清楚记录推荐意见在共识过程中被修改的情况，特别是当证据质量低或缺乏直接证据时，专家意见和专家证据在其中发挥的作用"。

二、名老中医专家意见与西医专家意见的异同

中医与西医属于两种不同的学术体系，相比西医强调临床实践来源于证据，中医学根植于几千年的临床实践积累，在发展过程中不同的专家经验逐渐形成不同的医学流派，最后相互撞击融合成今天的中医学，因此中医十分强调经典古籍文献及医家经验对临床实践的指导作用。实际上，名老中医专家意见和其医家经验密不可分，名医意见来源于医生的经验及其既往获取的研究结果，是经验的主要体现形式。名医经验是中医药临床证据体系的重要组成部分，这可能是现代临床研究证据无法替代的。如何把医家经验纳入证据分级体系，国内众多学者也进行了多年的尝试与探索，提出了不同的分级体系，表 10-4 总结了专家意见 / 经验在不同中医药证据体系中的等级位置。可见，虽然这些体系中都对于名老中医意见 / 经验进行了肯定，但均没有对其进行明确的界定，也未描述具体的收集经验的方法，且评级也存在不一致的情况。我们认为，判断专家意见是否可以作为证据，关键是在于是否可以保证其疗效的"可重复性"。国外指南中的"专家意见"来源于现代临床医生自身的诊治经验，由于其个人治疗的患者数量有限，患者自身特点不同，且可能存在回忆偏倚等问题，其疗效往往难以确定，即可能无法在别的患者身上重复，这是其作为最低级别证据的主要原因，故难以直接作为循证医学的证据使用。

表 10-4　国内中医药证据评价分级体系中对专家意见 / 经验的分级

制定者	特点	证据级别	专家意见 / 经验级别	描述
刘建平（2007）	基于五级证据体，并结合中医药临床实践特点提出针对中医药的临床证据分级建议	Ⅰ、Ⅱ、Ⅲ、Ⅳ、Ⅴ	Ⅴ	未经系统研究验证的专家观点和临床经验，以及没有长期在临床上广泛运用的病例报告和史料记载的疗法
李敬华（2009）	以辨证论治作为评价第一要素，建立中医治疗文献证据等级体系	Ⅰa、Ⅰb、Ⅰc、Ⅰd、Ⅱ、Ⅲ	Ⅰc	辨证论治的专家经验总结、记录者和专家层次高
王阶（2010）	通过"中医证据来源专家调查问卷"的结果，结合国内外既往的证据评价体系，所得的中医临床证据分析与评分体系，将四大经典、国家标准与系统评价列为最高等级证据	Ⅰa、Ⅰb、Ⅱa、Ⅱb、Ⅲ、Ⅳ	Ⅱb	经系统整理过的名老中医经验（以国家中医药管理局确认的名老中医为准）
汪受传（2013）	根据"Delphi法证据分级标准"修订的中医文献证据分级标准，强化了古代名家经验在循证中医临床实践指南中的地位	Ⅰ、Ⅱ、Ⅲ、Ⅳ、Ⅴ	Ⅲ、Ⅳ、Ⅴ	基于古今文献的中医专家共识为Ⅲ级；当代中医专家共识为Ⅳ级；专家观点为Ⅴ级
袁敬柏（2016）	基于朝代划分，东汉及东汉之前的著述等级最高	Ⅰa、Ⅰb、Ⅱ、Ⅲa、Ⅲb、Ⅳa、Ⅳb	Ⅲa	近现代（民国—当代）名中医著述
钱静华（2018）	将经典医籍医案及名家经验作为一类特殊的证据体系分为四个等级	一级、二级、三级、四级	三级、四级	国医大师、全国名中医经验集为三级；专家经验集为四级
陈薇（2019）	在刘建平 2007 的基础上加以更新，将古籍文献等特色证据排除，建立中医药临床研究证据的分级标准	Ⅰ、Ⅱ、Ⅲ、Ⅳ、Ⅴ	Ⅴ	非规范化专家共识、经验总结

　　中医药领域名老中医是一批精于中医理论、临床、科研工作，并有很深理论造诣和临床经验的人，是将中医理论、前人经验与当今临床实践相结合的典范。中医药名老中医专家的意见不仅基于他们个人的临床经验，也基于他们从广泛的渠道学习、交流、传承所得的知识。这种知识的广度和深度远远超出固有的教科书所带来的知识，以及随着经验的积累，名老中医对疾病病情变化的预知程度或许要比一本指南来得要敏锐得多。如果名老中医的诊疗经验既传承了经典的中医理论，又在实践中进行了广泛传播和运用，并可以提供临床疗效的有效性证据，那么可以适当提高其证据的等级。

三、名老中医专家意见在中医临床实践指南制定中的应用

名老中医专家意见在中医指南制定中可以有两个层面的应用，首先是在整个指南制定过程中，对于确定临床问题、明确中医证候及对证据的解读等方面发挥作用，以实现从证据到推荐的有效转化；另一方面，在很多疾病领域，当很难获取足够的证据去制定一份指南时，可以考虑纳入专家经验性证据，可以用处理病例系列、非随机对照研究或其他研究类型数据的方式来处理这些专家经验性证据，或许可以将其在传统五级证据分级体系当中的最低级位置拔高到Ⅳ级证据——病例系列等相关研究中，那么就可以增加指南中此类推荐意见条目数量以提高权重。

（一）实现从证据到推荐的有效转化

1. 确定临床问题 确定临床问题是指南制定的第一步，问题的确立会对最终的推荐意见产生重要影响，因而确保这一步的正确性至关重要。中医指南制定人员在实际制定过程中，常通过小范围的文献检索或对临床医师调研来确定临床问题，这样执行起来虽然省时省力，但没有最大程度地考虑指南使用者的需求，所构建的问题也难以达到饱和。根据国际通行做法，构建临床问题通常按照 PICO 原则：P（patient or population），研究对象、患者或人群；I（intervention），干预措施；C（comparison），对照措施；O（outcome），结局即干预措施的诊疗效果。在研究对象方面，中医强调个体化治疗，名老中医在确定疾病的中医诊断标准方面常更符合中医传统诊疗理念和临床实际；在干预措施及患者的结局方面，名老中医对疾病的发生、发展及变化规律有较为系统的把握，会更加明确干预切入点，清晰疾病的预后方向，为指南日后的修订完善提供有力的支持。

2. 明确疾病的证候分型 疾病的证候是中医学理论体系的重要组成部分，是中医辨证的结果和论治的依据。中医临床实践指南中常需要确定疾病的证候分型，这是西医临床指南所不具备的内容，也是中医临床实践指南的特色之一。如何建立规范的诊断标准和完整的证候体系，是制定中医药临床指南的必经步骤和难点。有的指南制定者通过检索文献来确定疾病的证候分型。然而，从已有文献或研究中获取到的证型往往过于陈旧或不够完整，而且检索到的文献往往并不是大范围的横断面调查数据，而是基于单个中心或医院的数据，代表性较差。此时，名老中医在确定疾病证候方面可以提供更加丰富且详细的建议。指南制定人员可以索取或调查他们过去的临床经验数据，例如，询问他们在此领域治疗过该病的数量，以及各种可能证候的患者数量，以此来判断名老中医意见具有多大的权威性，再通过众多的名老中医专家经验集成来达成共识，这种从名老中医专家经验中确定疾病证候分型的做法可能较为科学、合理。

3. 解读证据条目 中医指南不仅要体现国际通行的指南共性，又要突出中医学的特色和优势，中医指南中独有的方剂、中成药、针灸等多种干预措施实施的细节如使用环境、操作手法、注意事项等，都离不开名老中医意见的指导，在指南制定形成推荐意见条目的相关说明时可将名老中医意见纳入考量，以提高指南的适用性和可实施性。另

外，医学本身的金标准在于临床疗效，中医讲究个体化原则，干预措施的临床疗效对于不同体质的人可能有所不同，那么其结局也会不同。名医专家可以解释某些经验性的临床现象与疗效，为指南制定工作提供证据及相关疗效的临床解释与咨询，为临床医师评估疗效及安全性提供意见。

（二）证据不充分的情况下提供专家经验性证据

制定中医指南的特殊性在于结合了现代研究证据、古典医籍文献、医家经验与共识等相关知识与证据，当古籍文献与现代研究证据质量不高或稀缺的时候，名老中医意见及经验往往起着举足轻重的作用。若名医专家在参与指南制定过程中提出合理的、有中医理论支持的意见，但该意见仅由医家个人知识转化而来，未提供支持其观点的"证据"，那么指南中关于此类的推荐意见数量占比不应超过5%。如果专家在提出意见的同时能给出支持其意见背后的"证据"，且该证据包含了临床实践的数据，可以在制定指南的共识会议上就其提供的个人经验证据参与讨论。这一"基于专家经验的证据收集过程"，不仅可以保证专家提出的意见来源于过去的临床实践，并且指南制定人员能够根据这些证据来权衡专家意见的可信度，并且可以规避一些与利益冲突有关的偏倚。我们认为，相对于过去在共识中专家直接给出意见或建议，将专家的意见和指南制定人员的客观判断结果相结合的方式更加科学、有效，从而指南中此类推荐意见数量占比可以适当提高，但不应超过20%。

总之，名老中医学术意见与经验积累是一座值得发掘的矿藏。还有更多在中医指南制定中可以应用的方面亟待深入整理研究。为了顺应循证医学时代对中医药高质量证据的需求，人们应多加探索、挖掘名老中医背后的经验性证据，构建将名医经验与循证证据有机结合制定中医临床诊疗指南的方法，逐步规范中医药专家经验性证据使用框架，使优秀的中医药临床理论内涵和学术经验得以传承、普及，对提升中医药从业者临床诊疗水平具有重要意义。

第十一章　中医高级别循证医学证据的严格评价

围绕临床实践指南进行证据检索时，可能会获得大量的研究文献。这些原始研究的质量良莠不齐，需要进行严格评价，从海量数据信息中甄别出最佳证据。因此，在指南制定的过程中，首先需要对证据进行严格评价，评价的内容包括研究结果的真实性和可靠性。依据原始研究的设计类型，高级别证据主要指随机对照试验，以及设计良好的队列研究或病例对照研究；还包括二次研究证据，如基于多个随机对照试验的系统综述或 Meta 分析。本章所涉及的严格评价主要包括评价研究本身的方法学质量和研究结果的临床意义。其中方法学质量是 GRADE 证据分级体系中重要的升降级因素，代表了原始研究的内部真实性，反映了其受偏倚影响的程度。依据原始研究不同的设计类型，有不同的偏倚风险评估工具。临床意义和适用性也是推荐强度的重要考虑内容，只有具备一定的临床价值，方可用于临床实践指南的制定。本章系统地介绍了严格评价的具体方法。

第一节　干预性研究证据的方法学质量评价

在干预性研究中，受试者根据研究者制定的研究计划或方案接受具体的试验措施。干预性研究包括随机和非随机对照试验。其中最真实可靠的证据来源于真正的随机对照试验。针对干预性研究的方法学质量评价，即研究的真实性评价，有一套较为严格的评价标准。方法学质量是一个广义的概念，具体到指南中的某一项原始研究，是靠偏倚风险评估来体现的。随机对照试验的偏倚风险评估工具有多种，其中由国际 Cochrane 协作组推荐的 RoB 2.0 偏倚风险评估工具（risk of bias 2.0 tool）是首选的评价工具，也是迄今最新、最全面和最易于掌握的偏倚风险评估工具。

一、干预性研究设计与偏倚风险

干预性研究在设计、实施、分析或报告等环节中出现的问题，都有可能高估或低估真实的情况，影响研究的真实性。

（一）研究的真实性与偏倚风险

对于一项适当的证据，能被纳入指南的核心前提是结果和结论的真实可靠。由于受各种因素的影响，研究结果和真实情况之间往往存在差异。造成这种差异有两方面的原因：机遇和偏倚。机遇是随机产生的，它不可预期，但它服从统计学中资料的"正态分布"，因此可以利用统计学方法来限制、估计和评价，通过反复测量来接近真实值。偏倚则是一种系统误差，使研究结果系统地偏离真实值。偏倚是在研究的设计、实施、资料收集、结果分析中所采用的方法不当导致的，它将导致真实的干预效应被过高或过低地估计。

制定指南时需要考虑纳入的原始研究的结果在多大程度上真实可信，偏倚风险评估则直接应对这一问题，因此评价一项指南中原始研究的偏倚风险十分重要。如果原始研究本身存在缺陷，在这种情况下，不能对干预措施的效果下肯定的结论，进而会从整体上影响综合后的证据等级。

（二）偏倚风险评估的质量控制

偏倚风险评估的质量控制措施包括：①预先制定统一的偏倚风险评估方案，包括采用何种工具、如何界定高/中/低偏倚风险等；②为获得尽可能准确一致的评估结果，应当对原始研究中的方法学内容进行标记；③必要时应当联络原始研究的研究者，以获取更详细的信息；④评价结果应当规范记录，并以数据库的形式来保存。

特别需要指出的是，在指南制作过程中，偏倚风险评估应当至少由两人独立完成。这样做可以最大限度地减少评估中的错误，确保判断不受个人主观因素的影响。指南制作人员还应该事先确定解决意见分歧的程序。例如，两人可以通过讨论来解决评价结果不一致之处，如果讨论后仍然不能达成一致，就应当请第三名参与人来裁定作出最终的判断。参与评估偏倚风险的指南制作人应具备临床流行病学或方法学的专业知识，并充分了解偏倚风险评估工具所涉及的问题。在进行评估前先以 3～6 项原始研究作为预评估素材，在此基础上开展标准化的培训，这会大大改善偏倚风险评估的可靠性。Cochran 协作组不推荐计算 Kappa 值来描述偏倚风险评估的异质性程度，因为就这一过程而言，更重要的是探讨和解决意见不一致的原因。

（三）干预性研究的偏倚风险来源

偏倚有多种分类，从来源上讲，干预性研究需要考虑的偏倚风险有选择性偏倚、实施偏倚、失访偏倚、测量偏倚、选择性报告偏倚。

干预性研究的偏倚风险来源如图 11-1 所示。对于干预性研究，理想的状况应当是在最初时需要对比的因素在组间均衡分布。如果基线特征不均衡，就很难产生令人信服的结果，使疗效归因于干预措施。在将受试者分配到各组时，应当避免有选择性地分配研究对象。针对这种选择性偏倚，干预性研究会采用随机的方法，使已知和未知的预后变量在组间均衡分布。因此，干预性研究的偏倚风险评估首先需要考虑是否真正实行了随机化。

在完成随机分配后，由于无法预料的治疗状况，有可能导致受试者接受其他规定用药之外的治疗，从而受到沾染。针对这种实施偏倚，除了评估受试者接受的治疗是否按计划执行，还要评估研究者对实施的治疗措施是否知晓。因此，干预性研究的偏倚风险评估应当考虑盲法来控制实施偏倚。

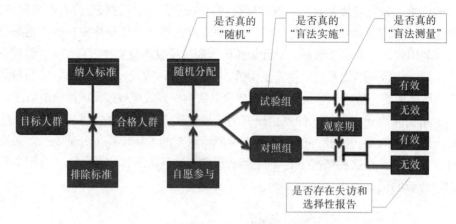

图 11-1　干预性研究过程中的偏倚风险来源

在进行随访的过程中，测量人员一旦知晓了受试者接受的治疗措施，会有倾向性地收集结局指标，刻意收集有利于试验组的信息。针对这种测量偏倚，应当就分配和治疗事宜对结局评价者施行盲法。因此，干预性研究的偏倚风险评估应当考虑设计盲法来避免测量偏倚。

干预性研究中，受试者对研究和治疗的依从性可能影响结局评价，需要考虑缺失数据的比例是否过高，缺失比例过高时，分析的干预措施效应量会与实际存在偏差。针对缺失数据，应当对退出研究的受试者进行完整描述，同时采取意向治疗分析（intention-to-treat analysis，ITT 分析）。因此，干预性研究的偏倚风险评估应当考虑缺失数据带来的偏倚。

在分析和报告结局指标的过程中，研究人员可能会有选择地报告具有统计学显著性差异的结局，或更改结局指标。针对这种选择性报告偏倚，应当核对是否将最初方案中规定的结局指标全部分析和发表。因此，干预性研究的偏倚风险评估应当考虑选择性报告偏倚。

二、随机对照试验的偏倚风险评估工具

（一）常用的 RCT 偏倚风险工具

Jadad 评分量表于 1996 年提出，是较早的针对随机对照试验的偏倚风险评估工具。该定量评分方法与 RoB 1.0 在评估条目上有一定的相似性，同时操作简单、结果清晰、实用性强。但 Jadad 评分量表在评估内容上忽略了分配隐藏；而且赋值时过分倚重随机和盲法，导致对开放性临床试验无法客观评价。Jadad 量表更多地适用于随机双盲安慰剂对照临床试验，却会将一部分结果可信、设计严谨的开放性试验认定为"高偏倚风险"。目前 Cochrane 协作组已经不鼓励使用该工具。

英国国立卫生研究院（National Institute for Health Research，NIHR）在发布的系统评价指南中，推荐采用 Delphi 共识质量清单作为随机对照试验的偏倚风险评估工具。

后经过多轮的修改，其偏倚风险评估缩减至 9 个条目。Delphi 共识质量清单考虑了研究的内部真实性、外部真实性、统计分析的科学性等多个方面。但该方法在最初形成时是基于专家共识方法制定，而缺乏实验性数据验证。

苏格兰学院间指南网络（Scottish Intercollegiate Guidelines Network，SIGN）在 2019 年更新了 SIGN 50 指南开发的方法中有推荐关于 RCT 的偏倚风险评估工具。该评估清单一共分为三个部分，包含 16 个问题，内容较全面。但是由于该清单条目较长，很难达到实用性和严谨性的平衡。

牛津大学循证医学中心在 2010 年发布了 RCT 的严格评价工具。但这是一项广义的评估清单，不仅针对方法学质量，也涵盖了研究的精确性、外部真实性等多方面；同时考虑了临床意义，推荐了一些效应指标的计算。目前该工具已经被翻译为包括中文在内的多种语言。

（二）RoB 2.0 与 RoB 1.0

RoB 1.0 于 2008 年问世，是 Cochrane 协作组经过反复修订、测试、改良后发布的干预性研究的偏倚风险评估工具，作为指南制定和系统评价的首选评估工具已经有十余年的使用历史。RoB 1.0 将偏倚风险分为了 7 个领域：随机序列的产生、随机隐藏、受试者和实施人员盲法、结局评价者盲法、数据缺失、选择性报告、其他偏倚风险。通过对每个领域回答"低偏倚风险 / 高偏倚风险 / 不清楚"，在 RevMan 软件中最终绘制成红黄绿点图。RoB 1.0 内容简明扼要，操作使用方便，结果一目了然，能直接呈现出纳入研究的偏倚风险程度。

随着 RoB 1.0 的普及应用，问题也逐渐显现。由于原始研究中报告的方法学信息不充分，使用者无法对某些领域作出明确的判断，很多领域被判断为"不清楚"，这一比例往往高于"高偏倚风险""低偏倚风险"之和。无论是对单项研究还是证据体的整体偏倚风险而言，很少有对各领域清晰的评价结果。在偏倚风险不明确的情况下，会影响后续的证据等级评估。

为此，Cochrane 方法学工作组对该工具进行了更改，对 RoB 1.0 中评价内容进行了修订，并将这种量表式评估方法转为信号问题导向的评估，在 2019 年发布的 Cochrane 手册中将其更新为 RoB 2.0 偏倚风险评估工具。

RoB 2.0 是针对 Meta 分析的结果进行偏倚风险评估。评估者先对信号问题作出"Yes（是）""Probably yes（可能是）""Probably no（可能不是）""No（不是）""Not applicable（不适用）"或"No information（不清楚）"的回答。基于信号问题的回答，对每个领域作出偏倚风险的判断。判断结果包括 Low risk（低偏倚风险）、High risk（高偏倚风险）或 Some concerns（可能存在偏倚风险）。由此可见，RoB 2.0 的判断结果更清晰明确。

三、Risk of bias 2.0 的使用

RoB 2.0 中按照偏倚类型分为五个领域：随机化过程中产生的偏倚，偏离预先规定的干预措施而产生的偏倚，数据缺失造成的偏倚，结局测量过程中产生的偏倚，选择

性报告研究结果产生的偏倚。对每个领域偏倚风险的判断可以看作是基于算法制作的决策树模型。每个领域有一连串需要回答的"信号问题"，通过回答信号问题来按图索骥，完成对偏倚风险的判断。回答问题后的选项包括："Yes（是）""Probably yes（可能是）""Probably no（可能不是）""No（不是）""Not applicable（不适用）"或"No information（不清楚）"。

为了最大程度地明确偏倚风险，回答"是"和"可能是"对偏倚风险的影响是相同的。区别在于，明确的回答（"是"和"否"）代表对信号问题上有确切的证据。回答信号问题时应当尽可能地收集信息来提供答案，只有在以下情况下才可以使用"不清楚"作为答案：①原始研究中报告的细节不足，无法提供明确答案；②在没有这些细节报告的情况下，综合考虑研究状况，回答"可能是"或"可能不是"是不合理的。例如，在一个由经验丰富研究团队开展的大型试验中，如果没有关于随机化方法的具体信息，那么对分配隐蔽的信号问题，回答"可能是"会更合理，而不是"不清楚"。

此外，回答信号问题还有一个选项为"不适用"。回答前一个信号问题时，如果涉及下一个问题，才需要作出判断，否则可以回答"不适用"。不同领域的信号问题彼此独立，不影响对其他领域信号问题的判断。

RoB 2.0 中每个领域的信号问题和具体判断标准如下。

（一）随机化过程中产生的偏倚

判断过程参照图 11-2，判断依据见表 11-1。

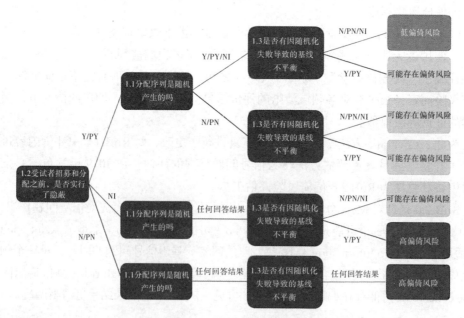

图 11-2　随机化过程偏倚风险判断的决策树模型

表 11-1　随机化过程产生偏倚的判断依据

信号问题	回答问题的依据	答案选项
1.1 分配序列是随机产生的吗	如果在序列生成过程中使用了随机方法，如使用计算机生成的随机数、参考随机数表、最小化法、抛硬币、抽扑克牌、掷骰子、抽签等，则回答"Yes"。最小化可以在没有随机方法的情况下实施，等同于随机 如果序列产生过程涉及混杂因素，或者采用了规律性的序列（如交替分组、基于出生 / 入院日期或患者记录号码的方法），或临床医生或参与者决定分组，或依据是否便于接受治疗来分组，或任何其他随意分组的方法，则认为分配序列并非随机喊声，回答"No" 如果原始研究中仅仅交代了"随机分组"但没有具体的方法，这个信号问题一般回答为"No information" 但在有些情况下，可以回答"Probably yes"或"Probably no"。例如，如果该研究规模较大，由独立的研究团队完成，或出于产品的监管而开展的研究，那么随机序列产生应当是合理的。相反，如果同一研究团队的其他发表的研究报告中明确说明使用了非随机序列，那么推测该研究使用了类似的方法也是合理的。同样，如果研究人员整个试验期间都不知道干预措施分配的结果（盲法或掩蔽），这说明分配过程是被隐藏的。但并不是所有情况都如此 如果实行了分配隐藏，但没有关于该随机序列如何产生的信息，通常可以推测该顺序是随机产生的（尽管并不是所有情况都如此）	Yes（是）/Probably yes（可能是）/Probably no（可能不是）/No（不是）/No information（不清楚）
1.2 受试者招募和分配之前，是否实行了隐蔽	如果采用远程或中央随机化，即分配过程由独立的单位或组织来控制实施（如独立的中央药房、电话或网络随机化服务提供商），则回答"Yes" 如果使用了信封或其他容器来隐蔽随机分配的结果，则判断为"Yes"。信封应按顺序编号，用防篡改的封条密封，且不透明。药品容器应按顺序编号，并具有相同的外观。如果原始研究中没有提供具体细节，可能需要研究者自己来判断（例如，"Probably yes"或"Probably no"） 如果有理由怀疑入组调查员或参与者对分配结果知情，则回答"No"	Yes（是）/Probably yes（可能是）/Probably no（可能不是）/No（不是）/No information（不清楚）
1.3 是否有因随机化失败导致的基线不平衡	因随机误差而导致的组间基线特征的差异不会造成偏倚 如果没有明显的基线特征不均衡，或基线不均衡是由于偶然性造成的，则回答"No" 如果存在因随机化失败导致的基线特征不均衡，则回答"Yes"，包括：①样本量在组间存在较大差异；②基线特征存在较大的统计学差异，且并非机遇因素造成的；③关键预后因素（或结局变量的基线测量）不均衡，排除由机遇引起的 如果组间基线特征过于相似，甚至忽略了因机遇和随机化所导致的变异，如果有理由怀疑随机化方法不当，则可以回答"Yes/Probably yes" 在某些情况下，如果通过判断可以认定基线特征在组间均衡分布，即使研究报告中缺乏这些基线特征的相关信息，也可以回答"Yes/Probably yes"（而不是"No information"） 当没有可供判断的基线信息时，再回答"No information"（如摘要或进入最终分析的数据集中未提供基线信息） 1.3 的结果不会影响对 1.1 或 1.2 的判断。例如，如果试验的确存在基线特征的较大差异，但对随机化方法描述充分，则问题 1.1 和 1.2 仍应根据原始研究的描述来回答。基线均衡与否仅仅在问题 1.3 中反映	Yes（是）/Probably yes（可能是）/Probably no（可能不是）/No（不是）/No information（不清楚）

（二）偏离预先规定的干预措施而产生的偏倚

偏离预先规定的干预措施产生的偏倚分为两部分来评价，分别是对干预措施分配产生的影响，和对干预措施依从性产生的影响，判断依据见表 11-2 和表 11-3，判断过程参照图 11-3 和图 11-4。

表 11-2　偏离预先规定的干预措施偏倚风险判断依据（对分配的影响）

信号问题	回答问题的依据	答案选项
2.1 受试者在试验期间是否知道他们被分配的干预措施	如果受试者知道他们的分配组别，试验组有可能接受额外的健康行为改变，所以偏倚风险会更高。可以通过使用安慰剂或假的治疗来蒙蔽受试者。使用安慰剂对照则回答"Yes/Probably yes"	Yes（是）/Probably yes（可能是）/Probably no（可能不是）/No（不是）/No information（不清楚）
2.2 医生或参与试验人员在试验期间是否知道受试者接受的干预措施	如果提供治疗措施的医生或照护人员知晓了他们所接受的治疗，那么对不同组间接受的干预措施或额外的治疗可能会有所不同。为起到蒙蔽效果，最常见的是通过安慰剂来实现。使用安慰剂对照则回答"Yes/Probably yes"	Yes（是）/Probably yes（可能是）/Probably no（可能不是）/No（不是）/No information（不清楚）
2.3 如果 2.1 或 2.2 回答 Y/PY/NI：在通常情况下，受试者是否存在接受过方案规定之外的治疗，从而导致的偏差	当关注干预措施的效果时，需要注意区分：（a）在常规干预中发生的偏差，实际为方案中预期状况的一部分（例如，由于急性毒性而中止干预）；（b）由于治疗措施不如预期所产生的偏差（例如，受试者被分配到对照组，可能会主动寻求试验组的治疗措施或其他治疗）。这里的"通常情况"指的是在非临床试验背景下的治疗过程。由于对干预措施和对照措施之间的疗效差异的预期而产生的偏差，不是通常情况的一部分，它们可能导致有偏倚的效果估计，不能反映被分配到试验组的受试者在试验中的状况。研究者不会特别说明治疗是否属于违背方案。因此，可以回答"No information"。但是，如果可能存在偏倚，你应该回答"Probably yes"	Not applicable（不适用）/Yes（是）/Probably yes（可能是）/Probably no（可能不是）/No（不是）/No information（不清楚）
2.4 如果 2.3 答案为 Y/PY：偏离预期干预的情况在各组之间分布不均衡，并可能影响研究结果	如果违背方案的治疗会影响结果，但不影响其他方面。另外，只有在两组发生违背方案的情况不均衡，才会产生偏倚。有上述情况则回答"Yes/Probably yes"	Not applicable（不适用）/Yes（是）/Probably yes（可能是）/Probably no（可能不是）/No（不是）/No information（不清楚）
2.5 是否有受试者在数据分析时错入了组别	该问题涉及临床试验分析中"意向治疗治疗"的一个基本方面：受试者进入他们被随机分配到组别中。如果一些受试者没有接受指定的治疗措施，而这些受试者却依据实际接受的治疗措施进行分析，那么依靠随机化所建立的组间平衡就会打破。有上述情况则回答"Yes/Probably yes"	Yes（是）/Probably yes（可能是）/Probably no（可能不是）/No（不是）/No information（不清楚）
2.6 如果 2.5 答案为 Y/PY/NI：受试者在分析时进入到错误的组别中产生的影响（对干预的估计效果）	在随机试验中，如果有部分受试者在分析时进入到错误的组别中，可能会对结果产生重大影响，那么偏倚风险就会很高。如果超过 5% 的受试者进入到错误的组别中，就有可能产生实质性的影响，但对于罕见的事件，可能影响较小	Not applicable（不适用）/Yes（是）/Probably yes（可能是）/Probably no（可能不是）/No（不是）/No information（不清楚）

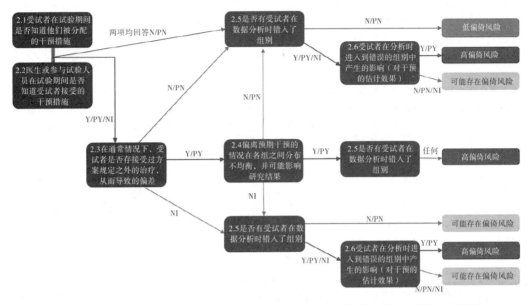

图 11-3　对偏离预期干预措施导致的偏倚风险判断的决策树模型（对干预措施分配的影响）

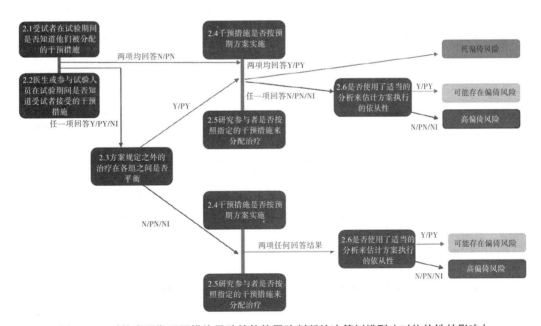

图 11-4　对偏离预期干预措施导致的偏倚风险判断的决策树模型（对依从性的影响）

表 11-3 偏离预先规定的干预措施偏倚风险判断依据（对依从性的影响）

信号问题	回答问题的依据	答案选项
2.1 受试者在试验期间是否知道他们被分配的治疗措施	如果参与者知道他们的组别分配，更有可能在干预组之间出现额外的健康相关行为，所以偏倚风险会更高。掩盖参与者，最常见的是通过使用安慰剂来实现，可以防止这种差异。有上述情况则回答"Yes/Probably yes"	Yes（是）/Probably yes（可能是）/Probably no（可能不是）/No（不是）/No information（不清楚）
2.2 医生或参与试验人员在试验期间是否知道受试者接受的干预措施	如果干预措施提供者和试验参与人知道了组别分配情况，在对受试者提供方案规定中的治疗和其他合并用药时可能会区别对待。对医生和参与试验人员设盲可以解决这一问题，可以通过使用安慰剂对照来实现。有上述情况则回答"Yes/Probably yes"	Yes（是）/Probably yes（可能是）/Probably no（可能不是）/No（不是）/ No information（不清楚）
2.3 如果 2.1 或 2.2 回答 Y/PY/NI：方案规定之外的治疗在各组之间是否平衡	如果方案规定之外的治疗使干预措施的效果估计出现偏差，则偏倚风险会更高。如果因此影响了结果，那这些合并用药就很重要。只有在组间的合并用药不平衡的情况下才会产生偏倚。考虑联合用药，包括预先指定的联合用药，这些因素是否出现在研究中并会影响结果。考虑这些合并用药在组间是否平衡。有上述情况则回答"Yes/Probably yes"	Not applicable（不适用）/Yes（是）/Probably yes（可能是）/Probably no（可能不是）/No（不是）/No information（不清楚）
2.4 干预措施是否按预期方案实施	如果干预措施没有按照预期方案实施，例如在试验期间有专科医师提供临时用药，那么偏倚的风险就会更高。因此，需考虑是否按研究方案对受试者执行治疗。有上述情况则回答"Yes/Probably yes"	Yes（是）/Probably yes（可能是）/Probably no（可能不是）/No（不是）/No information（不清楚）
2.5 研究参与者是否按照指定的干预措施来分配治疗	如果参与者没有按研究方案来治疗，偏倚的风险会更高。不依据研究方案的原因包括：依从性不良、中止干预、交叉用药和换为另一种治疗。因此要考虑能够完成随访和干预的受试者的比例，如果这一比例过高，则回答"No"或"Probably no"。对于只进行一次干预的研究，回答"Yes"，这种情况不会出现依从性问题	Yes（是）/Probably yes（可能是）/Probably no（可能不是）/No（不是）/No information（不清楚）
2.6 如果 2.3、2.4 或 2.5 回答为 N/PN/NI：是否使用了适当的分析来估计方案执行的依从性	可通过统计分析来调整某些偏离预定干预措施的情况，包括逆概率加权或工具变量估计。有可能一篇论文使用了调整分析的方法，但没有报告偏离预期干预的信息，在没有详细信息的情况下，很难判断这种调整分析是否合适。如果一个组的每个人都接受了联合干预，就不能通过统计分析调整来克服这个问题。不适合的分析方法包括：(ⅰ) ITT 分析，(ⅱ) PP 分析，以及(ⅲ) 按实际接受的治疗分析	Not applicable（不适用）/Yes（是）/Probably yes（可能是）/Probably no（可能不是）/No（不是）/No information（不清楚）

（三）数据缺失造成的偏倚

数据缺失的偏倚风险判断依据见表 11-4，判断过程参照图 11-5。

表 11-4　数据缺失的偏倚风险判断依据

信号问题	回答问题的依据	答案选项
3.1 是否收集了全部受试者的结局数据，或接近全部的结局数据	应当对所有接受了随机分配的受试者进行 ITT 分析。需要注意的是，被填补的数据应被视为缺失数据，而不能被视为"结局数据"。缺失数据较少时，可以认为"对研究结果具有较大的把握"，缺失比例控制在多少范围内取决于具体情况。对于连续型变量，有 95%（或 90%）的数据通常就足够了。对于二分类变量，完成随访的数据比例与事件发生的风险直接相关。如果已经发生的事件数量远远大于结局数据缺失的数量，那么偏倚必然很小。有上述情况则回答"Yes/Probably yes"	Yes（是）/Probably ys（可能是）/Probably no（可能不是）/No（不是）/No information（不清楚）
3.2 如果 3.1 回答为 N/PN/NI：各组的结局数据缺失比例和缺失原因是否相似	结局数据缺失的比例和原因相似是指各干预组之间存在一些程度较小的差异，这是由随机误差所导致的。应当报告缺失原因和可比性。符合上述情况则回答"Yes/Probably yes"	Not applicable（不适用）/Yes（是）/Probably yes（可能是）/Probably no（可能不是）/No（不是）/No information（不清楚）
3.3 如果 3.1 的回答为 N/PN/NI：是否有证据表明缺失数据对结果的影响性较小	如果缺失数据处理得当，同时进行了敏感性分析后认为影响较小，或者有其他的系统评价结果来佐证。符合上述情况则回答"Yes/Probably yes"	Not applicable（不适用）/Yes（是）/Probably yes（可能是）/Probably nor（可能不是）/No（不是）/No information（不清楚）

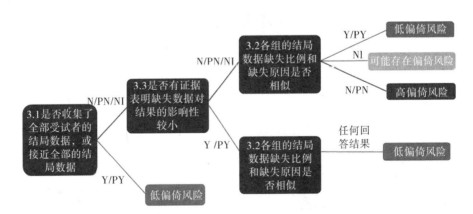

图 11-5　缺失数据导致的偏倚风险判断的决策树模型

（四）结局测量过程中产生的偏倚

结局测量过程产生的偏倚风险的判断依据见表 11-5，判断过程参照图 11-6。

表 11-5   结局测量过程偏倚风险判断依据

信号问题	回答问题的依据	答案选项
4.1 结局评价者是否知晓受试者所接受的治疗	如果结局评价者不知晓受试者接受了哪种治疗，则为"No"。对于患者报告结局的研究，评价者应当是受试者自己	Yes（是）/Probably yes（可能是）/Probably no（可能不是）/No（不是）/No information（不清楚）
4.2 如果 4.1 的答案为 Y/PY/NI：在知晓治疗措施的情况下，结局评价是否受影响	一旦知晓了所接受的治疗，可能会影响受试者报告的结果（如疼痛程度）、涉及一些判断的患者报告结局，以及需要干预提供者判断的结局。但对于一些需要评价者报告的不涉及判断的结果，如全因死亡率，是不受影响的。在一些情况下，即使结局评价者知晓受试者接受的治疗，不需要作出判断时（如全因死亡率），可以认为没有偏倚。符合上述情况则回答"No/Probably no"	Yes（是）/Probably yes（可能是）/Probably no（可能不是）/No（不是）/No information（不清楚）

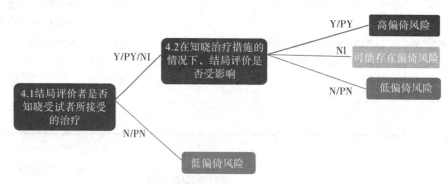

图 11-6   结局测量偏倚风险判断的决策树模型

（五）选择性报告研究结果产生的偏倚

结局报告过程产生的偏倚风险的判断过程参照图 11-7，判断依据见表 11-6。

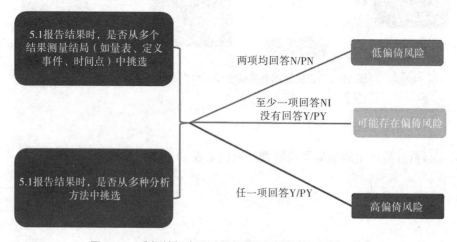

图 11-7   选择性报告导致的偏倚风险判断的决策树模型

表 11-6　选择性报告偏倚风险判断依据

信号问题	回答问题的依据	答案选项
5.1 报告结果时，是否从多个结果测量结局（如量表、定义事件、时间点）中挑选	结局指标会包含多种测量和分析方式。例如，疼痛领域可以用多个量表（如 VAS 或 McGill 疼痛问卷）来测量，每个量表存在多个时间点（如治疗后 3、6 和 12 周）。如果进行了多次测量，但只报告了一个或一个子集的结果（如有统计学意义的），会有很大的选择性报告的偏倚风险 符合下列情况可回答"Yes/Probably yes"： 如果有明确的证据（通常是通过对试验方案或统计分析计划的核对）表明，一个领域是以多种方式测量的，但只报告了一种测量方式或一个子集的结果（没有说明理由），则存在挑选结果来报告的情况。这种选择性报告是为了验证自己先前的假说，或作者仅仅关注值得发表的阳性结果。例如，有先入为主的观念或利益导向的研究者会倾向于有选择地报告对干预措施有利的结果 符合下列情况可回答"No/Probably no"：	
5.1 报告结果时，是否从多个结果测量结局（如量表、定义事件、时间点）中挑选	有明确的证据（通常是通过核对试验方案或统计分析计划）表明，所有报告的结果与所有预期的结局测量相对应，或对结局测量只有一种方法（因此没有机会从多种测量方法中选择），或结局测量在同一试验的不同报告中不一致，但研究者提供了不一致的原因，而且与结局本身无关 下列情况可回答"No information"： 无法获得数据分析方案，或者分析方案中报告不够详细，无法进行评估，而且结局测量有一种以上的方式	Yes（是）/Probably yes（可能是）/Probably no（可能不是）/No（不是）/No information（不清楚）
5.2 报告结果时，是否从多种分析方法中挑选	通常对一个结局可以有多种分析方法，例如：非调整性分析和调整性分析模型；分析末次疗效，或分析变化趋势，或分析协变量；变量可以转换为多种形式；在连续型变量向分类型变量转化时，可有多种数据分割的方式；针对调整型分析，可以设置不同的协变量组合；处理缺失数据时也有多种填补方法。上述分析方法对同一结局指标会产生不同的分析结果。如果有多种分析方法的情况下，却只报告了一种分析方法的结果，就会有很大的选择性报告的偏倚风险 符合下列情况可回答"Yes/Probably yes"： 有证据表明（通过核对临床试验方案或统计分析计划），方案中计划对一个结局指标进行多种统计分析，但最终选择一种分析方法，或只报告其中一个子集（没有说明理由），属于挑选分析方法的情况。这种选择性报告是为了证实自己先前的假说，或作者仅关注了值得发表的阳性结果。例如，有先入为主的观念或既得利益者想证明实验性干预是有益的，他们可能倾向于有选择地报告对干预措施有利的分析结果 符合下列情况可回答"No/Probably no"： 有证据表明（通过核对临床试验方案或统计分析计划），所有报告的结果与所有预期的分析方法一致。或对结局统计分析只有一种方法（因此没有机会从多种测量方法中选择），或分析方法在同一试验的不同报告中不一致，但研究者提供了不一致的原因，而且与结果本身无关 下列情况可回答"No information"： 无法获得数据分析方案，或者分析方案中报告不够详细，无法进行评估，而且统计分析方法有一种以上	Yes（是）/Probably yes（可能是）/Probably no（可能不是）/No（不是）/No information（不清楚）

第二节　观察性研究证据的方法学质量评价

根据临床流行病学原理，观察性研究按照方法学特征分为描述性研究和分析性研究，其中分析性研究包括队列研究和病例对照研究，描述性研究包括横断面研究、病例系列和病例报告。近年来在观察性研究领域也逐步开展和尝试了包括大数据、人工智能等分析技术，一些基于大型人群的真实世界研究、注册登记研究等方法得到应用发展。在指南制定中，队列研究和病例对照研究也是评估中医药防治措施有效性的重要证据来源，但其因果关系论证强度不及随机对照试验，由于自身设计的特点，存在较大的偏倚风险，应当严格进行方法学质量的评价。本节内容将重点介绍队列研究和病例对照研究的偏倚风险，以及在偏倚风险评估工具中常用的纽卡斯尔 – 渥太华量表。

一、观察性研究设计与偏倚风险

（一）观察性研究设计特点

队列研究是在自然状态下根据暴露因素的有无将研究对象区分为暴露组和非暴露组，随访观察两组的预后结局，以验证暴露因素与疾病之间有无因果联系。队列研究最初用于探讨疾病的影响因素，现在发展到应用于疗效评价。在中医药疗效评价类队列研究中，"暴露"一般指所接受的中医治疗措施。将符合某病诊断标准的患者，按其自愿选择的某种治疗措施，分别进入观察队列或对照队列，接受相应的治疗，最后进行队列间的疗效分析及比较。患者所接受的治疗措施是自然选择的，而非人为干预。队列研究是前瞻性的，由因（接受何种治疗措施）找果（疾病结局）的研究。可以通过队列研究设计来探索中医治疗的优势病种、中医药的疗效和安全性、影响中医药疗效的因素等。在采用随机对照试验可能受到方法学和伦理学限制的时候，可选择队列研究设计。

当结局事件本身发生率特别低的情况下，选用队列研究可能无法评估治疗措施与结局事件之间的相关性。由因找果不再适合，此时需要考虑病例对照研究设计。

病例对照研究需要按照是否具有疾病（或特征）来区分病例组和对照组。病例对照研究属于回顾性研究，是"由果到因"的研究，先由疾病入手，去发现可能导致疾病发生的原因。现如今病例对照研究的应用已从病因与危险因素研究逐步扩大到疗效评价。此时，研究对象的临床结局（如治愈和未治愈）成为分组的依据（而不是患病情况），既往的暴露因素为接受的中医药治疗措施（而不是危险因素），通过比较两组不同结局患者的既往治疗措施的不同，推论既往的治疗和结局之间是否相关。病例对照研究特别适用于事件发生率较低的研究，例如当某种疾病的治愈率较低时，有时往往是唯一选择。因为它不需要太多的研究对象，可以较快得到对治疗效果的估计，同时也相对省钱、省力、省时间，易于实施。但是，病例对照研究是回顾性的，不能判断治疗措施与疾病结局的时序关系，因此，因果关系论证强度不及队列研究，只能提示治疗措施与疾病结局之间是否存在因果关系，为进一步研究提供线索。

（二）观察性研究的偏倚风险来源

观察性研究的偏倚风险是由其自身设计特点决定的。以疗效评价为目的的观察性研究，在设计和实施过程中的偏倚风险主要来源于以下几个方面。

1. 研究样本的代表性如何　理想情况下，参与观察性研究的患者应当能代表目标疾病人群的全部特征。观察性研究的纳入标准和排除标准相对宽松，样本量的来源应当是在特定研究场景下连续收集的病例，不应当挑选研究对象。

在疗效评价中，若能反映暴露因素对整个患病群体的治疗和预后，是十分理想的。例如，评价中医药对冠心病患者的预后，如果能包括从动脉粥样硬化到心肌梗死等全过程的患者数据，是最好的。如果入选的观察对象在研究特征方面系统地同排除人群有差异，则容易出现检出症候偏倚。由于该疾病自然病史和临床分期太复杂，实际操作中具有一定的难度，因此可以从患病群体中以一定的分期、分阶段抽样的方式进行观察。如果是从中医院和西医院同时开展研究，需要注意中医药队列（暴露组）和西医队列（非暴露组）在上述因素上的可比性，否则容易出现混杂偏倚。样本量较大的情况下，可根据临床分期进行分层分析，这对探讨中医药对不同病程分期和病理损害的疗效，有较大的帮助。

2. 随访观察是否时间足够长、足够完全　如果是队列研究，应当根据所探讨疾病的临床病程特点，设置相应的追踪随访时间，理想状况下适宜的观察期内应尽可能地观测到绝大多数对象的结局事件，因此，随访时间不能过短，否则容易导致假阴性结果。在分析和评价观察性研究证据时，随访时间是否合适，应当根据疾病特征和专业知识来判断。

在对疗效进行随访观察时，应注重数据完整性和失访率的控制。理论上，失访率超过 20% 时，证据的真实性会受影响，出现失访偏倚。为此，对失访数据的处理时，应当进行敏感性分析，计算事件发生率的最低和最高值，为疗效评价提供参考；此外还可以利用回归模型对数据缺失的原因进行分析，而后进行缺失数据的填补，根据缺失的机制选择相应的填补方法。

3. 结局测量是否采用盲法　观察性研究的结局测量指标应当有明确的判断标准，以防止诊断偏倚。如果最终结局指标是死亡 / 生存这类终点结局，则属于无争议的终点事件。但如果采用的是痊愈 / 好转 / 无效这类，客观公正的评价往往困难。因此，应当规定好用什么样的方法和标准进行评价、谁来评价。为确保研究的真实性，在研究设计时应制定客观标准，而且宜采用盲法评价。

4. 对重要的预后因素是否进行了校正分析　观察性研究的疗效评价应当特别注意影响评价的预后因素。预后因素在组间不可比时会导致混杂偏倚，因此数据分析时要加以鉴别，利用多因素 Logistic 回归或 Cox 比例风险回归模型进一步对预后因素进行校正。确定这些预后因素之后，为探讨不同亚型的患者的影响程度，可以进行分层分析，以提供更准确的证据。

（三）观察性研究的偏倚风险评估注意事项

观察性研究不同于随机对照试验，原始研究报告或文献中能体现的偏倚相关的信息可能不全面。部分已经发表的观察性研究，由于受到发表字数的限制，评估偏倚风险的基本信息经常缺失。对回顾性的观察性研究，尤其是注册登记研究，更多地依赖统计分析方法来纠正偏倚，对混杂偏倚的控制尤为重要。观察性研究可能没有公开发表的研究方案，尤其是回顾性的观察性研究。

因此，指南制定中如果涉及纳入观察性研究，必要时应当联系原始研究的研究者，要求查阅研究方案，以澄清不完整的报告信息或了解不一致的信息。为了减少原始研究作者对有关研究设计和行为的问题提供过于肯定的答案的风险，建议在联系原始研究作者时使用开放式问题。例如，为了获得有关是否采用盲法评价结局的信息，指南制定者可以考虑提问："你们用什么方法来评价结局指标，标准是什么，谁来进行的评价"。然后可以提出更有针对性的问题，以澄清其他的不确定因素。

二、队列 / 病例对照研究的偏倚风险评估工具

（一）纽卡斯尔 – 渥太华量表（Newcastle–Ottawa scale，NOS）

NOS 量表是 Cochrane 协作组推荐的观察性研究的偏倚风险评估工具。该量表由澳大利亚纽卡斯尔大学和加拿大渥太华医院之间合作开发。自 2004 年起，NOS 已被 Cochrane 的非随机研究方法学组用于培训中。在评价时，NOS 分别针对病例对照研究和队列研究。NOS 中包含了偏倚风险 3 个领域，共分为 8 个条目，简单易用。

（二）Downs–Black 清单

Downs–Black 质量评估清单由英国伦敦大学卫生和热带医学学院公共卫生政策部门 Sara Downs 和 Nick Black 研发制定，基于临床流行病学原理，在已有的工具的基础上进行了改良。Downs–Black 清单可同时评价非随机对照试验，其涵盖方法学质量和报告质量共计五个方面，共包含 27 个问题，但使用过于繁琐。

（三）CASP 清单

CASP（critical appraisal skill programme）清单由英国牛津循证医学中心开发，能够评价随机对照试验、队列研究和病例对照研究。队列研究的评价清单共包含 12 个问题，病例对照研究则包含 11 个问题。每个问题后附上了回答问题的提示，在应用时需要简要给出记录评判结果的理由，但问题之间可能存在某种程度的重叠。

（四）苏格兰学院间指南网络（SIGN）

SIGN 指南制定手册的方法学质量评价清单中也包含了队列研究和病例对照研究的偏倚风险评估工具。在应用时，分为内部真实性评价、整体研究质量评估、描述性问题

三个部分。其中内部真实性部分，从研究对象的选择、结局指标评价、混杂因素、统计分析四个维度来评估偏倚风险。

三、纽卡斯尔 – 渥太华量表的使用

（一）NOS 量表评价队列研究部分

NOS 量表的队列研究部分共包含三个领域 8 个条目，评价时采用得分制，每条目后附评分标准，选择其中符合标准的某一项时，若该项目带"*"符号，则可得 1 分。最终累积的得分相加，满分为 9 分。队列研究的 NOS 评价标准如下表 11-7 所示。

表 11-7　队列研究的 NOS 评价标准

研究对象的选择	暴露组的代表性（1分）	①真正代表了人群中暴露组的特征* ②一定程度上代表了人群中暴露组的特征* ③选择某类人群，如护士、志愿者 ④未描述暴露组来源情况
	非暴露组的代表性（1分）	①与暴露组来自同一人群* ②与暴露组来自不同人群 ③未描述非暴露组来源情况
	暴露因素的确定（1分）	①固定的档案记录（如外科手术记录）* ②采用结构式访谈* ③研究对象自己写的报告 ④未描述
	研究起始时尚无要规定的结局指标出现（1分）	①是* ②否
组间的可比性	设计和统计分析时考虑暴露组和非暴露组的可比性（2分）	①研究控制了最重要的混杂因素* ②研究控制了任何其他混杂因素（此条可以修改，用以说明需要控制的次要混杂因素）*
结果测量	结局指标的评价（1分）	①盲法独立评价* ②有档案记录* ③自己报告 ④未描述
	随访时间足够长（1分）	①是（评价前已规定了恰当的随访时间）* ②否
	暴露组及非暴露组随访的完整性（1分）	①随访完整* ②有少量研究对象失访，但不至于引入偏倚（规定了失访率或描述了失访情况）* ③有失访（规定了失访率），但未描述 ④未描述随访情况

*选择该项得 1 分。

以下是对每一条目的解读。

1. 暴露组的代表性　为了使暴露组具有良好的代表性，暴露组的选择可以在人群、社区或医院中进行。选择医院内的患者，可用于不同治疗措施的疗效比较。选择人群中

的患者，可用于防治效果的比较。也可以选择职业人群、保险人群等特殊暴露人群。例如，研究高碘饮食与甲状腺癌发病率之间的关系，暴露组的摄碘量应当代表高碘饮食人群的一般水平。在评价中医药疗效的队列研究中，为防止志愿者偏倚，暴露组一般不能选择志愿者。因为志愿者同非志愿者在关心健康、饮食卫生、禁烟禁酒、坚持锻炼方面有系统的差异。例如在太极拳预防冠心病的研究中，暴露组如果都是医学社团的志愿者（练习太极拳的健身者一般都非常注重健康），非暴露组都是非志愿者，这样容易得出带有偏倚的结论。

2. 非暴露组的代表性　理论上，非暴露组应当是暴露组的"双胞胎"，除暴露因素不同外，其余影响疗效和预后的因素相一致。例如，研究吸烟与肺癌的关系，不吸烟者人群如果来自无空气质量好的、工业污染的山区，这样设计是不合理的。在多中心的中医药队列研究中，如何中医队列和西医队列的来源不同，尤其当一线治疗失败的患者于中医院就诊而寻求中医治疗时，应当警惕西医队列（非暴露组）的代表性问题。

3. 暴露因素的确定　确定暴露因素时，最好能使用固定的档案记录或结构式访谈。例如，研究血压控制水平对脑卒中发病率的影响。血压控制水平（暴露因素）可以从定期健康检查资料中获得。如果单方面问询研究对象以往的血压情况的，可能是不合适的。一部分人被问及这个问题时，会仔细回忆并且怀疑自己的血压控制不良；另外，一些有卒中危险因素的人也容易将自己认定为血压控制不良。在中医药疗效评价中，以中医药作为暴露因素时，可以从既往的医院信息系统中导出相关的数据，核对处方记录。

4. 研究开始时尚未发生要观察的结局　本条目主要针对的是回顾性队列研究，队列研究在设计上是前瞻性的，理论上，研究开始在区分暴露与非暴露时，并没有相关结局发生。但回顾性队列研究可能是基于已经收集的数据来开展。例如，研究针灸对高血压患者脑卒中发病率，其中的血压控制水平是重要的预后因素。如果研究开始时已有脑卒中事件发生，那研究者更倾向于将其认定为"既往血压控制不良"，这种情况下容易发生回忆偏倚，影响针灸评价的疗效。

5. 组间可比性　本条目最多可以得 2 分，由此可见混杂偏倚的控制在队列研究的评价中占据了重要内容。在控制混杂因素的方法中，常用的包括限制、匹配、分层、标准化、多因素分析、灵敏度分析等。例如，研究年龄对急性心肌梗死预后的影响，应当就心肌梗死的部位进行限制、匹配或分层。此外，急性心肌梗死的其他影响因素还包括性别、种族等，因此可以将研究对象限定在"白人男性"中。

6. 结局指标的评价　队列研究在评价结局指标时应使用盲法独立评价或有档案记录，本条目主要针对的是信息偏倚。对于发病 / 未发病、死亡 / 生存等容易判断的终点结局事件，可以不使用盲法评价，但对于不稳定型心绞痛、短暂性脑缺血、生活质量等这类主观判断的结局指标，应当严格培训结局指标评价者，尽可能以盲法消除主观因素的影响。

7. 随访时间足够长　队列研究为前瞻性研究，需要设定恰当的随访时间，才能有足够的时间来观察某个事件的发生率，尤其针对慢性病的结局研究。例如，要研究使用中药对幽门螺杆菌感染者是否能降低胃癌的发生率，结局指标为胃癌发生率，由于幽门螺杆菌在诱导慢性炎症向胃癌发生的过程中，至少需要 5 ～ 10 年的时间，因此随访应至少观察 5 年。

8. 暴露组及非暴露组随访的完整性　随访的完整性主要针对的是失访偏倚和无应答偏倚。同随机对照试验容易受到不完整结局的偏倚风险，队列研究中的缺失数据对研究结果可以产生影响。理论上随访完整性难以实现，但应将失访率控制在一定的范围内。

（二）NOS 量表评价病例对照研究部分

NOS 量表的病例对照研究部分，也包含三个领域 8 个条目，满分为 9 分。病例对照研究的 NOS 评价标准如下表 11-8 所示。

表 11-8　病例对照研究的 NOS 评价标准

研究对象的选择	病例的确定是否恰当（1分）	①是的，有独立的确定方法或人员 * ②是的，基于档案资料或自我报告 * ③未描述
	病例的代表性（1分）	①连续或有代表性的系列病例 * ②有潜在选择性偏倚或未描述
	对照的选择（1分）	①与病例同一人群的对照 * ②与病例同一人群的住院人员为对照 ③未描述
	对照的确定（1分）	①无目标及病史 * ②未描述
组间的可比性	设计和统计分析时考虑病例组和对照组的可比性（2分）	①研究控制了最重要的混杂因素 * ②研究控制了任何其他混杂因素（此条可以修改，用以说明需要控制的次要混杂因素）*
暴露因素的测量	暴露因素的确定（1分）	①固定档案记录（如外科手术记录）* ②采用结构式访谈且不知被访谈者是病例或对照 * ③采用未实行盲法的访谈（即知道病例或对照的情况） ④仅为书面报告或病历 ⑤未描述
	采用相同方法确定病例和对照的暴露因素（1分）	①是 * ②否
	无应答率（1分）	①病例组和对照组无应答率相同 * ②描述了无应答情况 ③病例组和对照组无应答率不同且未描述

* 选择该项得 1 分。

以下是对每一条目的解读。

1. 病例的确定是否恰当　此条目涉及了病例明确诊断的问题，诊断应当有独立的确定方法，并且恰当。例如，研究马兜铃酸类中药和肾功能损伤的危险性，如果临床医生提前获得了关于"是否使用过马兜铃酸类中药"的信息，就会有意识地将使用了马兜铃酸类中药的患者诊断为肾功能不全。为此应当明确"肾功能不全"的诊断标准。

2. 病例的代表性　纳入病例为连续病例时，才能使病例样本保有各种特征。例如，从社区人群中获取病例样本，应当从社区中普查或抽样得到的样本，这种病例样本代表性好，但不容易找到。也可以从职工体检、新生入校记录中寻找病例样本。在中医药病例对照研究中，可以选择某一专病或专科门诊中的连续病例，也可以选择某一病房或门诊一定时期之内的全部病例，或从中随机抽样。

3. 对照的选择　本条目指对照组代表性的问题。理论上对照组应当选择未患病的"双胞胎"，即产生对照与产生病例的人群来源应当尽可能一致，如病例的亲戚、同事等。

4. 对照的确定　本条目指对照组的研究对象应当经过明确诊断，排除目标疾病，且性别、年龄等基线特征尽可能与病例组相似或相同。

5. 组间可比性　本条目指对混杂因素的控制，同队列研究。

6. 暴露因素的确定　确定暴露因素时，最好能使用固定的档案记录或结构式访谈，同队列研究。

7. 采用相同的方法确定病例或对照的暴露因素　病例对照研究中，对暴露因素的确定，需要追溯既往是否接受过暴露因素。无论是采用固定的档案记录还是结构式访谈，对病例组和对照组都应当采用统一的标准和方法。

8. 无应答率　本条目指随访的完整性，同队列研究。

第三节　研究证据的临床意义及适用性评价

在指南制定过程中，临床意义是一项证据能否被指南所接纳的前提条件，具有一定的临床价值，方可在临床实践中推广应用。治疗性研究的临床意义主要体现在两个方面：优效性和安全性，评价时由相应的指标进行计算。只有疗效佳、不良反应少的证据才具有临床价值。经过临床意义评价，具备疗效和安全性两方面价值后，还要对证据的适用性进行评价，考虑有价值的证据是否可以被应用于临床实践，即结合干预措施的具体情况、患者的个人意愿等，评价证据能否被实际应用。

一、反映临床意义的疗效强度计算指标

原始研究中，测量指标以频率测量指标为主，如治愈率、有效率、病死率等，有些连续型变量也可以转换为"有效率"等频率测量指标。在指南中，疗效强度的测量指标以效应测量指标为主，需要在原始文献的频率测量指标的基础上对资料进行计算，从而对治疗措施的防治效果作出估计。计算指标如下。

（一）相对危险度降低率

相对危险度降低率（relative risk reduction，RRR）是指试验组相较于对照组其结局事件发生率下降的相对比率。计算方式为：

$$RRR = \frac{(对照组事件发生率 - 试验组事件发生率) \times 100\%}{对照组事件发生率} \qquad 公式（1）$$

RRR 的值越大，表示试验组的效果较对照组越好。

在临床流行病学中，试验组或对照组的事件发生率一般指病死率、住院率、疾病复发率等这类不利指标的发生率。因此，在原始研究的干预措施有优势的情况下，RRR 的值一般为正值。在中医临床治疗性研究中，如果测量的结局指标为有效率、治愈率等这类有利指标，RRR 值的计算方法应当变为：RRR=（试验组事件发生率－对照组事件发生率）×100%/ 对照组事件发生率。此时 RRR 应当解释为相对获益增加率。

以下通过实例说明 RRR 的计算及其代表的临床意义。

在一项艾灸治疗血瘀证斑块型银屑病的随机对照研究中，治疗组采用艾灸治疗，在治疗后 6 个月的复发率为 11.8%；对照组采用卡泊三醇外用，复发率为 55.2%。那么 RRR=（对照组事件发生率－试验组事件发生率）×100%/ 对照组事件发生率 =（55.2－11.8）%/55.2%=78.62%。其临床意义可以解释为，与对照组相比，试验组降低血瘀斑块型银屑病复发率的相对率为 78.62%；假设卡泊三醇治疗组的复发率为 100% 的情况下，使用艾灸可以让 78.62% 的患者免于复发。

（二）绝对危险率降低

绝对危险率降低（absolute risk reduction，ARR）也是反映干预措施优效性的一个指标，是指试验组和对照组结局事件发生率的差异，计算方法为：

$$ARR=（对照组事件发生率 - 试验组事件发生率）×100% \qquad 公式（2）$$

ARR 代表的是某种治疗措施的绝对风险差异。实际情况中，ARR 针对的不一定是死亡率，还可以是治愈率、生存率等。上述实例中，ARR=（55.2 － 11.8）%=43.4%，说明在对血瘀斑块型银屑病的治疗方面，艾灸优于卡泊三醇，艾灸可以进一步地使 43.4% 的患者免于复发。

需要指出的是，上述例子中，在直接计算结局指标时，艾灸组的免于复发率是 1 － 11.8%=88.2%。可见试验组中 88.2% 的患者没有银屑病复发，其归因并不单纯是艾灸的作用，可能包含疾病的自然转归、治疗措施的安慰效应和治疗本身的特异性疗效。绝对危险率降低（43.4%）考虑了疾病自愈性和常规治疗的前提。

与 RRR 相比，ARR 更明确、更直接、更具有临床意义。RRR 表示相对改变量，并不能反映试验组疗效的实际值。假设试验组和对照组的结局事件发生率降低到原来的 1/1000，RRR 保持不变，但 ARR 变小，NNT（见下）变大。因此，不能单纯依据 RRR 判断干预措施的效果水平，而应当参照 ARR 来分析其临床价值。

（三）需要治疗的人数

需要治疗的人数（number needed to treat，NNT）是指与对照组相比，应用干预措施需要治疗多少例患者，才可以预防 1 例的不良结局事件发生。NNT 的计算方法为：

$$NNT= \frac{1}{ARR} \qquad 公式（3）$$

上面例子中，ARR 为 43.4%，那么 NNT=1/0.434，取整数后得 NNT=3。可以将其解释为，与卡泊三醇相比，用艾灸每治疗 3 例血瘀斑块型银屑病患者，才可以使 1 例免于复发。

NNT 在一定程度上能直接反映治疗措施的作用和效果。某种疗法的 NNT 越小，说明其治疗效果越好，临床价值越大。NNT 计算方便，适用于各种疗法的评价。Cochrane 手册在解读 Meta 分析结果的临床意义时，也推荐使用 NNT 来评价。临床实践指南中的 NNT 需要基于 Meta 分析的结果得出，但在 Meta 分析中不能将 NNT 直接进行合并，而是先通过 Meta 分析得到风险差异，然后在解释荟萃分析的结果时，将风险差异转换为 NNT 使用。

NNT 也有其局限性，比如不能在不同的疾病间使用 NNT 进行直接比较，尤其是当干预措施的效应量所对应的结局指标不相同时。一种干预措施的 NNT 不仅依赖干预措施本身，还取决于其对照措施的治疗效果，以及结局事件的基线危险度。另外，NNT 与时间因素有关，随着随访时间的变化，需要对 NNT 进行校正和调整。

二、反映临床意义的安全性强度计算指标

临床实践指南中，治疗措施的安全性主要指不良事件和不良反应的发生情况。需要指出的是，安全性评价在方法上有别于疗效评价。随机对照试验在评价安全性时有一定的局限性。随机对照试验被视为疗效评价的金标准，但在安全性评价方面，由于实施难度和潜在的伦理学影响，受限于样本的代表性问题，无法反映药品真实的不良反应发生率和归因危险。特定治疗措施的安全性评价应当在真实世界中观察，其中医院集中监测法较为全面，指南中应当首先参考这一类安全性评价的结果。因此，在安全性强度的计算指标方面，通过医院集中监测所得的频率测量指标尤为重要，能直接反映某种治疗措施的不良事件和不良反应发生率。在没有进行特定不良反应监测的情况下，也可以通过计算效应测量指标来评价。

（一）频率测量指标

安全性评价的频率测量指标多通过观察性研究得出，包括不良反应发生率、相对危险度、比值比等。通过严谨设计的大规模医院集中监测来获得某种药物的不良反应发生率是较为全面、科学的，应当视为高级别证据。医院集中监测法收集到的是不良事件信息，但药物不良反应不同于不良事件，需要使用因果关系判断方法进行不良反应的诊断，在此基础上计算不良反应发生的频率。临床实践指南在解读安全性强度的计算指标时，不仅要参考不良反应的发生率，还应该关注该不良反应的严重程度。

国际医学科学组织委员会（Council for International Organizations of Medical Sciences，CIOMS）推荐将不良反应发生率用百分率表示。依据发生频率，不良反应可以分为五个等级：①十分常见（发生频率 ≥ 10%）；②常见（发生频率 1% ～ 10%）；③偶见（发生频率 0.1% ～ 1%）；④罕见（发生频率 0.01% ～ 0.1%）；⑤十分罕见（发生频率 < 0.01%）。

依据药物对人体的伤害程度，不良反应可以分为六个等级：1 级（轻微不良反应，停药后很快好转、无须治疗）；2 级（对患者造成短暂的伤害，需要治疗或干预，但不需要住院或延长住院时间，易恢复）；3 级（造成患者短暂伤害，需要住院或延长住院时间超过 7 天）；4 级（造成患者永久性损害，指系统和器官的永久性损害、残疾等）；5 级（对生命有危险，需要急救的状态，如休克、窒息、昏迷、发绀等）；6 级（死亡）。

（二）效应测量指标

安全性评价的效应测量指标大多通过临床试验得出，特别是与安慰剂比较的临床试验，是在收集各组不良事件信息的基础上判断和计算。同疗效强度的效应测量指标类似，安全性强度的效应测量指标包括：

相对危险度增加率（relative risk increase，RRI），指与对照组比较，试验组不良事件增加的百分比。计算公式为：

$$RRI = \frac{\text{试验组不良事件发生率} - \text{对照组不良事件发生率}}{\text{对照组不良事件发生率}} \qquad 公式（4）$$

绝对危险率增加（absolute risk increase，ARI），指试验组和对照组不良事件发生率的绝对差值。计算公式为：

$$ARI = \text{试验组不良事件发生率} - \text{对照组不良事件发生率} \qquad 公式（5）$$

需治多少病例才发生一例不良反应（the number needed to harm one more patient，NNH），指与对照组相比，应用干预措施多发生 1 例不良反应所需治疗的病例数。计算公式为：

$$NNH = \frac{1}{ARI} \qquad 公式（6）$$

三、证据适用性评价

指南制定过程中，在证据具备一定的方法学质量和临床意义的基础上，还需要考虑研究证据是否适用于临床实践。无论是干预性还是观察性研究的结果，都应当考虑在推广应用时是否能用于真实世界中的临床情境。证据适用性评价也是对其外部真实性评价的一个过程。证据的适用性评价通常考虑以下几个方面。

（一）证据是否与指南所关注的疾病的情况相符

评价证据适用性时应当重新核对原始研究中的诊断标准是否可靠，纳入标准与实际中的患者特征是否存在显著差异，排除标准是否忽略了最主要的疾病特征。若以上特点与临床实际大致相符，则该证据基本适用，否则不可取。例如，在《中成药治疗良性阵发性位置性眩晕的临床实践指南》制定中，系统评价了银杏叶提取物对该疾病缓解眩晕症状的效果，原始研究中纳入的是经手法复位无效的受试者。但是，临床实践中多数患者首选手法复位治疗，且该病有一定的自愈倾向。若将该药物直接推荐用于一线治疗，则不可取，而应当作为手法复位失败后的替代治疗措施。

此外，还应当谨慎使用亚组分析的结果。如果整体证据没有统计学差异，但亚组分析结果却提示有临床价值，只有符合下列条件才可以使用：①有明确的生物学和临床依据；②亚组分析结果有统计学意义；③亚组分析并非事后分析，而是预先设计的；④该证据在其他研究中也被证实。否则即便有统计学意义，亚组分析的结果也不可取。

（二）当前医疗环境是否支持拟采取的治疗措施

拟采取的治疗措施可能需要一定的医疗条件和环境支持，如医生的技术水平、医院的设备条件、治疗药物是否具有一定的普及度、是否在医保基本药物目录中等。例如肝肾联合移植、体外膜肺氧合等技术设备，即使这类治疗效果确定，倘若不具备上述条件，也不具备优先推荐的适用性。

（三）权衡治疗措施对患者的利弊

证据适用性评价中，应对治疗措施可能带来的获益和风险进行全面评估，要求利大于弊。可以通过计算 NNT 和 NNH 的方式进行利弊权衡。若指南所涉及的原始研究中报告的数据信息不全，无法提供对照组的事件发生率，不能直接计算上述指标，此时可以利用患者预期事件发生率（patient's expected event rate，PEER）来解决。

PEER 是指患者在不接受治疗的情况下的终点事件发生率，可以用临床试验中安慰剂对照组的事件发生率来估计。没有相关数据时，也可以用未经治疗或缺乏治疗患者的观察结果，或亚组分析中的数据作为 PEER 的参考值。使用时 PEER 推算 NNT 的公式为：

$$NNT = \frac{1}{PEER \times RRR} \qquad 公式（7）$$

（四）了解患者的期望、尊重患者的价值取向

患者的价值观和偏好也会影响治疗措施的适用性，从而影响干预措施的推荐强度。国际上很多指南在制定时会调查患者的期望和价值取向，临床医生对患者的经验可以提供一些额外见解。例如，孕妇对重要的胎儿畸形的极低风险也会非常敏感，这可能就是一种患者价值观影响适用性的情况。因此，应当了解患者对结局的预期，尊重患者的价值取向，这也是证据适用性评价的参考因素。

GRADE 手册中列举了一个患者价值观和偏好影响干预措施适用性的例子。一项系统评价的结果是：使用华法林后 3 个月至 1 年的深静脉血栓复发的相对危险度降低率（RRR）约为 80%，95% 可信区间为 74% 至 88%。这项研究非常支持华法林的疗效，但同时华法林有不可避免的副作用：使用期间需要稳定饮食中维生素 K 的摄入量稳定，同时监测血浆抗凝强度，否则华法林能增加各类出血的风险。然而，大多数患者可能更愿意避免再次发生深静脉血栓，并接受出血发作的风险。实际情况是，几乎所有具有深静脉血栓复发高风险的患者都会选择服用华法林，这表明强烈推荐是适用的。

第四节　二次研究证据的评价及应用

基于 RCT 的系统综述和 Meta 分析，通常被认为是评价疗效的最佳证据，但并非所有的系统综述都是高质量证据，同样需要对其进行严格评价，且评价依然围绕偏倚风险来进行。

一、系统综述和 Meta 分析的方法学质量评价工具 AMSTAR

多系统评价评估问卷（assessment of multiple systematic reviews，AMSTAR）是较实用的系统综述方法学质量评价工具，于 2007 年首次发表。2017 年，AMSTAR 工作组对该工具进行了修订，正式发表了第二版的 AMSTAR Ⅱ，适用于随机对照试验或非随机试验的系统综述质量评价。如表 11-9 所示，AMSTAR 共分为 16 个条目。评价每一条目时，完全满足评价标准时，评价结果为"是"；部分满足标准时，为"部分是"；当系统综述原文中没有报告相关信息时，为"否"。

表 11-9　系统综述和 Meta 分析的方法学质量评价工具 AMSTAR Ⅱ

条目	内容	评价结果
1	研究问题和纳入标准是否包括 PICO 各要素	
	①作者应该详细描述研究对象、干预措施、对照措施和结局指标，随访时间则根据结局获得的时限进行选择	□是
	②在系统综述中，作者对 PICO 要素描述不全	□否
2	是否报告系统综述研究方法在实施前就已确定，是否报告与计划书不一致的情况	
	①作者陈述系统综述是依据事先写好的研究计划，并根据研究问题、检索策略、纳入/排除标准、偏倚风险评估方法等开展实施	□部分是
	②在①的基础上，提前注册或发表研究计划，研究计划中包括 Meta 分析数据合成的方法、查找异质性原因的方法、判断与计划书不一致的方法等。同时，作者在文中描述了实施过程中与计划书不一致的情况	□是
	③作者未在系统综述中提到计划书的存在，且未检索到计划书，不能根据文中的描述判断研究方法是事先确定的	□否
3	作者是否解释了选择系统综述纳入研究设计类型的原因	
	①作者详细解释了只纳入 RCT 干预研究、只纳入非随机干预研究或两种研究类型均纳入的理由	□是
	②作者没有解释纳入何种研究类型的理由	□否
4	作者是否使用了全面的文献检索策略	
	①作者检索至少两个与研究问题相关的数据库，并提供检索词和/或检索策略，对检索限制（如语言、时间）予以合理的解释	□部分是
	②在①基础上，作者还补充检索了纳入研究的参考文献、临床试验或研究注册平台、咨询专家、灰色文献，且在 24 个月内完成系统评价的制作	□是
	③作者仅检索单个数据库，和/或未提供检索词和检索策略，和/或未对语言、时间等限制给予合理的解释	□否

条目	内容	评价结果
5	是否由两人独立完成文献筛选	
	①由至少两名研究者独立"背对背"完成文献筛选，如有争议讨论解决；或由1位研究者独立完成文献筛选，第二位研究者对纳入研究进行抽样检查，且一致性≥0.8	□是
	②文献筛选由1位研究者独立完成，或文中未对文献筛选过程进行描述	□否
6	是否由两人独立完成数据提取	
	①由至少两名研究者独立"背对背"完成数据提取，或由1位研究者独立完成文献筛选，第二位研究者对提取的数据进行抽样检查、核对，且一致性≥0.8	□是
	②数据提取由1位研究者独立完成，或文中未对数据提取过程进行描述	□否
7	是否提供了排除文献的清单及排除理由	
	①作者提供了所有阅读全文进行筛选的相关研究被排除的清单	□部分是
	②作者提供了所有阅读全文进行筛选的相关研究被排除的清单和排除理由	□是
	③作者未列出进入全文阅读阶段中被排除研究的清单，和/或排除理由	□否
8	作者是否足够详细地描述了纳入研究的基本特征	
	①作者描述了研究对象、干预措施、对照措施、结局指标、研究设计类型等基本特征	□部分是
	②作者详细描述了研究对象、干预/对照措施（包括相关的剂量）、研究设置、结局指标、研究设计、随访时间等基本特征	□是
	③作者未全面描述纳入研究的基本特征	□否
9	作者是否使用合理工具评估纳入研究文献的偏倚风险	
	RCT干预研究	
	①作者选择了合适的偏倚风险评估工具对存在的因未隐藏的分配、结局测量时患者与测评者的非双盲所致的偏倚进行评估	□部分是
	②在①的基础上，作者选择了合适的偏倚风险评估工具，还对因非真正的随机分配、选择性报告所致的偏倚进行评估	□是
	③系统综述只纳入了非随机干预研究	□是
	④作者未对纳入的RCT干预研究中存在的偏倚进行评估，或对存在的偏倚评估不当	□否
	非随机干预研究	
	①作者选择了合适的偏倚风险评估工具对存在混杂因素所致的偏倚、样本的选择偏倚进行评估	□部分是
	②作者选择了合适的偏倚风险评估工具对存在混杂因素所致的偏倚、样本的选择偏倚、暴露和结局的测量偏倚、对研究结局和数据分析的选择性报告偏倚进行评估	□是
	③系统综述只纳入了RCT干预研究	□是
	④作者未对纳入的非随机干预研究中存在的偏倚风险进行评估，或对存在的偏倚评估不当	□否
10	作者是否报告了该系统综述纳入研究的资金来源	
	①作者报告了纳入研究的资金来源，或文中提示作者查找了这些信息但未报告	□是
	②作者未查找、关注、报告纳入研究的资金来源信息	□否

条目	内容	评价结果
11	如进行了 Meta 分析，作者是否使用适当的统计方法进行结果合并分析	
	①对于 RCT 干预研究，作者选择合适的效应量、统计方式可以进行数据合成，调查了异质性的来源并且对存在的异质性进行了校正	□是
	②对于非随机干预研究，作者选择合适的效应量、统计方式可以进行数据合成，调查了异质性的来源并且对存在的异质性进行了校正。同时，作者对经过混杂因素校正的或未校正的结果数据进行分析。在一个系统评价中，当同时纳入 RCT 干预研究和非随机干预研究时，需通过亚组分析评价各自的效应量	□是
	③系统评价为定性研究	□不进行数据合并
	④作者选择了不恰当的统计学方法	□否
12	如果进行了 Meta 分析，作者是否考虑了纳入研究的偏倚风险对 Meta 分析或其他证据整合的潜在影响	
	①作者只纳入高质量、低偏倚的 RCT 干预研究	□是
	②作者纳入不同偏倚风险的 RCT 和 / 或非随机干预研究，且作者调查了偏倚风险对总效应产生的可能影响	□是
	③系统评价为定性研究	□不进行 Meta 分析
	④作者未调查存在的偏倚风险对总效应的影响	□否
13	在解释 / 讨论系统综述结果时，作者是否考虑了纳入研究的偏倚风险	
	①作者只纳入高质量、低偏倚的 RCT 干预研究	□是
	②作者纳入不同偏倚风险的 RCT 和 / 或非随机干预研究，且作者讨论了偏倚风险对结果的影响	□是
	③作者未调查纳入研究存在的偏倚风险对总效应的影响	□否
14	作者对系统综述结果中异质性是否给予满意的解释或讨论	
	①系统评价结果中不存在显著异质性	□是
	②作者调查了结果中异质性的来源，并讨论了其对研究结果的影响	□是
	③作者未对结果中异质性的来源进行调查，和 / 或未讨论其对研究结果的影响	□否
15	如果进行定量合成，作者是否充分调查了发表偏倚，并讨论了其对研究结果的可能影响	
	①采用图形或统计学检验发表偏倚，并讨论了发表偏倚的可能性和对结果的影响	□是
	②作者未检验发表偏倚，和 / 或讨论其对结果的影响	□否
16	作者是否报告了任何潜在的利益冲突，包括开展系统综述所接受的任何资助	
	①作者描述了资金来源，且声明没有利益冲突关系	□是
	②作者描述了资金来源，且说明如何处理存在的利益冲突关系	□是
	③作者未描述资金来源，和 / 或声明利益冲突关系	□否

1. 研究问题和纳入标准是否包括 PICO 各要素　本条目在于指出，系统综述的临床问题应当包含明确的 PICO 要素，作者应当在文中详细阐述，有助于判断研究结果的适用性。

2. 是否报告系统综述研究方法在实施前就已确定，是否报告与计划书不一致的情况　本条目要求系统综述中详细说明评价方案，对与方案不一致的情况要进行报告和解释。研究者可通过公开的方案注册平台（如 PROSPERO、Cochrane Library、BMJ Open 等）或提交伦理委员会的方案进行审核。获取方案后，应将全文与方案进行对比，不一致之处应进行说明和解释。

3. 作者是否解释了选择系统综述纳入研究设计类型的原因　本条目强调对系统综述纳入标准中的研究类型进行解释说明。仅纳入 RCT 时，需考虑是否会导致纳入的研究不够全面。当没有相关的 RCT 发表、纳入的 RCT 缺少不良反应结局、统计效能不足、RCT 纳入人群存在局限性、干预/对照措施缺乏代表性的情况下，为获取更全面的数据，可以同时纳入 RCT 和非随机对照研究。当 RCT 不能提供数据时，或已制作完成基于 RCT 的系统综述时，可以仅纳入非随机对照研究。系统综述的作者应当说明原因。进行数据综合时，应按照研究类型分别进行综合。

4. 作者是否使用了全面的文献检索策略　循证指南在检索时要求查全。中医临床实践指南的数据库一般以四个中文数据库为主，并说明检索截止时间，应当列出采用的关键词、主题词及详细的检索策略，以及补充检索的方式。对是否有语种限制进行说明。需要检索灰色文献时，应检索试验注册库、会议摘要、学位论文及个人网站上未发表的报告等资源。部分指南涉及的疾病或干预措施还要求检索中医古籍文献。

5. 是否由两人独立完成文献筛选　指南中纳入文献的筛选应当具有可重复性，要求至少应有两名研究人员独立筛选文献，意见不一致应通过共识过程达成一致。如果一名评价者负责文献筛选时，要求另一名评价者需对文献样本抽样，核对文献样本，其 Kappa 相关系数应达到 80% 或以上。

6. 是否由两人独立完成数据提取　指南的数据提取应具有可重复性。同样要求至少有两名评价者独立进行数据提取，其要求与条目 5 类似。

7. 是否提供了排除文献的清单及排除理由　本条目要求提供排除文献的清单，并依据 PICOS 特征说明排除原因。同时需要注意，不应该根据偏倚风险来排除文献。

8. 作者是否足够详细地描述了纳入研究的基本特征　本条目强调对纳入的研究进行详细的描述，包括 PICOS 特征和研究场所等信息。在应用 GRADE 作证据等级评价时，这些特征是判断直接证据或间接证据的重要依据，也是推导外部真实性的参考。

9. 作者是否使用合理工具评估纳入研究文献的偏倚风险　本条目指出应采用适合的偏倚风险评估工具。推荐使用 Cochrane 手册中的 RoB 来评价 RCT。如果纳入的研究涉及非随机对照试验，可使用 ROBINS-I。

系统综述的作者需考虑所用工具是否可以全面反映原始研究的方法学质量，有无需要补充的评价项目。偏倚风险评估工具往往针对的是最常见的几种偏倚，如果需要深入评价所有的偏倚来源，则需要相关方法学专家的介入。

10. 作者是否报告了该系统综述纳入研究的资金来源　本条目要求说明原始研究的资助来源。商业资助的研究项目更易出现有倾向性的结果。研究者需要报告他们的资助来源，或描述有没有报告资助来源的情况，进而根据资助来源情况对纳入研究的结果进行分析。

11. 如进行了 Meta 分析，作者是否使用适当的统计方法进行结果合并分析　Meta 分析中，应采用合适的统计方法来合并。系统综述方案中应详细陈述数据提取和 Meta

分析遵循的原则和方法，包括如何提取和拆分数据、什么情况下能合并、如何根据异质性的大小来判断是否进行合并。需解释采用固定或随机效应模型的原因，给出异质性分析方法。应当根据研究的类型分开来合并，如合并了随机或非随机对照研究，应选取样本量大的结果作为合并后的效应量。尽管非随机研究的样本量可能会较大，但其偏倚也常常高于 RCT，同时带来异质性，对结果的解释也应当谨慎。

在进行指南的数据提取和分析时，部分中医药临床研究往往采用复合结局作为结局指标，例如将疗效划分为痊愈 / 有效 / 显效 / 无效这样的等级变量，如果需要进行数据拆分，系统综述中应当给出统一的标准。

12. 如果进行了 Meta 分析，作者是否考虑了纳入研究的偏倚风险对 Meta 分析或其他证据整合的潜在影响　系统综述如果仅纳入高质量研究时，偏倚风险对结果的影响较小；但当纳入的 RCT 质量参差不齐时，需要采用回归分析评估其对研究结果的影响，或者仅对低偏倚风险的研究。结果进行效应量合并。对纳入的非随机对照研究，应采用低或中偏倚风险的研究来合并，或仅采纳低偏倚风险研究的合并值。仅仅定性分析时，同样需要讨论偏倚风险对单个研究结果可能产生的影响。

13. 在解释 / 讨论系统综述结果时，作者是否考虑了纳入研究的偏倚风险　系统综述中，要讨论偏倚风险对合并效应量的影响，并探讨效应量与偏倚风险的关系。对指南制定，偏倚风险是证据强度的推荐意见的重要参考因素，因此一定要考虑纳入研究的偏倚风险。

14. 作者对系统综述结果中异质性是否给予满意的解释或讨论　系统综述应当关注纳入研究的异质性，对异质性给出合理的解释和讨论。异质性的来源很多，包括临床异质性、方法学异质性、统计学异质性等方面，需根据原始研究特征及偏倚的来源进行分析。在指南制定中，需要分析异质性对研究结论和推荐意见产生的影响。

15. 如果进行定量合成，作者是否充分调查了发表偏倚，并讨论了其对研究结果的可能影响　针对发表偏倚，可采用统计学检验或图表分析，但检测发表偏倚可能存在一定的假阴性结果。发表偏倚的严重程度取决于研究的背景、是否受到利益方资助等。研究者需要开展更深层次、更全面的文献检索，在结果分析和讨论部分需要考虑发表偏倚的影响，并进行敏感性分析。

16. 作者是否报告了任何潜在的利益冲突，包括开展系统综述所接受的任何资助
系统综述应对所有利益风险来源进行报告，包括在制作过程中所接受的任何资助。针对特定上市产品的系统综述得出有效性结论可能性更高，需报告直接资助来源。即便未接受资助，若系统综述作者与涉及产品的公司存在关系时，也应进行报告。此外，也要重视来自专业方面的利益风险，尤其是当作者在该领域发表了大量原始研究且被纳入系统综述的制作中时。

二、系统综述的局限性及其在指南应用中的注意问题

（一）系统综述对临床决策的作用可能有限

在某些情况下，检索到的原始研究数量不足，可能不支持用来制作系统综述。例

如，在 2020 年初我国应对新冠肺炎的初期阶段，没有与中医院防治新冠相关的临床研究发表，也就无从进行系统评价。再比如对一些罕见病的研究，个案报道是结果主体，有时是唯一的证据，此时难以制作系统综述。此外，对一些不良反应的评价，由于纳入的研究对象往往不足以进行等效性或非劣效检验，较难发现一些罕见的不良反应，结论也有一定的局限性。

（二）系统综述证据对指南的适用性可能有限

指南制定过程中，可能会检索到相应的系统综述，但这些系统综述所关注的临床问题可能与指南本身所关注的临床问题有差异。系统综述所报告的结果是所有研究对象的平均效应。如果指南关注的临床问题要素与系统综述差异较大，会导致结果不能直接拿来参考。这是要比较研究对象的临床特征、结局指标的重要性、亚组分析的情况，考虑成本效果，结合自己的临床专业知识来权衡利弊，综合判断系统综述的结果是否可以被采纳应用。

（三）指南中应用系统综述时要考虑多方面因素

临床实践指南制定中应用疗效评价类系统综述时，首先应掌握所用证据的特点和要素；对证据进行真实性、有效性、适用性的严格评价；将证据和实际情况进行有机结合，包括治疗环境条件和患者意愿，从而给出相应的治疗推荐。只有科学、适用的证据才能为临床实践指南的制定提供真实可靠的信息。

第十二章　中医临床实践指南制定中推荐意见的形成

第一节　EtD 框架在推荐意见制定中的应用

推荐意见是指南的精华部分，也是指导临床实践的重要内容，科学清晰的推荐意见对决策者，有着最为直接的影响。临床实践指南中从证据向推荐意见的转化过程是复杂且繁琐的，需要综合考虑各个因素。在推荐时，不仅需要考虑使用推荐意见的环境和实际情况，还要注意从研究角度向使用角度的转变，尽可能作出与临床实际相符或对临床诊疗决策有指导意义的推荐意见。严谨、科学及尽力减少指南推荐意见形成过程中的偏倚，是保证临床实践指南客观及效度的根本。

因此，如何使推荐意见的形成过程更加系统和透明也是国际各个指南制定组织 / 机构一直探讨的问题。2015 年，欧盟资助的为期五年（2011 年 1 月～ 2015 年 12 月）开发和评估沟通策略，以支持基于证据的知情决策，即 DECIDE 项目（developing and evaluating communication strategies to support informed decisions and practice based on evidence，DECIDE），在 GRADE 系 统（grading of recommendations，assessment，development and evaluations；GRADE）基础上开发了 EtD 框架（evidence to decision frameworks）。EtD 框架是综合分析了目前国际上包括 GRADE 系统分级方法在内的，所有证据到推荐过程的方法。EtD 框架提供了一种使证据到推荐过程更加结构化、透明化的方法，帮助推荐意见的制定者们更加系统和明确地作出判断和推荐，提高了推荐意见的可信度，促进了推荐意见的实施。

下面将主要从 EtD 框架的目的、结构、内容、应用及其在 GRADEpro GDT(guideline development tool，GDT) 中的操作演示等方面进行介绍。

一、EtD 框架的目的

EtD 框架的目的是帮助指南制定专家组以结构化和透明的方式使用证据，提出明智的临床推荐意见。EtD 框架可以：①告知专家组有关正在考虑的干预措施的相对利弊；②确保专家组了解作出推荐的判断标准及其细则；③向专家小组提供关于现有最佳证据的简明概要，以便他们了解每项判断标准决策相关的信息；④帮助专家小组的讨论结构化并找出分歧的原因，促进对推荐和决策中具体问题的解决；⑤使专家小组做决策的过程和基础具有结构性和透明性；⑥使推荐意见的使用者能够理解专家组作出的判断及支持这些判断的证据。

二、EtD 框架的结构

EtD 框架的结构主要分为三个部分，分别是关键背景信息、决策判断标准和结论。①关键背景信息：包括所解决临床问题的详细信息和专家组需要了解的关键信息的简明概要，以便专家组了解研究问题及为何需要作出推荐；②决策判断标准：包括专家组根据判断标准（决策需要考虑的因素）和判断细则，结合总结的研究证据，对每项判断标准作出判断，同时为每项判断提供理由或考虑因素；③结论：包括判断的摘要性总结（对所有标准所做判断的总结及这些判断对最终推荐意见的影响）、推荐方向和强度、推荐意见、判断依据，以及对亚组、实施、监测与评估等方面的考虑。

三、EtD 框架的内容

EtD 框架的主要内容是根据决策类型和视角的不同开发了不同的决策框架，包括临床实践决策 – 个体/群体视角（clinical practice recommendation–individual perspective/population perspective）、医疗保险决策（coverage decisions）、卫生系统/公共卫生决策（health system/public health recommendations）、诊断或筛查决策（diagnostic and screening decision）；尽管不同类型的决策框架的判断标准存在差异，但大多数判断标准还是相似的。EtD 框架的判断标准主要包括：问题的优先性、利与弊（获益和风险）、证据质量、结局指标的重要性、利弊平衡、资源利用、可接受性、可行性等（表 12–1），并给出了每项标准的含义及其判断细则（表 12–2）。此外，EtD 框架提供的这些决策框架是灵活的，支持修改使用。指南制定小组可以根据研究目的选择性使用及修改这些框架模板，同时还可以修改判断标准、判断细则和相关术语等，以确保决策框架适用于其研究。例如，指南制定者如果在作出推荐之前已经评估了问题的优先性，不考虑使用该判断标准，那可以在决策判断过程中不选择此项判断标准。与此相反，一些指南制定组织可能将一个因素作为附加标准进行考虑，例如干预措施的可持续性，则需要在判断标准包括此项。无论增加/删减了哪项判断标准，均需在使用该判断标准之前进行说明相关的依据/理由。

表 12-1　不同类型决策的 EtD 框架标准

	临床推荐-个体视角	临床推荐-群体视角	医疗保险决策	卫生系统/公共卫生决策	诊断或筛查决策*
问题的优先性	这个问题是优先考虑的吗				
测试的精确性	不适用				诊断或筛查测试的精确性如何
利与弊	预期有利效果（疗效）大小如何 预期不利效果（副作用，不良反应）大小如何				证据质量如何 —测试精确性如何 —测试的任何关键或重要的管理决定结果如何 —以测试结果和管理决策之间的联系如何 —测试结果的效果如何 —测试有较大的直接获益，不利效果或负担如何
证据质量	效果的总体证据质量如何				
结局重要性	主要结局指标的重要程度是否存在较大的不确定性或变异性				主要结局指标的重要程度是否存在较大的不确定性或变异性，包括任何不良反应，测试的负担，以测试结果决定临床管理的后续结果
利弊平衡	预期效果的利弊平衡结果支持干预还是对照				预期效果的利弊平衡结果支持测试还是对照
资源利用	— 干预的成本效果分析（相对干预净收益的自付成本）是支持干预还是对照		资源需求（成本）有多大 资源需求（成本）证据的质量如何	待选方案的成本效果分析是支持干预还是对照	测试的成本效果分析是支持测试还是对照
公平性	—			对卫生公平性有何影响	
可接受性	对患者，护理及医疗保健服务提供者，干预是否可以接受			关键利益相关方是否接受待选方案	关键利益相关方是否可以接受该测试
可行性	对患者，护理及医疗保健服务提供者，干预是否可行			待选方案是否可以实施	测试是否可以实施

* 测试覆盖了个人和群体视角的临床和公共卫生推荐意见。

表 12-2　对 EtD 框架的证据的详细判断

判断标准	释义	判断细则
问题的优先性[*]	问题的优先性如何	问题的严重程度如何（以潜在收益或资源节省而言，是否严重或重要） 问题的紧迫性如何（医保决策不需要考虑） 是否为公认的优先事项（例如基于政策所需的决策）（当采取个体患者视角时不需要考虑）
利与弊	预期有利效果（疗效）大小如何	从相应结局指标的结果中判断
	预期不利效果（副作用、不良反应）大小如何	从相应结局指标的结果中判断
证据质量	效果的总体证据质量如何	关于证据质量的详细判断，请参阅 GRADE 指南
结局指标的重要性	主要结局指标的重要程度是否存在较大的不确定性或变异性	主要结局指标的重要程度的判断是否存在较大的不确定性 主要结局指标的重要程度的判断是否存在较大的变异性（医保决策不需要考虑）
利弊平衡	预期效果的利弊平衡结果支持干预还是对照	基于以上 4 项标准的判断 以下考虑在多大程度上影响了两者之间的平衡 相比较近期结局（折现率），对远期结局的重视程度降低了多少 患者对不利效果的态度（风险规避程度如何） 患者对有利效果的态度（风险承担程度如何）
资源利用	资源需求（成本）有多大[†]	需要的资源较少时，每个资源利用条目的差异有多大 需要的资源较多时，每个资源使用条目的差异有多大
	资源需求（成本）证据的质量如何[†]	待选方案之间是否在重要的资源利用条目有所不同 待选方案之间的资源利用差异的证据质量如何（详细判断请参阅 GRADE 指南证据质量部分） 待选方案之间，资源利用条目成本的确定性如何 待选方案之间，资源利用条目成本是否存在重大差异
	净收益是否值得投入增量成本[*]	基于以上 6 项标准的判断 成本效果比是否对单向敏感性分析敏感 成本效果比是否对多变量敏感性分析敏感 成本效果分析方面的经济学评价是否可靠 成本效果分析方面的经济学评价是否适用于所应用的环境
公平性	对卫生公平性有何影响[*†]	在所考虑的问题或干预措施（待选方案）方面，是否存在可能处于不利地位的人群或环境 是否有合理的理由来预测干预措施（待选方案）对处于不利地位人群或环境的相对效果的差异 人群或环境的基线条件不同，是否会影响干预的绝对效果或处于不利地位人群或环境问题的重要性 在实施干预措施（待选方案）时是否应该考虑某些重要因素，以确保在可能的情况下减少 / 预防不公平的现象
可接受性	关键利益相关方是否可以接受干预 / 方案[*]	是否有关键利益相关方不能接受获益，风险和成本的分配 是否有关键利益相关方不能接受为达到远期有利效果伴随的短期不利效果或成本 是否有关键利益相关方不同意与预期利弊相关的价值观（可能因个人因素或受他人对重要性判断的影响） 干预是否会对个人的自主权产生不利影响 是否有关键利益相关方会在个人自主权之外的因素（例如伦理、道德、伤害或正义）不支持干预

续表

判断标准	释义	判断细则
可行性	干预是否可以实施[*]	除医保决策以外的决策 干预措施或方案是否可持续 是否存在可能限制干预（待选方案）实施或在实施时需要考虑的重要因素 对于医保决策： 干预措施的覆盖范围是否可持续 已批准的适应证的合理使用是否可行 不恰当地使用（未经批准的适应证）是否为一个重要的考虑因素 干预措施的可及性是否是一个重要考虑因素 是否存在重要的法律或政策约束，使得干预措施不在医保覆盖范围

[*] 证据质量可以作为这些标准的判断细则；[†] 当采取个体患者视角时，则不需要考虑这些标准。

四、EtD 框架的应用

在应用 EtD 框架时，无论针对哪种决策类型（和视角）的推荐意见，EtD 框架在证据到推荐实际应用的步骤是相同的，主要分为三步，分别是：明确研究问题、评价证据、得出结论。

（一）明确研究问题

从证据到推荐 / 决策的第一步是明确研究问题，主要是形成问题并提供关键背景信息，以便专家组了解问题及为何需要作出推荐。具体内容包括：①形成并确定研究问题及其 PICO；②明确相关的亚组（例如高风险和低风险患者）；③推荐 / 决策考虑的视角（个体 / 群体）；④推荐意见的决策类型（临床 / 医保决策 / 卫生系统 / 公共卫生 / 诊断或筛查）；⑤利益冲突管理。第一步主要由方法学团队或具备相关专业知识（理解系统综述和 GRADE 系统）的人员通过与利益相关方确定问题草案，征求意见，或者和专家组在线 / 面对面会议讨论并确定。

（二）评价证据

第二步是评价证据，主要是根据判断标准（决策需要考虑的因素）和判断细则，结合总结的研究证据，对每项判断标准作出判断，并给出判断依据。具体内容包括：①准备研究证据相关信息，包括系统评价证据的结果总结表、证据概要表和其他决策时涉及的证据；②明确作出推荐的判断标准（需要考虑的因素）和细则；③专家组根据判断标准及判断细则 / 判断草案（技术小组 / 专家组提前起草）对每项标准作出判断；④为每项判断决策提供理由 / 依据或说明其他考虑，其他考虑包括辅助证据，例如常规收集的数据，假设及用于作出判断的逻辑推理）；⑤推进并记录他们的决策过程，当存在难以解决的分歧时，专家组可以讨论对影响其作出判断的理由 / 依据，以澄清分歧的原因，并在可能的情况下解决分歧并做好相应记录；⑥该过程可通过线上或者面对面会议投票交流，如未达成共识可重复多次。该步骤涉及的成员包括专家组成员、方法学团队和秘书组。该过程中可能会存在所有标准的判断确定后，某些标准对推荐意见的影响大小是不确定或不一致，即该赋予某些判断标准多少权重。如有涉及，以上问题都需要提前确定或准备，便于专家组会上的讨论和解决。

（三）得出结论

第三步是得出结论，主要是基于专家组根据判断标准作出的判断及其对推荐/决策的影响，得出最终的推荐强度、方向和推荐意见的结论。具体内容包括：①判断结果的摘要性总结（对所有判断标准所做判断的摘要及这些判断对推荐的影响）；②推荐或决策的类型（方向和强度）；③简明、清楚、可操作的推荐意见；④详细的判断依据；⑤任何与亚组相关的考虑因素；⑥推荐意见实施考虑的因素；⑦对推荐意见实施后的监测与评估方案，包括应监测的任何重要指标和进一步评估的任何需要；⑧涉及的研究重点（如果相关），例如和干预措施相关的治疗持续时间、剂量和药物相互作用；⑨相关附件，与推荐相关证据、材料和术语表等。该步骤涉及的成员包括方法学团队、秘书小组。

五、EtD 框架的操作演示

使用 EtD 框架需要在 GRADEpro GDT 中进行，使用时需要先准备好相关材料，例如证据概要表和结果总结表。GRADEpro GDT 的登录网址：https://gdt.gradepro.org/app/。

（一）登录 GRADEpro GDT

初次登录时，按照提示进行注册。GRADEpro GDT 注册时只需提供任何可验证的电子邮箱即可。一般在登录时，网页需要加载片刻，属于正常情况。GRADEpro GDT 支持中文，如有需要可在登录界面选择语言为"Chinese"（图 12-1）。

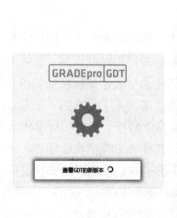
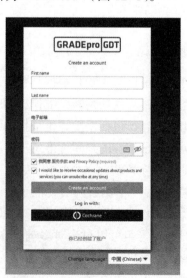

图 12-1　登录 GRADEpro GDT 界面

（二）创建并选择 EtD 框架决策类型

进入 GRADEpro GDT 后，系统会提示创建新项目或导入已有项目信息，可根据提示填写或导入项目的基本信息，主要为项目研究的主要结果概要，通常可选择直接导入项目 RevMan 文件。项目创建好后，点击左侧导航窗口"Project setup"下面的"EtD templates"，进入 EtD 框架的创建，见图 12-2。进入后选择需要的 EtD 框架决策框架类型，选项见图 12-3。若选择使用临床推荐 - 个体视角框架，呈现的主要界面见图 12-4，也正是 EtD 框架一般结构，即"Question""Assessment""Conclusion"和评价结果的呈现"Presentations"。一般结构中的每部分的选项 / 判断标准均可以选择使用（图 12-5），若不需要，不勾选该项即可，确定后，点击"Use this template"即可完成选择。

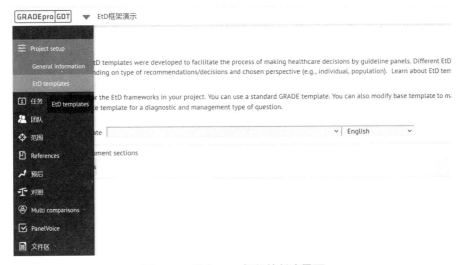

图 12-2　进入 EtD 框架的创建界面

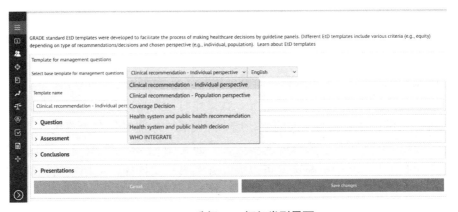

图 12-3　选择 EtD 框架类型界面

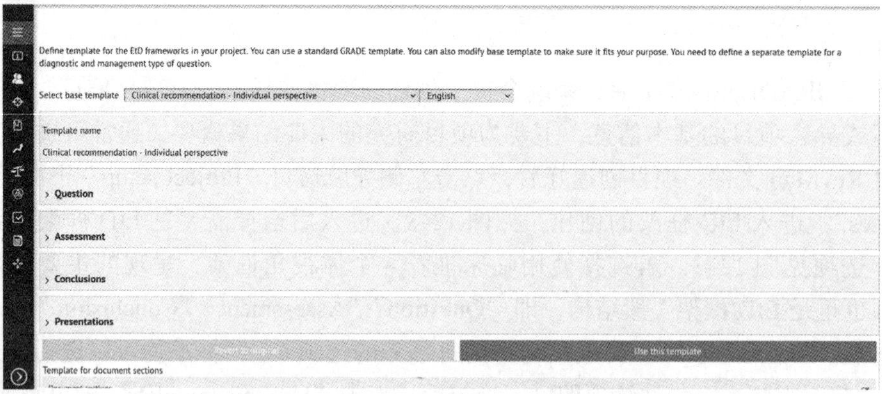

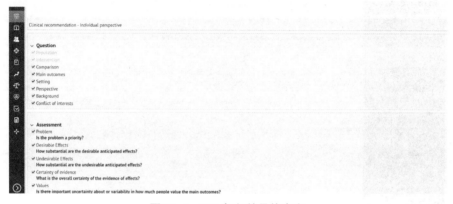

图 12-4　EtD 框架的一般结构界面

图 12-5　EtD 框架的具体内容

(三) 填写 EtD 框架

在证据到形成推荐意见 / 决策的过程中通常涉及多个问题 / 决策，每个问题 / 决策都需要一个 EtD 框架。在确定 EtD 决策框架类型后，由技术团队或方法学组成员填写每个 EtD 框架的背景，研究证据和其他注意事项，可能包括判断 / 决策草案。此外，在作出判断之前，部分组织可选择将研究证据和其他考虑因素的判断 / 决策草案提前发送给专家组成员，以便专家组了解情况。在操作时，先点击左侧菜单栏中的"对照"，见图 12-6，然后选择要做判断的问题，选中问题后，才能看到左侧菜单栏"对照 – 推荐意见"选项（图 12-7），选择该选项后，界面见图 12-8、图 12-9、图 12-10 所示，该界面有以下特点：其中折叠项均可以展开并编辑；支持插入文档或其他信息的超文本链接；支持使用标准表格（例如 SoF 表）或自由文本（非标准表和图像）；还可以邀请其他人对决策草案进行评论，技术人员可回复评论；支持跟踪历次版本；支持以不同方式查看，可选择直接呈现或导出框架（例如，选择性查看某些信息并导出）；移动光标可访问链接或可获得帮助性的解释。接下来填写 EtD 框架的"问题"模块中的关键背景信息，"评价"模块中的研究证据及其他注意事项（考虑因素）见图 12-11，如需提前作出判断形成草案，可对每项判断标准作出判断及给出判断依据，判断草案及结果见图 12-9。若需将判断草案提前打给相关专家，可邀请专家加入，或点击右上角向外的图标，可选择微软语言 /PDF 导出为 Word 文档 /PDF 文件（图 12-12）。在临床实践指南 – 个体视角框架中，"评价"模块共有 8 个判断标准，在作出判断时，以第 1 个判断标准"问题的优先性"为例（图 12-11），点击"具体判断结果"后，由专家或技术人员填写"专家讨论"、三项"判断细则"和"判断结果"（图 12-13），填写完后点击"应用"后，即完成第 1 个判断标准的判断，其他标准也是同样的步骤，最终形成判断结果（图 12-9）。综合考虑判断结果作出推荐类型及方向，得出结论（图 12-10）。

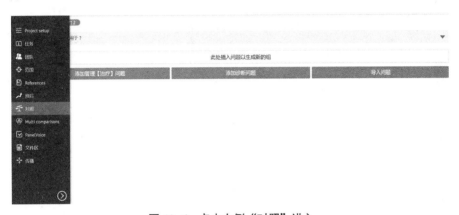

图 12-6 点击左侧"对照"进入

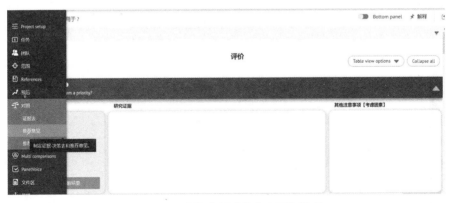

图 12-7 选择左侧"推荐意见"选项

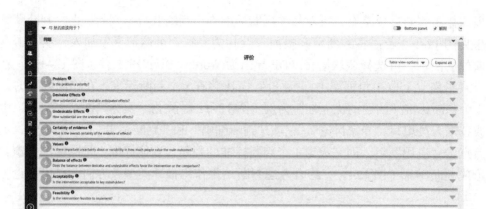

图 12-8　进入 EtD 框架的填写

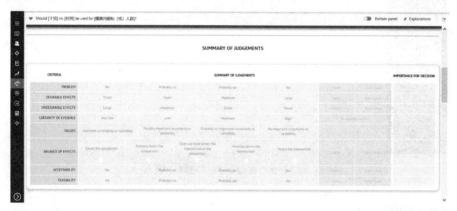

图 12-9　生成"对判断结果的总结"

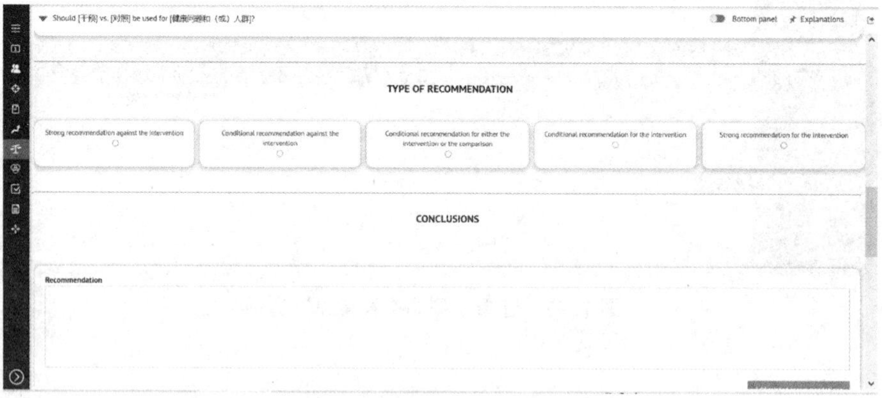

图 12-10　填写"推荐类型"和"结论"

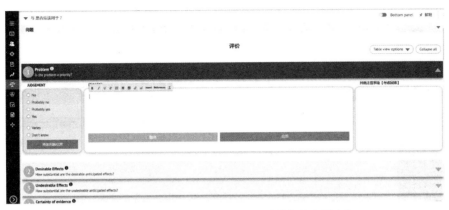

图 12-11　填写"研究证据"和"其他考虑因素"

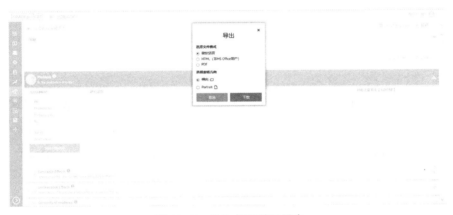

图 12-12　EtD 框架结果导出

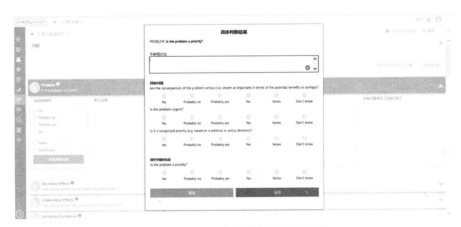

图 12-13　EtD 框架的具体判断细则

（四）EtD 框架呈现

在形成推荐意见后，点击左侧菜单栏"对照"中的"推荐意见的呈现"（图 12-14），可以选择呈现给不同的对象，分别是医生、政策决策者和患者（Clinicians/

Policymakers/Patients），以对医生（图 12-15）和患者（图 12-16）的展示为例。

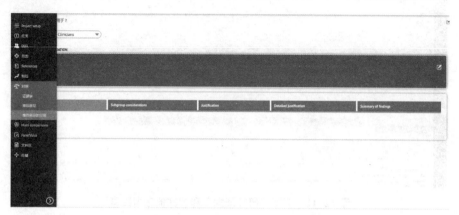

图 12-14　选择左侧"推荐意见的呈现"

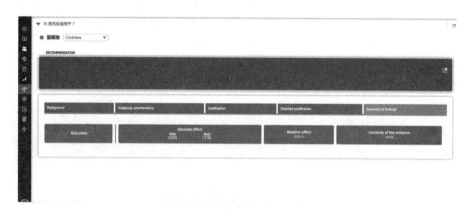

图 12-15　呈现给临床医生的界面

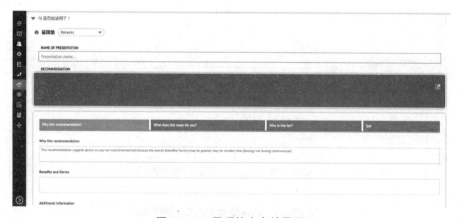

图 12-16　呈现给患者的界面

六、EtD 框架的总结

EtD 框架为证据到推荐意见形成提供了一种结构化、清晰、透明的方法，帮助专家们系统、明确地作出判断/决策，结构化良好的讨论，有助于排除无关证据，降低判断的偏倚风险，同时也保证了对明确的决策标准和相关研究证据的充分考虑，并给出判断的理由/依据，保证了专家组成员的最佳投入，有助于分歧的解决和澄清，并最终作出最佳的决策。EtD 框架在应用时开发了相应的工具和系统支持在线使用，亦支持导出相关文件通过在面对面的会议中进行，以帮助专家组系统和明确地作出他们的判断。此外，随着 GRADEpro GDT 在线工具的更新，EtD 框架的操作演示的步骤和内容可能也会有变化，因此，在使用过程中要注意灵活应对。

第二节 中医临床实践指南从证据到推荐意见形成要目和解读

随着循证医学在国内的崛起与发展，中医药循证临床实践指南的制定逐渐引起行业内的重视，指南制定及发布的数量也在快速增长，但是中医临床实践指南在相关重要制定环节和技术上仍然存在着瓶颈问题，其中之一就是缺乏中医临床实践指南中证据到推荐意见形成的决策标准。

如何进行中医临床实践指南中证据到推荐意见的转化，应该考虑哪些因素，当前缺乏系统、透明、科学的决策准则，也没有相应的指导方法或手册，从而造成中医药临床指南制定小组在作出推荐意见时，普遍存在表述模糊、报告不规范，甚至和临床实际/证据脱节等问题。制定一份清晰透明、符合中医药特点的推荐意见形成的参考条目及细则，对中医临床实践指南来说，不仅可以保证推荐意见的客观和明确，也有助于中医临床实践指南在临床中的实际应用。

虽然目前各国际指南制定机构已有证据到推荐形成的各种框架或辅助工具，但将其照搬到中医药临床指南中并不合适，还需要根据我国实际情况及中医药自身的特点进行考虑和研究。

例如，对经济性因素的考虑，国际上证据到形成推荐时需要基于多种卫生经济学评价相关的研究证据。但是，目前关于中医药卫生经济学的研究较少，短期内可能无法获得相关证据。其次，对于研究证据的质量评价，与西医不同的是，中医药的证据不仅包括现代的临床研究证据，经典医籍医案及名家经验也是证据的重要补充。而中医药现代研究证据与古籍证据不应该用同一个标准衡量。对于古籍文献证据，如果没有公认的证据评级标准，可以考虑列出推荐时参考的因素。第三，国际组织证据到形成推荐时针对的多是单一疗法，而中国的医疗特点是同时存在中西医两种医学，因此在形成中医药临床指南推荐意见时，必须考虑到中西医结合的问题。某些疾病可以单独使用中医治疗，而某些疾病则需要中医疗法与西医疗法相互配合使用，这时需要判断该中医疗法在治疗中的具体角色如何。如果对中医疗法在具体治疗中的角色缺乏认识，将使得最终的推荐意见脱离临床实际。最后，中医药诊治疾病是基于"整体观"及"辨证论治"的过程，在疾病疗效的衡量方面，更关注患者整体身体状况及生存质量。因此，在结局指标影响因素方面，中医临床实践指南形成推荐意见时应更关注以患者为中心的整体状况的改善和与疾病相关的终点结局等。

一、中医临床实践指南从证据到推荐意见形成的参考条目和细则

中医临床实践指南从证据到推荐意见形成的参考条目的研究参考了多个学术组织及指南制定机构制定证据转化工具时的研究方法，通过现实性文献综述法，对国内外临床实践指南证据到推荐意见形成的考虑因素 / 标准进行了文献梳理和分析，然后通过多轮专家小组会议，结合国内情况和中医药特点，初步构建参考条目及细则，最后经过临床专家和方法学家的论证，对其进行合理的补充、修改及完善，最终确定了中医临床实践指南从证据到推荐意见形成的 8 个参考条目和细则，分别为中医疗法的优势性、中医疗法的临床效果、证据的分级和来源、结局指标的重要性、安全性、经济性、可行性和患者可接受性，对每一条目作了解读并提供了判断细则，见表 12-3。

表 12-3　中医临床实践指南证据到推荐意见形成的参考条目和细则

参考条目	解读	判断细则
中医疗法的优势性	中医是否有治疗目标疾病（或目标疾病某方面）的优势	（1）中西医结合疗法 / 单纯中医疗法是否有治疗目标疾病（或目标疾病的某方面）的优势 （2）中西医结合疗法 / 单纯中医疗法是否在目标疾病的某阶段具有治疗优势 （3）中医疗法是否可替代或部分替代西医治疗
中医疗法的临床效果	中医疗法在临床相关结局方面反映出的治疗效果大小	（1）是否采用了标准的效应量表示疗效 （2）疗效大小如何、是否达到了临床推荐阈值
证据的分级和来源	证据分级和来源分别指的是中医药现代临床研究证据和古籍文献证据，需要分开考虑	（1）现代临床研究证据质量（参考 2019 年刘建平"基于证据体的中医药临床证据分级标准建议"） （2）古籍文献证据，参考以下因素：①证据来源于经典著作、官修文献[*]；②证据来源于学科、学派的代表作[#]；③疗法历代有应用，传承至今；④古籍记录的病症与指南中的疾病密切相关
结局指标的重要性	结局指标的重要程度如何	（1）结局指标是否是该疾病的终点结局指标 （2）结局指标是否反映了生存质量和以患者为中心的结局改善 （3）结局指标是否是改善生物学指标相关结局
安全性	中医疗法是否会给患者带来风险 \ 潜在风险，风险的大小如何	（1）是否呈现了所有的不良效果（副作用、不良反应），如文献报道，医院监测等 （2）是否有严重不良反应 / 事件报道 （3）中医对该病的治疗风险是否较小 / 可控 （4）该疗法是否有明确的使用禁忌 （5）是否存在中西医干预措施之间的交互作用
经济性	中医疗法的干预措施的成本效益如何	（1）是否有该中医疗法成本效益（相对于净收益的自付费用）的证据评价，该评价是否可靠 （2）成本效益分析方面的经济评价是否适用于指南所针对的环境 （3）若无卫生经济直接证据时，需结合该疗法的临床效应量，考虑以下因素：①中医对该病的治疗费用是否稳定，相关基本医疗保险核算是否合理。②中医疗法是否为辅助治疗。③中医疗法对该病治疗费用的自付比例是否合理

参考条目	解读	判断细则
可行性	对医疗保健提供者和护理人员而言，中医疗法是否可行	（1）是否属于基本医疗保险目录/基本药物目录覆盖范围 （2）操作性干预措施是否可以标准化、是否需要培训、培训效果是否可以保证 （3）是否存在某些障碍，可能会限制该疗法的可行性 （4）该疗法是否具有医院或地域局限性，是否可以在本地环境中实施
患者可接受性	患者对该疗法的接受程度如何	（1）患者的接受度，包括对该疗法的疗效、副作用、并发症风险、便利性、感受、费用等的接受程度 （2）患者的依从性如何

* 经典著作、官修文献指《黄帝内经》《伤寒论》《难经》《神农本草经》《温疫论》《温病条辨》《金匮要略》《温热论》等经典著作和《圣济总录》《太平惠民和剂局方》《医宗金鉴》等官修文献；# 学科、学派代表作包括内、外、妇、儿、针灸、骨伤、眼、耳鼻喉科等根据各专科确定相应书目库，如《刘涓子鬼遗方》《诸病源候论》《仙授理伤续断秘方》《外科正宗》《千金要方》《千金翼方》《傅青主女科》《小儿药证直诀》《针灸甲乙经》《医宗金鉴·正骨心法要旨》《银海精微》《龙树眼论》《原机启微》《口齿类要》《咽喉脉证通论》《重楼玉匙》等。

二、该参考条目和细则的适用范围及使用说明

该参考条目及细则针对的指南类型是面向临床医生的中医临床实践指南，使用对象是作出推荐意见的指南制定组中的专家，包括临床专家、循证方法学家、护理专家、卫生经济学家、药学专家等。

由于每个参考条目对于推荐的重要性，可能会根据所应用指南面对的具体情况而有所不同，因此在作出推荐时，指南制定小组应该向专家组简要介绍每个参考条目，专家组可以根据实际情况对每条参考条目的重要性进行排序，并说明根据哪些条目形成推荐意见。当推荐过程存在不确定性或分歧时，专家组可以针对每个参考条目进行进一步的讨论，明确影响推荐的条目及原因/理由。指南制定小组也可以事先提出推荐草案，供专家组讨论，专家组可以投票然后讨论分歧。最后，根据对各参考条目的总体评估，专家组可以就其推荐方向（支持或反对干预措施）和推荐强度得出结论，并根据评估中使用的参考条目为其推荐提供依据/理由。

需要说明的是，由于无法得知实际应用时，针对每部指南中，每个参考条目证据及重要性的具体大小，因而本参考条目及细则未对条目赋予权重或者设置打分制。此外，针对不同指南制定的具体情况，指南制定小组也可以对某条目及细则进行补充或调整，在作出推荐时，可以考虑包括但不限于以上条目。但是，无论专家组在参考条目及细则之外考虑了什么因素或内容，建议专家组应例行说明哪些因素/条目在推动其作出推荐，并将此在指南中详细说明，为医务工作者的临床应用/决策提供依据。

三、结语

科学设计、严谨制定的中医临床实践指南才能够很好地规范临床诊疗行为，从而提高医疗保健服务的质量，维护患者的健康，减少不必要的医疗资源浪费。构建一份清

晰、明确的指南推荐意见形成的参考条目及细则可以保证推荐过程的科学性与可靠性，能够真正实现指南证据向推荐意见的转化，从而提高指南的质量。本次参考条目和细则的优势是明确了推荐视角，即是针对临床医生使用的临床指南，明确了推荐时需要考虑的因素，并对参考条目的适用范围和具体使用进行了说明。尽管在研究过程中对国际临床实践指南证据到推荐意见形成的研究方法及指导手册进行了借鉴和参考，也充分考虑了国内情况及中医药自身理论特点及技术特色，但因研究周期问题，尚未有机会对其进行应用及实践，因而其不足之处还需要在今后的临床指南制定中发现及提出，从而对参考条目及细则进行进一步的修改、完善，提高中医临床实践指南的临床应用和实施，让临床实践指南的作用真正地得到发挥。

第十三章 中医指南中经济性证据的获取和评估

临床实践指南是临床医生进行临床决策的重要依据。2011 年，美国医学科学院（Institute of Medicine，IOM）给出临床实践指南的定义是基于系统评价的证据和平衡了不同干预措施的利弊，在此基础上形成的能够为患者提供最佳保健服务的推荐意见。在这版定义中，我们发现 IOM 不仅强调了证据在指南中的地位，又加入了不同干预措施的利弊考虑，而经济性就是利弊当中一个重要的因素。同样 2014 年世界卫生组织（World Health Organization，WHO）给出的指南定义中也认为指南的推荐意见除了要改善患者健康还要促进资源利用。

随着我国人口老龄化的加剧、疾病谱的变化、医疗技术的提升和医疗消费需求的提高导致医疗经济负担越来越重。面对持续增长的医疗支出，我国出台了医保目录谈判、按病种分值付费、按疾病诊断相关分组等相关政策，也意味着在临床实践中不仅要考虑疗效、安全性，还要考虑医疗措施的经济性。本章主要介绍指南中经济性证据的获取和评估方法，以及其对指南推荐意见的影响。

第一节 临床实践指南中引入经济性证据的现状

一、国外临床实践指南引入经济性证据的现状

对 30 个知名的国际指南制定机构或组织的指南制定手册 / 说明文件进行全面梳理和总结后，我们发现几乎所有的指南制定机构在制定推荐意见时都考虑了经济性证据（表 13-1）。但是这些机构在提及经济性证据时的用词都不一样，说明目前指南中并没有关于经济性证据的明确的、公认的定义。

表 13-1　国际指南制定机构或组织从证据到推荐过程中所考虑的因素

机构或组织	考虑因素
美国心脏协会（AHA）/ 美国心脏病学会基金会（ACCF）	证据质量，利弊平衡，患者偏好，可实施性
美国神经病学会（AAN）	证据质量，利弊平衡，干预的可及性，患者偏好，成本

机构或组织	考虑因素
美国耳鼻喉及头颈外科学会（AAO-HNS）	证据质量，利弊平衡，价值判断，患者偏好，成本
美国血管外科学会（SVS）	证据质量，利弊平衡，成本（资源使用），价值观与偏好
美国感染协会（IDSA）	证据质量，利弊平衡，资源使用（成本），患者偏好，可接受性，可行性，公平性
美国预防服务工作组（USPSTF）	证据质量，利弊平衡，结局指标重要性，成本
美国遗传咨询学会（NSGC）	证据质量，利弊平衡，成本（资源使用），价值观与偏好
美国职业与环境医学（ACOEM）	证据质量，效应量，不良反应风险，成本，适用性
美国临床肿瘤学会（ASCO）	证据质量，利弊平衡，成本，价值观与偏好
美国胸科医师学会（CHEST）	证据质量，利弊平衡（获益、风险、负担），对效应值的确信度，患者价值观与偏好，成本
澳大利亚国家卫生与医学研究委员会（NHMRC）	证据质量，利弊平衡，成本（资源使用），价值观与偏好
澳大利亚肾脏健康学会（KHA-CARI）	证据质量，利弊平衡，成本（资源使用），价值观与偏好
日本医疗信息网络服务（MINDS）	证据质量，利弊平衡，成本与资源，患者价值观与偏好
加拿大医学会（CMA）	证据质量，利弊平衡，价值观和意愿，成本（资源使用）
英国艾滋病协会（BHIVA）	证据质量，利弊平衡，成本，价值观与偏好
苏格兰学院间指南网络（SIGN）	问题的优先性，干预的有效性（结局、效果大小、研究数量、证据质量），利弊平衡，患者对不同结局的偏好，公平性，经济，干预可行性，对患者的影响（利弊、生活质量、患者偏好、并发症）
英国国家卫生与临床优化研究所（NICE）	证据质量，利弊平衡，经济，患者的偏好与价值观，临床问题的优先性
英国皮肤科医生协会（BAD）	证据质量，利弊平衡，资源使用，患者意愿
英国胸科学会（BTS）	证据质量，利弊平衡，患者意愿，适用性及通用性，成本
爱尔兰临床效益委员会（NCEC）	证据质量，利弊平衡，可及性，资源分配，经济性，适用性，公平性
国际指南协作网（GIN）	证据质量，利弊平衡，成本或资源，偏好与担忧，可行性，伦理法律问题
世界卫生组织（WHO）	证据质量，利弊平衡，资源，患者的偏好及价值观，临床问题的优先性，公平性及人权，可接受性，可行性
欧洲肾脏最佳实践（ERBP）	证据质量，利弊平衡，成本，净获益，不同患者之间的异质性，结局指标的重要性
欧洲临床营养与代谢学会（ESPEN）	证据质量，研究结果的一致性，结局效应量大小与临床相关性，法律，经济，风险效益比，患者偏好，不同患者亚群的应用性，相关医疗保健环境的应用性
欧洲人类生殖与胚胎学会（ESHRE）	证据质量，利弊平衡，效应值，患者价值观与偏好，成本/资源消耗，公平性，可接受性，可行性
欧洲心胸外科学会（EACTS）	证据严格评价（一致性、效果及可靠性、发表偏倚）及分级
新加坡癌症网络（SCAN）	证据质量，对患者的适用性，资源

续表

机构或组织	考虑因素
马来西亚健康技术评估部（MaHTAS）	证据质量，利弊平衡，成本（资源使用），价值观与偏好
新西兰指南研究组（NZGG）	证据量，支持干预的证据的数量与质量，适用性，临床结果效应大小，资源消耗，利弊平衡，与其他治疗方案相比的优势效果大小，应用性，一致性
国际糖尿病联合会（IDF）	证据质量，对患者的适用性，资源

其中，仅有 2 个机构未考虑经济性证据，分别是美国心脏学会和欧洲心胸外科学会。美国心脏学会未考虑经济性证据的原因是认为推荐意见应该主要基于疗效，但是它也强调了如果有相关经济性证据，会在推荐意见里提及。欧洲心胸外科学会未提及经济性证据的原因是由于欧洲各国之间的经济和医疗体系差异明显，因而有时无法考虑经济性证据。由此可见，经济性证据在指南制定时是不可忽视的。

但是，虽然这些指南机构或组织都很重视经济性证据，他们在推荐意见中如何处理经济性证据的做法并不透明，很多指南机构对这部分方法的报告不清楚，指南制定手册中的相关介绍也不甚详细，将经济性证据整合到指南中的实际效果并不理想。

目前，英国国家卫生与临床优化研究所（NICE）是公认的利用卫生技术评估结果促进循证医疗决策的标杆，有成熟的经济性证据的形成流程可供参考。但是，NICE 是基于英国政府角度考虑全体人民的获益，并且英国国家医疗服务体系（NHS）提供全民免费公费医疗，英国和中国的医疗制度存在很大差别，因此我们并不能完全照搬 NICE 的做法，需在此基础上进行修改，使之适用于我国中医药的现况。

二、国内临床实践指南引入经济性证据的现状

近年来，国内诸多学者都认为应该在指南制修订过程中考虑经济性证据，但是大部分学者没有给出具体解决办法，目前只查找到 2 组学者对相关话题发表了看法。

2016 年，王洋洋提出了中医或中西医结合的指南中考虑经济学因素的方法，包括在指南小组中纳入卫生经济学家作为小组的核心成员，并列举了卫生经济学家所承担的主要职责：包括鼓励小组其他成员考虑经济相关的后果，针对经济问题提供建议；对需要进行经济分析的问题设置优先性，判断是否需要进一步的经济分析；对经济学证据的检索、纳入和评价给出了建议；建议使用 GRADE 证据概要表对经济学证据进行总结；最后在缺乏经济学证据时，提出需要对成本效果作出定性判断。

2018 年，桂裕亮对指南制定过程中将经济学证据纳入的方法和原理进行了概述。他同样指出在指南小组中需要纳入卫生经济学家，并给出了检索经济学证据的建议，包括数据库的选择和检索内容，总结了纳入标准和评价工具，提出在缺乏经济学证据时，需要对成本效果作出定性判断，认为指南的推荐意见应基于卫生技术评估的结果，特别是在全国范围内施行的指南且涉及资源消耗较多时。

但是，在实施应用这些研究的建议时，还存在很多问题，特别是在获得经济性证据后如何将经济性证据融入指南推荐意见，对这个过程讨论较少，导致研究的内容实用性

不佳。

此外，有 2 项研究对国内指南考虑经济性证据的情况进行了总结，结果显示，2017 年国内发表的 53 部临床实践指南中，仅 6 部（11.32%）提及了经济性证据，包括 1 部中医指南。2018 年国内发表的 92 部临床实践指南中，22 部（23.91%）提及了经济性证据，包括 6 部中医指南。但是，这些指南仅简单提及了制定过程中要考虑经济性，并没有报告具体的做法，也没有提供利用经济性证据作出推荐的方法和建议。由此可见，我国指南在制定过程中考虑经济性证据的程度还处于极不充分、亟需完善的阶段。

第二节　经济性证据的获取流程

一、经济学证据的定义

由于目前没有关于经济性证据的公认的定义，根据现有指南制定手册中的概念，以及中医药的经济学评价研究的现状，本章对于"经济性证据"的定义是不仅局限于正式的经济学评价研究，还包括成本的相关研究和定性资料。

经济学评价研究是系统、科学地比较不同医疗措施之间的健康产出（health outcomes）和经济成本（economic costs）的研究，可以给卫生决策提供依据，但是鉴于目前中医药领域中经济学评价研究数量很少，且质量不高，基本无法满足指南的制定需求，因此没有把"经济性证据"局限于经济学评价研究。成本的定性资料也可以作为经济性证据，它是指仅测算成本的信息，成本信息可以从文献、价格标准、医院医疗的费用资料、专家咨询等渠道获得。

二、指南中获取经济性证据的方法

经济性证据的获取包含 9 个步骤，包括组建专家组时纳入经济相关的专家、形成初始临床问题清单、检索经济学评价研究、筛选经济学评价研究、提取信息、证据综合、确定关键的经济问题、建立模型、收集成本定性信息（表 13-2）。

表 13-2　指南中经济性证据获取流程

步骤	解读
组建专家组	在指南专家组中纳入卫生经济学、药物经济学或卫生技术评估方面的专家
形成初始临床问题清单	在指南制定的初始阶段，确定需要解答哪些与卫生经济相关的问题
检索经济学评价研究	检索常规中文（中国知网、万方数据库、维普中文科技期刊数据库、中国生物医学文献数据库）、英文（Medline 数据库、Cochrane 图书馆、Embase 数据库）数据库和经济学专业资料来源（PI、EconLit、CEA Registry、PEDE、ScHARRHUD、CRD、HTA、ISPOR）
筛选经济学评价研究	制定纳排标准，包括限定人群、干预措施、对照措施、结局指标、研究设计类型、研究视角、评价类型或研究环境，进行文献筛选

续表

步骤	解读
提取信息	提取纳入文献的资料，提取信息包括：文献基本信息、研究基本特征、经济学评价研究特征（经济学评价研究结果和质量相关条目）
经济性证据综合	列表呈现经济学评价研究的结果。如果有多个经济学评价研究，则需要比较不同研究的结果差异和产生差异的原因
确定关键的经济问题	联合系统评价作者和临床专家，确认哪些经济问题值得进一步探索
建立模型	当没有检索到经济学评价研究时，可以利用现有数据建立模型，进行经济学评价
收集定性成本信息	在没有检索到相关经济学评价研究并且无法建立模型进行经济学评价时，可以收集定性成本信息进行评价

（一）组建专家组

在组建制定指南的专家组时需要同时纳入卫生经济学专家。卫生经济学家主要在3个阶段参与指南的制定工作，第一是在形成初始临床问题清单阶段，第二是经济性证据整合阶段，第三是专家达成共识、作出推荐意见阶段（表13-3）。经济性证据的形成和评估工作由卫生经济学家主导，并联合临床专家、药学专家和方法学家等共同完成。由于卫生经济学家可能需要建立模型和评估经济学评价研究的质量，因此需要限定专家资质，要求专家具有卫生经济学、药物经济学和卫生技术评估等专业背景，具有中高级职称，并且不涉及利益冲突。

表13-3　卫生经济学家参与指南制定的工作

阶段	工作内容
形成临床问题	参与制定初始临床问题清单
经济性证据整合	对经济学评价研究进行文献研究（包括文献检索、制定筛选的标准、提取资料和证据综合）
	当无法找到经济学评价研究时，负责建立模型，开展经济学评价，或者查找成本的定性信息进行经济学评价
	对经济性证据进行质量评估
推荐意见形成	提供阈值，向指南专家组其他成员解释经济学评价研究结果的意义

（二）形成初始临床问题清单

在形成初始临床问题清单时，要考虑成本和资源的影响。卫生经济学家可以联合临床专家对加入经济性相关的问题提供建议，并将成本、资源等作为重要的结局指标形成临床问题。

（三）检索经济学评价研究

1.检索经济学评价研究的数据库　指南制定者检索经济性证据时，除了检索常规数据库，还要检索专门的卫生经济学资料来源。常规数据库包括中文数据库（中国知

网、万方数据库、维普中文科技期刊数据库、中国生物医学文献数据库）和英文数据库
（Medline 数据库、Cochrane 图书馆、Embase 数据库），常规数据库的介绍详见第五章。

虽然国外有多个专门的卫生经济学研究来源，但是由于这些来源收录的内容对我
国不适用，例如有数据库专门收录国外经济学评价研究和为国外的医疗实践服务，还
有数据库收录范围重复。通过数据库之间的比较，建议检索的经济学评价来源包括：
心理学文摘数据库（PsycINFO，PI）、经济学文献（Economics Literature，EconLit）、
CEA 注册库（Cost-Effectiveness Analysis registry）、儿科经济评价数据库（Pediatric
Economic Database Evaluation，PEDE）、卫生研究学院健康效用数据库（School of
Health and Related Research, the Health Utilities Database，ScHARRHUD）、综述与
传播中心（The Center for Review and Dissemination，CRD）、卫生技术评估（Health
Technology Assessment，HTA）、国际药物经济学与结局研究学会（International Society
For Pharmacoeconomics and Outcomes Research，ISPOR）。其中，PI 和 PEDE 收录特定
学科（心理学和儿科）的内容。如果制定的指南为心理学或儿科领域，那么需检索 PI
或 PEDE 数据库，具体每个数据库收录内容及登录入口见表 13-4。

表 13-4　经济学评价数据库及其收录内容

数据库	收录内容或范围
PI	心理学学科的国际性权威数据库，收录完整且回溯久远（最早可回溯至 17 世纪）的行为科学及心理健康文摘，目前已达 400 万笔记录
EconLit	美国经济学学会（American Economic Association，AEA）的经济文献数据库，收录了同行评审的期刊文章、工作论文、博士论文、书籍和书评
CEAregistry	包含了超过 14500 个标准化的成本效益比和超过 21900 个效用值的详细信息，这些信息发表在超过 5600 个同行评审的成本效益分析中
PEDE	过去 30 年发布的 3000 多份儿科经济学评价研究，和成本效果分析研究报告的健康效用值清单
ScHARRHUD	存储了报告健康效用值的研究
CRD	可检索到 DARE（Database of Abstracts of Reviews of Effects）和 NHS EED 的内容，包含了17000 多个卫生保健干预措施的经济学评价研究
HTA	提供世界各地卫生技术评估组织完成的卫生技术评估，包括 INAHTA 成员和非 INAHTA 成员的研究
ISPOR	卫生经济和结局研究的专业学会，可检索的资源包括自 1998 年以来发表在《健康价值》杂志上的文献、50000 多篇 ISPOR 会议摘要，以及学会会议报告

2. 常规数据库中检索经济学评价研究的方法

（1）中文数据库的检索方法：检索字段为篇名、关键词和摘要。建议的检索词为药
物经济学、卫生经济学、成本效果、成本效益、成本效用、最小成本、卫生成本、疾病
成本、成本控制、费用效益、费用效用、费用效果、决策树、决策模型、Markov 模型、
马可模型、马尔可夫模型、成本分析。

（2）英文数据库的检索方法：PubMed 是美国国立医学图书馆所属的国家生物技术
服务中心开发的开源的搜索引擎，通过 PubMed 可以查询到 Medline 的收录内容，是
中国学者最常使用的检索引擎，因此介绍两种可用于 PubMed 的检索式，分别来自

MINDS 和 McMaster。

MINDS 的检索式以主题词和自由词相结合，检索字段包括题目、摘要和全文，检索式为：cost［TIAB］OR costs［TIAB］OR economic*［TW］OR "Costs and Cost Analysis"［Mesh］。

McMaster 的检索式以主题词和自由词相结合，检索字段包括题目和摘要，检索式为：cost*［Title/Abstract］OR "costs and cost analysis"［MeSH:noexp］OR cost benefit analys*［Title/Abstract］OR cost–benefit analysis［MeSH Term］OR health care costs［MeSH:noexp］。

经过检验，我们认为采用 MINDS 检索式检出的结果更精确。

（四）筛选经济学评价研究

经济学评价研究的筛选标准与疗效评价研究的标准不同。在筛选经济学评价研究时，除了对研究对象、干预措施、对照措施和结局指标进行限定外，还需要限定研究视角、评价类型和研究环境。

研究视角分为全社会、卫生体系、医疗保障支付方、医疗机构和患者这 5 个角度，目前国内外指南制定机构主要采用的是全社会角度和卫生体系角度。经济学评价类型包括最小成本分析（cost minimization analysis，CMA）、成本效用分析（cost utility analysis，CUA）、成本效益分析（cost benefit analysis，CBA）和成本效果分析（cost effectiveness analysis，CEA），筛选标准是否限定评价类型要视疾病的特点而定，例如英国艾滋病学会优先选择成本效用分析。限定研究环境是由于国家和地区之间的医疗环境和医保政策不同，其他国家的研究结果可能不适用于我国国情，因此通常需要限定纳入国家的范围。

（五）提取信息

经济学评价研究需要提取的资料包括文献基本信息、研究基本特征和经济学评价研究特征三个方面，具体如下。

文献基本信息：题目、作者、发表年份、国家。

研究基本特征：试验开展地点、医疗环境、研究设计类型、受试者、样本量、干预措施、对照措施、结局指标及其测量方法和研究质量评估条目信息。

经济学评价研究特征：目的、研究角度、评价类型、时限、贴现、成本条目、成本、成本来源、是否基于模型、模型的类型、模型来源、模型各个参数来源、经济学评价结果、敏感性分析、局限性、对医疗公平的影响。

（六）证据综合

对经济学评价研究证据综合的目的不是将研究结果合并，而是关注在不同情况下经济学评价研究结果的差异大小，以及产生差异的原因，帮助决策者了解资源分配的结果和潜在影响。建议在综合经济学评价研究的证据时采用列表的方式（表 13-5），可以清晰直观地呈现经济学评价研究的结果，利于比较研究间的差异。

表 13-5　经济性证据概要表

研究 ID	适用性	局限性	增量成本	增量效果	增量成本效果比	敏感性分析	其他
研究 1							
研究 2							

（七）确定关键的经济问题

证据综合后，可能发现现有证据无法解答全部的经济相关的临床问题，此时需要确定哪些经济问题值得进一步探索。只有确定了干预措施的疗效和安全性，才建议开展经济学评价研究。需要经济学专家联合系统评价作者和临床专家，根据系统评价的结果筛选出关键的经济问题，确定哪些临床问题需要进一步解答。

（八）建立模型

卫生经济学评价研究按照是否采用模型进行模拟可分为基于模型的研究和基于个体水平数据的研究。对于关键的经济问题，卫生经济学家需要针对这些问题建立模型进行经济学评价研究。模型分析（model analysis）是使用数学符号和图形对疾病的转归过程进行抽象描述或者模拟，用于对比不同治疗方案对疾病转归过程的影响，重点关注健康产出和成本的差异。

常用的模型类型有决策树模型（decision tree model）、马尔科夫模型（Markov model）、离散事件模拟模型（discrete events simulation model，DES）、分区生存模型（partitioned survival model）和动态传染模型（dynamic transmission model）。不同模型的适用情况不同，并且需要根据疾病特点、可获得的参数、临床诊疗路径等因素去设计模型结构，建立模型应该由专业的卫生经济学专家联合临床专家共同完成。

（九）收集定性成本

当没有检索到经济学评价研究且没有建立模型的条件时，卫生经济学家可以收集成本的定性资料，但是该方法属于"下策"，并不应该优先采用。收集的成本信息应该尽量全面、准确，包括涉及的成本项目和每项成本的总价格。以中成药为例，收集的成本包括中成药出厂、中标、销售价格等，药品的单次剂量费用、日均费用、疗程费用，同类药品的价格等信息，在形成推荐意见时作为参考。

经济学评价研究通常从全社会、卫生体系、医疗保障支付方和患者角度开展，收集哪些成本与研究视角相关，每个研究视角对应的成本范围不同。全社会角度覆盖成本范围最广，包括全部的直接医疗成本、直接非医疗成本和间接成本；卫生体系角度只考虑直接医疗成本。医保支付方角度仅需考虑直接医疗成本中医保涵盖的部分。患者角度不包括医保支付的部分，只需考虑患者自付的直接医疗成本，还有自行承担的直接非医疗成本和间接成本。

第三节　经济性证据的质量评估

获取经济性证据后，需要对经济性证据进行质量评估，通过质量评估可以确定在多大程度上可以相信该证据，判断该证据的准确性和可靠性，以便在作出推荐意见时正确、理性地看待经济性证据。

评估经济性证据的质量时，首选 NICE 制定的卫生经济学评价清单；如果需要进一步评估模型研究的质量，可以使用卫生技术评估模型质量评价（Philips 2004）对模型进行更详细的评估。

NICE 制定的经济学评价清单分为适用性和局限性两部分，适用性有 8 个问题，分别从人群、干预、研究背景、角度、折现、结局指标和整体适用性方面进行评估；局限性从模型、时限、健康产出类型、健康产出来源、成本种类、成本来源、疾病转归概率来源、增量成本分析、敏感性分析、利益冲突和整体局限性方面进行评估。NICE 的经济学评价清单问题涉及范围较全面，且提供了使用说明，在与其他清单横向对比后，可以在局限性部分补充研究结论和结果是否一致的问题，见表 13-6。

不同于 NICE 的质量评估清单，Philips 等人 2004 年发表的卫生技术评估模型质量评价表专门用于评估模型研究，见表 13-7，但是这个清单并不是为了指南的制定而开发，因此需要补充适用性的问题，可以参考 NICE 清单中适用性部分。

表 13-6　NICE 经济学评价清单

1. 适用性	"是""可能是""否""不清楚"和"不 适用" 评论
1.1 研究人群是否适用于本指南	
1.2 干预措施是否适用于本指南	
1.3 研究实施背景是否适用于本指南	
1.4 成本的角度是否适用于本指南	
1.5 健康的角度是否适用于本指南	
1.6 是否对成本和健康产出进行合理折现	
1.7 健康产出使用 QALY 赋值还是其他合理的结局	
1.8 适用性整体评价	
2. 研究方法学质量	"是""可能是""否""不清楚"和"不 适用" 评论
2.1 模型结构是否反映了真实情况	
2.2 设置的研究时限是否足够反映出成本和健康产出的差异	
2.3 是否考虑了所有重要健康产出	
2.4 疾病转归概率是否来自最佳的资料	
2.5 治疗措施的健康产出是否来自最佳的资料	

2.6 是否纳入所有重要成本
2.7 所需资源的估计值是否来自最佳的资料
2.8 成本的估计值是否来自最佳的资料
2.9 是否进行合理的增量分析
2.10 是否进行合理的敏感性分析
2.11 是否存在利益冲突
2.12 对方法的整体评价

表 13-7　Philips 2004 卫生技术评估模型质量评价表

质量维度		关键评价问题
结构 S1	决策问题 / 目标的阐述	是否清楚阐述决策问题
		模型所阐述的决策目标是否与项目评估目标一致
		是否明确模型中的主要决策者
结构 S2	边界 / 角度的阐述	是否明确模型的研究角度
		模型参数的选择与阐述的角度是否一致
		是否被清晰阐述并证明模型的边界
		在模型的目标、角度、边界既定的条件下，模拟结果的得出是否合理
结构 S3	结构基本原理	模型的结构与相关临床理论是否一致
		模型的数据来源是否具体
		是否适当证明模型结构所描述的因果关系
结构 S4	结构假设	模型的结构假设是否透明合理
		在特定的目标、角度、边界下，模型结构是否合理
结构 S5	方案 / 比较	是否明确定义备选方案
		是否评估所有可能方案
		排除某一可行方案是否合理
结构 S6	模型类型	根据决策问题和模型所表述的因果关系，判断所选择的模型类型是否合理
结构 S7	时间长度	模型的时间长度是否充分反映了方案间的所有重要差异
		是否清晰描述模型中模拟时间的长度、持续治疗时间和治疗效果的持续时间，并证明其合理性
结构 S8	健康状态 / 路径	健康状态或路径能否反映疾病发展过程及干预的影响
结构 S9	周期长度	循环周期长度是否经过证明
数据 D1	数据识别	特定的决策目标下，数据识别的方法是否透明恰当
		模型中包括的特定参数是否合理
		是否特别注意识别模型重要参数的数据
		采用专家意见时，是否对方法进行描述并证明其合理性

续表

	质量维度	关键评价问题
数据 D2	数据模拟	是否合理地采用了统计学和流行病学的方法进行数据模拟
	基线数据	是否清晰描述基线数据，并证明其合理性
		转移概率计算是否恰当
		是否采取半循环校正，如果没有，那么这种省略是否合理
		对于来源于随机临床试验的数据，是否采用适当的方法进行整合
	治疗效果	对于来源于随机临床试验的数据，是否采用适当的方法进行整合
		是否证明模型中使用中间阶段结果推断最终结果的方法及其假设的合理性
		是否对不确定性假设进行了敏感性分析
		是否证明治疗结束后持续效果假设的合理性
	成本	是否证明模型中纳入成本的合理性
		是否清晰描述所有成本的来源
		是否清晰描述折现率，并证明其合理性
	效用	是否证明模型中纳入效用的合理性
		是否明确效用值的来源
		是否证明效用值估计方法的合理性
数据 D3	数据合并	是否详细说明模型中纳入的所有数据
		是否合理使用不一致的数据
		数据合并过程是否透明
		如果数据以分布的形式加以合并，是否描述每个参数的分布，并证明选择的合理性
数据 D4	不确定性评估	是否说明不确定性的类型
		如果没有，忽略特定形式的不确定性是否合理
	方法	利用不同方法学假设选择模型时，是否说明方法的不确定性
	结构	通过敏感性分析，是否存在结构不确定性的证据
	异质	在对不同群组进行模拟时，是否处理异质性
	参数	参数不确定性的估计方法是否恰当
		如果数据作为点估计值纳入模型，是否说明敏感性分析范围，并证明其合理性
一致性 C1	内部一致性	是否在应用前证明模型的数据逻辑
一致性 C2	外部一致性	是否解释非直观的模型结果，并证明其合理性
		是否将所有可利用的相关数据都纳入模型中
		是否比较现模拟结果与以往的模拟结果，并解释存在的差异

　　当没有经济学评价研究，仅有成本的定性信息时，可以从成本的来源和成本的波动范围去评估成本信息的质量。

第四节 经济性证据对推荐意见的影响

推荐意见是指南的精华部分，也是指导临床实践的重要内容。在中医临床实践指南中证据到推荐意见的转化环节中，需要考虑干预措施的利弊平衡，而经济因素就是利弊平衡的一个重要方面。在形成推荐意见时，经济性证据会从两个方面影响推荐意见的强度和方向，分别是成本和证据质量，见表13-8。

表 13-8 经济性证据对指南推荐意见形成的影响

因素	应用条件	具体内容
成本	有经济学评价研究时，比较增量成本效果比（ICER）与阈值	①结局指标为质量调整生命年（QALY）时，阈值在人均GDP的1～3倍，因情况不同而变化 ②结局指标为痊愈率、有效率、患病天数等时，可以： 查找并参考其他研究的阈值 计算增加的成本占常规诊疗所需成本的比例
	没有经济学评价研究时，比较定性成本	计算增加的成本占常规诊疗所需成本的比例
证据质量	有经济学评价研究时，评估经济学评价研究的证据质量	评估单个经济学评价研究的证据质量 评估多个经济学评价研究结果的一致性
	没有经济学评价研究时，评估成本信息的证据质量	①评估是否考虑了所有重要的费用项目 ②评估信息的来源是否可靠 ③评估涉及干预措施的价格是否稳定，不同地域、近期的价格是否存在较大差异

一、成本因素

成本因素包括成本大小、与净效益相比的增量成本大小和消耗资源大小。

（一）有经济学评价研究时的决策过程

当有经济学评价研究时，指南制定者需要比较各个治疗措施带来的临床获益与其成本相比的大小。如果某干预与对照相比，成本较高且效果较差，或者成本更低且效果更好，那么是否推荐该干预措施是显而易见的。如果某干预措施的成本更高与此同时带来更好的疗效，此时需要引入阈值来帮助决策，可比较增量成本效果比（incremental cost effectiveness ratio，ICER）与阈值的大小，ICER代表每增加1单位效果所需增加的成本。

此外，确定成本效果可接受阈值（cost-effectiveness threshold value）对于建立透明和高效的卫生决策系统至关重要。尽管已有大量关于QALY阈值的研究，但是还没有公认的、统一的阈值标准。WHO推荐使用1～3倍GDP作为伤残调整生命年（disability-adjusted life years，DALYs）的阈值，但是也有很多反对和批评的声音，这主要是由于阈值的测算工作较为复杂。目前计算阈值的方法主要有4种：支付意愿法（willingness-to-pay，WTP）、先例法（precedent method）、机会成本法（opportunity cost method）和定量生命价值法（value of statistical life，VSL）。以支付意愿法为例，用该方法测算出的阈值结果差异较大，原因是应用意愿支付法时没有统一规定的方法，并且影响阈值大小的原因较多。阈值的大小与国家的文化和经济关系密切，阈值反映了当地的偏好和经济水平，高收入国家的阈值普遍高于低中收入国家的阈值。假设的情景同样会影响直接测量的结果，人们为了提高生活质量（quality of life，QOL）、延长生命或拯救生命愿意支付的金额大相径庭，为了延长和拯救生命付出的价值显著高于提高生活质量的价值。此外，影响阈值大小的因素还有假设情景中疾病的种类（病情严重程度、病程）、被调查的人群（是否患病、收入水平、性别、种族、地域等）和研究视角等，例如，英国对于危及生命情况的阈值更高。我国研究者采用 VSL 的方法测算出我国的成本效果可接受阈值预计是 1.45 倍人均 GDP，上限和下限分别为 1.16 和 2.90，成本效果可接受阈值在不同情景下波动。因此，用于判断是否接受某中成药的阈值（1～3 倍人均 GDP）仅是一个区间范围，需要根据实际情况调整。

当健康产出不是 QALY 时，采用 GDP 作为标准是不合理的。可以采用以下 2 种方式评估非 QALY 的结局：①检索探讨过相关阈值的研究；②计算增加成本占常规诊疗所需成本的比例。

指南制定者计算常规诊疗所需成本时，需要区分患者来源于门诊部还是住院部。指南制定者在计算门诊患者的成本时，可以先咨询临床专家或查询指南了解管理疾病所需的检查、治疗等项目，再咨询临床专家或查询价格标准了解项目的价格。指南制定者计算住院患者的成本时，可以咨询临床专家获取疾病的住院费，有条件情况下可参考医保政策按病种付费（DIP）、疾病诊断相关组（DRG）的标准。

（二）没有经济学评价研究时的决策过程

在没有查找到经济学评价研究且无法通过建模开展经济学评价研究时，指南制定者需要比较采用各个治疗措施造成的定性成本大小。此时，指南制定者在测算成本时应考虑各种重要成本，除了药物费用本身，还包括其他管理（诊断、治疗、康复等）疾病和不良反应的成本，如果疾病对患者的行动能力影响大还应纳入直接非医疗成本。为了比较出有优势的干预措施，指南制定者还应提供其他同类型干预的成本。当只有成本信息时，指南制定者可以通过计算增加的成本占常规诊疗所需成本的比例判断增加的成本是否在可接受阈值范围内，但是仅从成本去判断是没有意义的，还需要结合临床疗效定性判断是否具有经济性。

二、证据质量因素

经济性证据质量因素包括证据质量和证据间的一致性。证据质量是指在多大程度上可以相信经济性证据，有助于判断证据的准确性和可靠性。

（一）有经济学评价时的决策过程

当只有一个经济学评价研究时，建议采用 NICE 和 Philips 2004 质量评价清单评估证据的质量。当有多个经济学评价研究时，除了评估单个证据的质量，还需评估证据间的一致性。如果研究结果间差异大则提示研究结果不稳定，需要比较多个结果之间的差异大小，并探究产生差异的原因。在形成推荐意见时，指南制定者应采用研究质量高且与指南主题最接近的研究结果。

（二）没有经济学评价时的决策过程

当仅有成本的定性资料时，指南制定者需要尽量考虑所有重要的成本项目，并根据成本信息的来源和成本波动范围评估成本信息的质量。

总之，经济性证据对中医指南的制定和推荐意见的形成都是非常重要的，应该采用科学系统的方法从各种渠道获取经济性证据，并采用全面、科学的方法评估经济性证据的证据质量，同时结合指南推广应用地区的医疗资源配置情况进行综合考虑，这样才能正确地认识、解读经济性证据，并指导最终形成合理、可行的推荐意见。

第十四章　中医临床实践指南制定中的共识形成方法

目前临床实践指南领域学者对"共识"存在两种认识，一为科学性、透明度低于临床实践指南的行业指导性文件；一为形成"共识"的方法。如为前者，则是与指南并存的指导性文件，但是作为后者，却和指南存在密切关系。临床实践指南的制定过程包含了共识过程与共识结果，即在指南制定的相关环节中会应用共识形成的方法。而部分指南甚至会同时形成"共识性推荐意见"，如GRADE工作组提出的良好实践声明（good practice statement，GPS），就是作为共识一种新的表达方式被应用到指南中。一般来讲，GPS常基于间接证据，并未进行正式的质量评估。

共识作为贯穿指南制定过程的重要方法，是影响指南质量的关键因素之一；同时，针对高质量证据不足或证据基础不完整的临床问题，采用科学、透明的共识方法形成"共识性推荐意见"，也是补充、完善指南内容，提升指南质量与适用性的解决方法之一。而如何科学落实以上内容，是摆在每个指南制定者面前的问题。

第一节　临床实践指南和专家共识的区别

随着医疗的规范化和决策的科学化，指南和共识在医学实践中的作用和意义也越来越重要。高质量的指南和共识作为临床实践的指导性文件，能够有效规范医务人员的诊疗行为、提高医疗服务质量和降低医疗成本。临床实践指南（clinical practice guidelines，CPGs）是基于系统综述证据，平衡不同干预措施利弊后形成的能够为患者提供最佳保健服务的推荐意见。目前医学领域对"共识"尚缺乏统一的定义，国际标准化组织（International Organization for Standardization，ISO）将其定义为"有关的重要利益相关方对实质性问题没有坚持反对意见，同时按照程序考虑了有关各方的观点，并且协调了所有争议后形成的文件"。美国妇产科医师学会（American College of Obstetricians and Gynecologists，ACOG）将临床共识定义为"为解决新出现、紧急或优先的临床筛查、诊断或管理问题，由共识委员会基于专家共识得出建议，形成的相对简明的指导性文件"。临床共识作为一种医疗指导文件，现阶段在临床实践中仍然发挥着独特的作用，特别是在突发紧急公共卫生事件中，新出现的药品、器械等尚无确定的研究证据但又需要尽快指导临床实践，或者面临有关伦理、公平性等健康相关问题但不适合制定指南的领域。ACOG提出，共识仍然要基于对现有科学数据和证据的详细分析，但在证据不足时，可充分发挥专家意见的作用。ACOG 规定指南从选题到最终出版，通常需要 2 ～ 3 年，制定过程遵循 GRADE 框架，对证据质量和推荐意见强度进行分级，但如果证据极其有限或缺乏，可经委员会讨论形成 GPS。共识制定通常需要 1 ～ 1.5 年，不采用 GRADE 框架。ACOG 认为，虽然指南和共识在某些具体方面存在差异，但在制定流程方面基本一致。无论指南还是共识，均应对当前可获得的临床研究证据进行系统检索和评价。尽管相对于指南而言，共识的证据数量可能相对较少，质量相对较低，在形成推荐意见时更需要发挥专家的作用，但全面查找和客观呈现所有的证据，对指南和共识的制定同样重要，应避免发表选择性使用证据或不列出参考文献的共识。近 30 年来，国内外指南和共识的数量在快速增加。截至 2017 年底，国内公开发行的期刊发表的指南数量接近 800 部。关于共识的数量，有研究发现心血管领域共识数量约为指南的 10 倍。基于临床指南研究与评价（appraisal of guidelines for research and evaluation Ⅱ，AGREE Ⅱ）工具对我国指南和国际指南的质量进行对比分析，发现我国指南在 AGREE Ⅱ六个维度的评分均低于国际平均水平。临床共识的质量普遍低于指南，接受医药企业资助的共识数量是指南数量的两倍。目前发布的中医指南主要以专家共识类为主，缺乏系统的方法学和临床研究证据支持，大多数并非真正意义上的循证临床实践指南。

第二节　临床指南 / 专家共识制定中需要共识的环节

　　任何临床指南或专家共识的制定都需要一个参与专家集体"共识"的过程。综观指南制定过程，主要有 3 个环节需要达成共识，即：凝练中医指南主题、明确 PICO 临床问题，以及形成推荐内容和强度，其中以推荐意见的形成最为关键。目前"共识"的形成是通过"专家共识"方法实现的。常用的正式共识形成方法主要有 4 种：德尔菲法（delphi method）、名义群体法（nominal group technique，NGT）、RAND/UCLA 合适度检测方法（RAND/UCLA appropriateness method，RAM）和共识形成会议法（consensus development conference，CDC）。4 种方法均为国际通用方法，其中以德尔菲法最为常用。实际应用中，可根据具体情况选择一种共识方法或先后采用不同方法，直到达成共识。需要强调的是，在共识前就应确定本环节所使用的共识方法与达成共识的标准，并征得所有共识专家组成员的同意，必要时需对成员进行相关培训，以确保每位成员对共识方法与流程充分理解。同时，指南工作小组需对所有可能出现的情况进行模拟并制定好解决方案，一旦进入共识阶段后，不应再对共识规则进行修改。每种共识方法的详细介绍见本章第三节。以下对中华中医药学会团体标准《中医临床实践指南制修订中专家共识技术规范》（编号 T/CACM 1049–2017）中相关主要内容进行解析。

一、统一准备工作

（一）提前准备共识材料

共识材料需要经过系统、全面资料收集和整理，具备真实性、可靠性、完整性；需要让共识人员对材料有充分理解，只有这样专家才有可能对其重要性、临床意义和适用性作出评价和判断。

（二）共识专家组要求

科学地构建共识专家组无疑是顺利达成共识的前提和保障。共识专家组要求。

1. 具有代表性　有多学科领域专家参加，并应考虑地域、专业、职称级别、性别、年龄的代表性和均衡性。

2. 人数要求　如不少于 15 人。

3. 其他要求　在面对面共识形成方法中，需要设立主持人对会议进行主持和协调，因此要求主持人对指南制定背景、讨论主题及参会人员熟悉，并具备良好的交流和协调能力。

（三）利益冲突声明

参与共识过程的专家均需签署利益冲突声明。

二、指南制定过程中 3 个环节形成"共识"的具体要求

（一）凝练指南主题

主题由指南主要起草人及其起草团队提出，经和共识专家达成共识。指南主题的选择需明确指南的类型、制定目的、范围和查新检索策略。主题选定后，需将指南撰写申报书呈报给审批部门，审定后再开展后续工作。

（二）明确指南临床问题

1. 采用 PICO 方式构建临床问题，形成原始问题清单　指南起草组通过全面检索相关指南和系统综述，提取中医临床问题和结局指标，形成原始问题清单。

2. 对原始问题清单中的结局指标进行评分　基于原始问题，对病证相关结局指标进行筛选和评价。按照 GRADE 系统对于结局指标重要性的评分标准，分为不重要、重要、至关重要进行评判。并根据评分结果，统一进行分级和排序。

3. 确定需要进行系统综述 /Meta 分析的临床问题　综合筛选出的重要临床问题和结局指标，通过专家共识，按照 PICOS 结构，形成若干系统综述需要回答的问题。

（三）形成推荐内容和强度

1.指南的基石为证据，证据分级需基于证据类型及其方法学质量评价结果，而推荐强度则依赖于证据强度及利弊关系考虑、经济性、患者价值观意愿等。指南最终形成的推荐意见是用完整的句子来回答关键的临床问题，是一系列行动方案的指导性声明。获得切实可行的推荐意见是指南的核心部分，而如何获得推荐意见的过程显得尤为重要，是整个指南制定中弥足轻重的一环。

2.基于系统综述，采用得到公认的证据评价标准，对证据进行质量评价，共识专家需要讨论证据与临床问题的符合程度，并同时考虑其他影响推荐意见的因素，如经济性、可行性、公平性、患者偏好与价值观等。共识达成后，将证据转化成推荐意见。形成推荐意见时需制定决策模块（包括背景信息或形成问题；对形成推荐意见所考虑的证据进行评价；得出结论），总结推荐意见形成的影响因素，提供可指导推荐意见形成的其他信息总结，如成本分析和资源利用、患者偏好与价值观；列出共识形成过程中参与者制定推荐意见的具体细节等。

3.形成"共识"的规则。在进行推荐意见共识时，应制定推荐意见表，共识小组成员通过完成推荐意见表，使其共识过程更加透明化，最终得出推荐意见的方向及强度的结论。有研究者提出可以使用 GRADE 网格工具帮助达成共识。共识专家在熟悉有关影响推荐强度因素和推荐强弱含义的说明的基础上，每次表决以 1 项提议说明 1 个临床问题，对该项提议共识专家组可表达不同的支持或不支持度。在提议经过再次表述（对于人群、干预措施、对照措施及结局进行明确的描述），提出证据及对讨论各方存在的分歧来源再次评价后，共识专家组成员完成 GRADE 网格（见表 14-1）。对于达成共识的规则，有指南团队提出如下规则：若除了"0"以外的任何 1 格票数超过 50%，则视为达成，可直接确定推荐意见方向及强度；若"0"某一侧两格总票数超过 70%，亦视为达成共识，可确定推荐方向，推荐强度则直接定为"弱"；其余情况视为未达成共识，推荐意见进入下一轮投票。可根据情况进行 3～4 轮投票，投票结果有效则结束进一步的讨论，否则讨论可能持续很长时间。

表 14-1　GRADE 网格评价内容

临床问题 1/ 提议 1（对每个提案，用"×"标记你评估结果的选项）				
项目内容	等级分数			
	2	1	0	1	2
干预措施的利弊权衡	明显利大于弊	可能利大于弊	利弊相当或不确定	可能弊大于利	明显弊大于利
推荐意见选项	强推荐"一定做"	弱推荐"可能做"	无明确推荐意见	弱不推荐"可能不做"	强不推荐"一定不做"
拟推荐意见				

4.因为研究证据无法自动转化为推荐意见，因此必须基于专家对证据及影响推荐意

见的其他因素的综合评估和判断，最终产生推荐内容。大多数情况下，我们所谓的缺乏证据，主要指缺乏高质量的直接证据，但来自真实世界研究的证据或间接证据，也可以为指南提供重要信息，甚至作出强推荐。在指南制定中，推荐意见并不总能基于高质量证据。在没有证据或证据数量过少、质量过低的情况下，指南推荐意见主要依赖专家组基于自身医学经验、患者偏好和医疗条件形成的共识性意见。即使存在强有力的证据，推荐意见的形成还要考虑经济学、患者偏好和价值观、利弊权衡、可及性、公平性、可接受性等因素，需要通过科学的共识过程，实现从证据到推荐意见的转化。因此，不论是指南还是共识，在制定和修订过程中都会使用专家共识的方法。

三、资料存档

所有指南制定过程中的共识形成过程均需要将资料进行存档。主要存档材料包括：共识专家名单及其个人简介、参与共识形成人员签署的利益冲突声明书、共识资料、共识方法实施方案、每次共识实施的记录，如录音、合影、分析结果等。

第三节　四种常用的共识形成方法

国际上达成共识常用的方法主要有德尔菲法、名义群体法、共识会议法及改良德尔菲法，四种方法达成共识的过程各不相同，其中德尔菲法采用匿名投票，简便易行，但花费时间较长；名义群体法可以面对面进行交流，保证观点的真实性，但话语权较大的参与者可能影响其他人的决策；共识会议法的讨论参与人群广泛，利于观点的产生，但过程缺乏透明性；改良德尔菲法则综合了德尔菲法匿名投票和名义群体法面对面讨论的优势，目前多被共识制定机构采纳，但其过程较为复杂，且耗时较多。

一、四种正式共识形式方法特点的对比

四种正式共识形成方法的优缺点对比见表 14-2。

表 14-2　4 种正式共识形成方法的优缺点对比

共识方法	是否可以问卷形式	个人独立决策过程是否保密	小组意见是否反馈给成员	是否允许面对面讨论	是否为结构化的互动讨论	整合成员观点的方法
德尔菲法	是	是	是	否	是	明确
名义群体法	否	是	是	是	是	明确
共识会议法	否	否	否	是	否	不明确
改良德尔菲法	是	是	是	是	是	明确

从表中可知，每种方法各有利弊，相对而言，德尔菲法和改良德尔菲法优势比较多。以下将从定义和特点、具体实施过程、经典参考文献，逐一对每种方法进行简述。

二、四种正式共识形式方法的具体介绍

(一)德尔菲法

1. 定义与特点 该方法通过多次反复的结构化方式针对被调研对象,通常采用通信/邮件方式征询意见,经过至少3轮咨询,使被调研对象的意见趋于集中,最后得出符合共识主题的结论。主要特点在于:针对特定问题咨询一组被调研对象;在咨询过程中,被调研对象匿名回答问题;咨询过程通常包括几轮;每一轮的调研内容根据上一轮的总结进行完善和修改。

2. 具体过程 首先确定需要调研的问题,可以通过前期文献调研整理出问题/主题,并将相关材料发送给被调研对象,用于确认被调研人邮箱/收信地址是否正确。在进行第一轮德尔菲调研前,组织者们可以对被调研对象进行访谈以完善并确定主题,然后制定问卷框架,同时也邀请他们参与接下来的3轮问卷调研。邀请的被调研对象应该保证3轮调研均能参与。第一轮,以开放式提问询问被调研对象对于调研主题的意见,以激发出他们不同的意见,然后对回收意见进行归类,制定出用于循环使用的问卷调研表,这一轮的调研尽可能简单,所提问题不要超过一页纸。第二轮,在对第一轮意见进行总结时,会有一些议题已达成共识,还有一些议题并没有,这时需要对这一部分议题进行凝练后再次开展第二轮意见征询,而第一轮反馈的结果也会同时送达到各个被调研对象,他们会以同意与否的方式直接形成共识,或者针对每个条目的同意与否进行排序。第三轮,被调研对象在第二轮时已经获知了整体的调研结果,以及他们之前的回答情况。这一轮,被调研对象会再次对于之前的意见进行重新审度。同时,还可以对之前的结果排序进行调整。最后对汇总的排序进行评估和总结,看共识程度是否高,如果高,则调研结束,如果低,在条件允许或课题研究有特定要求的情况下尚需进行第四轮。需要注意的是本方法的调查问卷,第一轮问卷基于共识的背景资料和定性访谈拟定出来,其后的调查问卷主要基于客观评分和共识人员提出书面具体的意见来修订。问卷发放方式可以通过邮件、信件或互联网创建手机客户端的方式发送,回答者可以匿名。而统计方法则根据共识人员意见的协调程度,计算相应的均数和标准差及相关系数。

(二)名义群体法

1. 定义与特点 该方法是指在决策过程中对群体成员通过出席所召开的讨论会,先进行个体决策,即独立思考后,再看最终共识程度。该方法特点是,需要有一名经验丰富的现场主持人;每位成员平等参与,可避免讨论产生的冲突,能尽可能多地搜集观点,节省时间,但在同时解决多个问题上缺乏灵活性,需要较长时间。

2. 具体过程 通过1名经验丰富的主持人组建共识专家以面对面会议的形式讨论特定主题。它包含两轮会议,参与者们对主题内容进行评判和讨论及再评判和讨论。首先,参与者们先用5～10分钟匿名写下各自对讨论主题的观点;其次,每个参与者依次对主持人阐述观点,主持人做记录,并进行列示,使周知;再次,展开讨论,将相同

的意见进行归类，同时对每个观点和意见进行讨论和评价；然后，每个参与者对每个观点进行第一轮的匿名投票排序，并对排序结果进行展示；如时间允许，还可进行第二轮或多轮的投票、排序和讨论；最后，对结果进行展示并反馈给参与者们。

（三）RAND/UCLA 合适度检测方法

1. 定义与特点 简称"RAM"法，又被称为"改良德尔菲法"，联合应用了德尔菲法和名义群体法。"RAM"法通过优势互补发挥两者的优点，有效地克服了德尔菲法中专家互不谋面以致对有争议的问题难以取得共识及名义群体法参与者意见过于分散的缺点。

2. 具体过程 该方法实施时，通常会组建 2 个小组，即核心小组和专家组，前者引导后者，并向后者提供背景资料，后者则基于资料来达成共识。一般来讲，在开展共识形成过程之前，核心组除了背景资料的提供，还会拟定含有临床实际情景片段的相关问题。这些情景片段往往是患者就诊过程的不同环节的重现。同时专家组会被给予一个9 分制的李克特量表，用于评价某一特定干预措施是否合适该患者。专家组成数为奇数。通常对于某一干预措施的评价会有两轮。第一轮，专家组通过邮件收到临床情景片段，并被要求进行"合适度"的评分，在评价时可以不用考虑干预措施的经济性问题。1～3 分、4～6 分、7～9 分分别代表"不合适""不确定""合适"。每个专家独立于其他专家进行评分。专家组成员可以参考核心组所提供的综合证据。第二轮，由 1 名经验丰富的主持人 / 协调员来组织一次面对面会议。会上，所有参与专家都会获得其他专家之前的个体评分结果。参会专家每人对每个片段干预措施的合适度发表意见。在讨论结束之前，每个参会专家再次审查他们之前的评分结果，并可以进行修改。如果还需要制定必要性评价标准，则可通过邮件进行第三轮评价，要求小组成员对已评价为"合适"的指示的必要性进行评级。之后，这些结果会被进行描述性统计分析。当有 ≥ 1/3 的专家对某一临床问题的干预措施评分为低分，而另外 ≥ 1/3 的专家对同一临床问题的干预措施的评分为高分时，则视为有分歧，没有达成共识。在没有分歧时，中位评分若处于低分段（1～3 分），视为"不合适"；如果评分处于高分段（7～9 分）时，视为"合适"；如果评分在（4～6 分），无论是否有无分歧都视为"不确定"。

（四）共识形成会议法

1. 定义与特点 遴选一组人参加会议，就某问题根据呈现的证据达成共识，分为开放和封闭 2 种类型，均设有主席，负责全过程和分配任务，公众也可参与其中。该方法的主要特点在于较其他方法更倾向于通过公共论坛讨论问题。通过面对面讨论和交流产生建议，形式灵活，内容更丰富，经济方便，可实现快速决策，但对群体意见的综合分析方法不明确。

2. 具体过程 首先要选定主题和遴选参会专家。组织者围绕主题，列出将要讨论的问题清单，确定会议讨论范围。与会专家来自不同领域，形成会议专家决策组。该决策组独立于组织者，且没有其他利益冲突，这些专家应为领域内高水平的专家。与此同时，组织者邀请另外一批独立于决策组的专家提供背景资料，用于会议决策专家进行讨论。组织者提供循证证据。与会专家听取证据陈述和来自公开方式征集的普通公众的意见之后，展开讨论，最终达成共识。在公开征求意见时，普通公众可以对与会专家进行提问。会议主持人/协调员对全程进行掌控，并协助达成共识。在权衡各种证据和信息后，专家组将生成一份针对预先问题的共识声明。共识声明草稿会被参会人进行评审。讨论之后，专家组作出相应修正，之后对声明进行发布和传播。会议的主要议程分为两部分，即公开讨论会和委员会。在公开讨论部分应邀参与者向会议小组陈述观点和意见，并接受提问和咨询，然后会议小组组织参会人员进行研讨和材料的整理，并撰写共识声明。由各参与者以投票、排序、公开讨论等非结构化的互动方法评估最终的共识结果。

第四节　存在的问题及相关建议

目前看来，中医临床实践指南主要将共识应用于"形成推荐意见"环节。在该环节，共识的报告主要关注共识人员、共识方法、共识过程及共识材料等方面。然而在具体实施过程中，还存在诸多问题。

一、存在的问题

（一）共识"专家组"成员的组成定义不清、职责不明

国内已发布的中医临床实践指南多以"专家组"笼统指代参与共识人员，并未对"专家组"的构成、确定方法及成员职能作出报告。另外，缺乏对共识人员进行利益冲突管理，尤其缺乏对非经济利益冲突的认定方法与处理方式。

（二）对"共识会议"和"专家讨论会"存在概念混淆

正式共识形成方法的"共识会议"要比普通的"专家讨论会"在执行步骤与规则方面具有更加严格的要求。很多中医临床实践指南在"形成推荐意见"环节没有报告其所使用的共识形成方法，多以"专家讨论会"一概而过。

（三）缺乏对共识过程的详细报告

对共识人员、所使用的共识方法、影响证据质量和推荐强度的因素、推荐意见修改过程等报告地并不完善，如未报告在该环节所使用的证据－推荐意见表及相关调研材料。此外，多数中医临床实践指南，将古籍或现代医家经验作为支撑证据，但在共识过程中并未对其使用标准及过程进行详细报告。这类资料，从方法学角度不能作为严格意义上的证据在指南中推荐。

（四）对共识结果的随意修改

在"形成推荐意见"与"同行评审"两个环节的共识过程分割不清。目前，在中医临床实践指南草案进行"同行评审"时，指南起草小组对草案存在多种不规范的处理方式，如由起草组依据同行评审专家反馈的意见，直接对推荐意见内容进行修改。此举非常不妥。共识专家组对推荐意见的形成已是上个环节完成的既定内容，而外部评审专家对带有推荐意见的指南草案进行评审，所做的变更应仅限于修改真实的错误、说明与实施相关的考虑因素及推荐意见适用的条件，若牵涉到推荐意见的内容或推荐强度的变更，则需要共识专家组再次共识并同意进行变更。

以上情况造成了国内中医临床实践指南的共识过程不规范、不透明。目前指南的评价标准对共识已提出了一定要求，如国际指南协作网（Guidelines International Network，GIN）制定的高质量临床实践指南11条评价标准中就明确提及："指南应该描述专家组成员达成共识的过程，该过程应在指南制定之初确定。"AGREE Ⅱ评价标准中的第10条"明确阐述形成推荐意见的方法"要求："应详细介绍推荐意见的制定方法及做出最终决定的过程。主要方法包括采用投票法、非正式共识法和正式的方法（如德尔菲法）。对存在争议的部分及相应的解决方法也应明确指出"；第12条"推荐意见和支持证据之间有明确的联系"要求："每条推荐意见应与关键证据的描述和（或）参考文献相联系，以确保指南使用者能够将不同的推荐意见对应其支持证据"；第15条"推荐意见明确不含糊"要求："应明确阐述推荐意见在什么情况下、对何种患者适用，并应指出有无证据支持。具体内容包括：描述推荐、推荐意见的目的（如提高生活质量），以及明确适用人群和适用条件"。因此，"共识"在临床实践指南中是不可或缺的一个部分，其主要使用环节是在一部临床实践指南推荐意见形成的时候，正如 GRADE 所要求的：通过一次或多次的专家共识，综合考虑利弊平衡、患者的偏好和价值观、资源投入等因素，最终达成一致的推荐意见。

可见，"共识"达成的规范与否是影响指南质量的重要因素，并贯穿于指南制定的各个阶段之中。如何进行科学、高效的共识，如何使循证证据与共识有机结合，是每位指南制定者亟需解决的难题。由于指南制定各阶段需要的共识方法不一，影响共识达成的因素又是多方面的，因此，应加快开展对指南制定中各共识环节规范的研究，保证关键共识环节的共识方法、流程及报告等能达到最低要求，以进一步提升临床实践指南的质量与临床适用性。

二、相关建议

（一）公开共识专家组遴选过程

公开共识专家组选取专家的标准、专家招募的信息及专家的专业领域等内容都应当在指南编制过程中明确报告。达成共识过程的实质是把个体及群体、信息和数据等有机结合起来，集成不同人的思维、经验、知识及各种资料和信息等，将定性认识与定量认识相结合，因此，专家组成员的专业素养及其广泛性和代表性是非常重要的。共识组人员的专业素养不仅体现在要具有宽广的学术视野和熟悉学术前沿，更要求有一定的学术影响力和社会影响力。专家的来源应当尽可能广泛，包括学科的广泛性、地域的广泛性及男女性别的平衡等。

（二）同等重视临床和方法学专家的共识角色作用，增加患者参与度

为了保证共识法的科学性，共识的过程中应该有方法学人员给予全程指导，例如专业的指南制定方法专家、循证医学专家等。建议在组建共识小组时，应当根据专家身份不同设立方法学组长和临床专家组长。提升方法学专家在共识过程中参与程度和话语权，因此，建议在组建共识组时由至少来自两个单位的三位方法学专家成立方法学组。英国国家卫生和临床示范研究所（National Institute For Health And Clinical Excellence，NICE）指南制定手册中明确提到专家共识小组中必须要有一个与指南制定主体相关的非专业从业者，可以是患者、患者家属及使用与此相关医疗服务的普通人，在制定指南的过程中应整合那些受推荐意见影响的人群的意见。患者的偏好和价值观不仅是循证医学的要素之一，更是影响推荐意见的重要因素。面对卫生保健抉择，患者的观点有可能与医务人员的观点不尽相同，如医生更关心与疾病直接相关的临床结局指标的改善，而患者则更关注其生存质量、机体功能的改进。因此，共识小组可以纳入患者作为小组成员，以便充分地听取患者的意见，补充被医务工作者忽略的问题。此外，在推荐意见形成时，结合患者的意见亦可以使指南以清晰且更容易被理解的语言进行陈述。

（三）对利益冲突声明进行充分报告

在未来指南/共识制定过程中，应当将利益冲突声明表格以附件的形式展现，同时在利益冲突声明的过程中不仅要重视冲突的报告，更应该重视利益冲突的管理，应设立专门的部门对利益冲突声明表进行存档，并将所有的利益冲突相关结果进行公开。建议在未来报告利益冲突时，应当写明共识组人数、报告利益冲突声明的人数、利益冲突声明表的管理存档情况及如何查询等，这将极大地提高利益冲突声明的透明性。

（四）增加共识过程前的方法学培训

正式共识法有着结构化流程，过程也较为复杂，在指南的制定中往往会因为专家不熟悉共识的方法和流程而影响共识过程。此外，在共识法的选择、设计和应用过程中对关键技术要求的把握不到位，也会造成共识结果的偏差。因此，对共识组成员尤其是对指南制定的负责人进行共识过程前的方法学培训是必要的。

（五）提高共识过程报告的规范性及充分性

应对于使用的共识方法、遴选专家的方法、专家组的构成情况及人数、达成共识的阈值、共识方法的次数或轮数、争议问题的解决办法、利益冲突等方面进行充分报告。指南/共识的撰写应详细报告制定过程中共识法的应用情况，若篇幅过多可以通过附件

的形式体现，这有助于体现指南 / 共识制定过程的透明化和严谨性。共识在临床实践指南中是不可或缺的一个部分，只有提高共识方法报告的规范性和充分性，才能使我国发布的指南更加客观、公正和透明。

此外，建议中医临床实践指南在"形成推荐意见"环节，应先由共识专家组在全面考虑各影响因素后，经共识形成推荐意见及推荐方案，经起草组整理形成草案。继而再进行"同行评审"环节，经起草组收集、整理反馈意见，若涉及推荐意见的内容或推荐强度的变更，需要通过共识专家组的再次共识，并在指南中报告处理过程与处理结果，力将每一环节的共识人员与共识过程都清晰化。

总之，制定临床实践指南 / 临床共识过程中，有多个环节涉及人为"主观"因素，也即"专家意见"或专家的主观判断。那么如何使得这些"主观决策"过程透明化和规范化，有待临床实践指南 / 临床共识制定者遵循相关操作规范。

第十五章　中医临床实践指南的报告规范

第一节　中医临床实践指南的报告规范（RIGHT for TCM）

　　医学指南研究报告作为医学指南的主要呈现形式，是记录指南指导意见的主要载体，直接影响指南报告与阅读，在医学指南的研究中具有重要价值。高质量的报告会完整、清晰地阐述指南制定过程，明确、客观地提出指导意见，可供其他研究者验证并应用；而低质量的报告，即使指南的制定过程被很好地计划与实施，也会阻碍报告指南具体内容的呈现结果，从而阻碍使用者对证据的整合与评估，甚至误导基于证据的决策。

　　针对长期以来指南存在的报告不规范的问题，各国学者开展了许多研究，并制定了相关的报告标准。1993 年，结构式摘要发起人之一、加拿大 McMaster 大学 Haynes 等人制定了针对指南摘要的报告标准，分为 9 个条目。该标准首次对如何系统、规范地报告指南的摘要提供了模板和依据。2003 年，指南标准化会议（The Conference on Guideline Standardization，COGS）工作组成立，研发了针对临床实践指南的报告规范 COGS 标准。COGS 标准包括了 18 个条目，基本涵盖了指南制定的整个环节。haynes 等人首次制定了指南的报告标准，但其仅仅是对于指南摘要部分加以规范，并且自 1993 年以来未进行更新；而 COGS 标准则主要局限于临床领域，并且自 2003 年以来未进行更新。自 2009 年 AGREE Ⅱ 推出以来，AGREE Ⅱ 在指南质量评价中得到广泛使用，虽然其在声明中说明亦可作为报告规范使用，但国际专家仍然普遍将其作为质量评价工具，与报告规范应当有所区别。

　　2016 年 11 月，卫生保健实践指南报告规范——RIGHT 声明在《内科学年鉴》上发表，其研究团队联合来自中国、美国、加拿大、英国、德国等 11 个国家以及包括 WHO、EQUATOR、GIN、COCHRANE、GRADE、AGREE 等 7 个国际组织的 20 余名专家，历时 3 年，严格按照国际卫生研究报告规范制定标准，基于 WHO 指南条目评价，同时对 COGS，AGREE Ⅱ 的条目进行分析汇总，共包含 7 大领域，22 个条目，RIGHT 声明是首个在 EQUATOR 协作网正式注册的国际指南报告规范，也是当前世界范围内仅有的同时适用于临床实践指南、公共卫生指南和卫生政策指南的报告规范。

　　中医药是世界上历史最悠久的医学体系之一，其理论体系具有独特的中华文化和哲学思想特点，并且有丰富的临床经验积累。如中医学具有辨证论治的治疗特色，与西医学不同的药物来源等。中医对疾病的认识有别于西医，其指南亦体现着自己鲜明的特点和中国的传统文化特色，指南呈现形式和现代医药同样有区别，不能完全适用于 RIGHT 报告规范。中医指南的报告规范更应该体现中医药自身的特色，同时也希望制定出专门针对中医指南的 RIGHT 声明，体现中医药特色，规范中医指南的撰写报告。这种设想也得到了 RIGHT 工作组的认可，并组织了多学科专家对 RIGHT 声明的中医药扩展版进行共同研究，对原 RIGHT 声明中的 2 个领域进行了扩展，包括 6 个主题，23 个条目，见表 15-1。

表 15-1 RIGHT for TCM

条目号	（前面加领域）条目	推荐强度	备注
1	通过题目判断为中医药临床指南	强推荐	对 RIGHT 1a 条目（基本信息）的扩展
2	描述基于生物医学理论和 / 或中医学理论对疾病的认识	弱推荐	对 RIGHT 背景领域的扩展
3	描述基于生物医学理论和 / 或中医学理论诊断该疾病的依据	弱推荐	
4	描述中医学理论对该疾病病机的认识	弱推荐	
5	描述使用中医治疗该疾病的具体理由	弱推荐	
6a	在推荐意见中描述使用传统中医治疗的治则和 / 或治法	强推荐	对 RIGHT 13a 条目（推荐意见）的扩展
6b	描述是否对疾病进行中医学辨证分型	强推荐	
6c	对干预措施中的中药复方内容进行清晰准确的描述（至少包含以下一项内容）	强推荐	
6c-（1）	描述中药复方的名称、出处	弱推荐	
6c-（2）	描述中药复方中具体组成药物的名称、加减和剂量	弱推荐	
6c-（3）	描述中药复方的煎煮方法	弱推荐	
6c-（4）	描述给药途径（如口服、外用）及服用频次的具体信息	强推荐	
6c-（5）	描述中药复方治疗需要的持续时间	弱推荐	
6d	对干预措施中的中成药内容进行清晰准确的描述（至少包含以下一项内容）	弱推荐	
6d-（1）	描述中成药的使用剂量	弱推荐	
6d-（2）	描述对中成药的给药途径（如口服、外用）及服用频数	弱推荐	
6d-（3）	描述中成药治疗需要的持续时间	弱推荐	
6e	对干预措施中的针刺内容进行清晰准确的描述（至少包含以下一项内容）	强推荐	
6e-（1）	描述对针刺操作中使用的穴位、主穴、配穴及穴位加减信息	强推荐	
6e-（2）	描述对针刺过程中所使用针具规格的具体信息	弱推荐	
6e-（3）	描述针刺的行针手法、进针深度、留针时间	弱推荐	
6e-（4）	描述针刺所需要的治疗频次	弱推荐	
6e-（5）	描述针刺所需要的持续时间	弱推荐	

注：我们推荐此清单与"RIGHT 卫生保健指南报告规范"结合阅读。

第二节　中医临床实践指南报告规范的解读

一、报告规范的建立方法

本研究采用 EQUATOR 协作网所推荐的报告指南制定的方法学指导，并根据实际情况，通过以下三个步骤完成：成立研究工作组；文献系统评价与条目池建立；专家共识与条目筛选。

（一）成立研究工作组

RIGHT for TCM 工作组共分为三个小组：①核心工作小组，包括循证医学、流行病学、医学信息学、指南方法学家、临床医生等。负责检索文献、提取初始条目、收集并统计分析调查问卷、撰写报告规范；②专家共识组，包括各科室临床医生，循证医学、流行病学等。主要职责是对条目进行德尔菲共识、筛选、推荐。③专家指导委员会，包括原 RIGHT 工作组成员，指南方法学专家。其职责是研究过程指导、监督指南制定流程、监测并评估更新需求。

（二）文献系统评价与条目池建立

1. 指南文献系统检索　对已发布的中医药临床指南进行全面检索，计算机检索包括：中国生物医学文献数据库（CBM）、中国知网数据库（CNKI）、万方数据库（Wanfang）、PubMed、Embase 数据库，同时检索 NGC、GIN、NICE、医脉通指南文库，并手工检索 Google、亚马逊和当当网获取以专著形式出版的中医药临床指南，并补充检索纳入文献的参考文献，检索时限均为建库至 2017 年 7 月。中文检索词包括"指南""共识""专家意见""中医药"等，英文检索词包括"guideline""recommendation""statement""consensus""traditional Chinese medicine""Chinese herb"。

2. 指南报告质量评估　由受过统一培训的 8 名研究员对检索到的所有指南进行报告质量评价，按 22 个小条目（共 35 条细则）逐条对纳入的文献进行报告质量分析。所有评价过程均由研究员独立完成，对任何存在疑问或不一致的结论通过第三方讨论解决。

3. 条目提取与条目池建立　用 RIGHT 框架对中医临床实践指南进行数据分析，包括提取其中关于指南报告的内容和数据；并与 RIGHT 报告规范进行比较分析，对于 RIGHT 声明中所未包含的内容进行提取，最后由核心工作小组进行面对面会议，建立初始条目池。

（三）专家共识与条目筛选

采取德尔菲方法，通过网上问卷调查的形式进行一到两轮专家共识法。德尔菲专家组对于每个条目的判定有五种结果，包括"非常重要""比较重要""一般""比较不重要""非常不重要"，并在最后提出其他意见。对于调查结果，我们采取 GRADE 网格规则进行共识。在五个选项中，当"非常重要"选项共识度大于 70% 时 [共识度 =（ 同意的人数 / 总人数 ）×100%] 条目视为强推荐，被视为在指南中应该报告的条目；"非常重要"与"比较重要"选项的共识度之和大于 70% 时为弱推荐，被视为在指南中可以报告的条目；排除以上条件则视为未达成共识。通过专家共识条目筛选所形成的初始条目由制定小组进行讨论整理后形成最终纳入的条目。

二、报告质量评价结果

通过对纳入的 539 篇中医药临床指南进行报告质量评价，目前中医指南报告质量虽然总体呈上升趋势，但其总体质量仍不高，且内部存在一定的差距。我们在使用 RIGHT 报告规范评价中医指南的试验过程中，遇到了一些困难，比如在背景部分，中医疾病有着自己其独特历史沿革。在流行病学方面，缺乏对中医疾病流行病学的统计的报告。在推荐意见上，缺乏对于中药复方具体的理法方药内容的报告规范。在证据方面，中医古籍及名家经验的证据质量分级报告标准也没有统一。对于以上这些方面，现有的 RIGHT 报告条目都不能很好地适用。

三、报告规范的解读

我们采取了系统评价、头脑风暴与德尔菲法综合制定报告规范条目，系统评价的目的之一是通过全面检索和严格评价，尽可能减少随机误差和系统误差，提供接近真实的科学证据，为决策者提供参考依据。我们全面地收集了已发表的中医指南，首先评价了目前中医指南的报告情况，结果显示目前中医指南报告质量偏低，而现有的 RIGHT 声明对中医指南的报告质量评价不能完全适用，因此有研究 RIGHT 指南中医扩展版的必要性。其次我们对所收集的中医指南进行全面分析，进行条理化结构化的整理，凝练出初始条目。我们还采用了头脑风暴的方法召开面对面会议对初始条目进行补充，通过这样的讨论补充新的条目，防止遗漏。共识阶段，我们采用了德尔菲法，所有的参与专家均互不知情，在互不见面和没有讨论的情况下回答所提出的问题，这种背对背匿名的方式具有优势，可以避免其他影响因素。我们进行了两轮专家意见和建议，并统计处理每轮的资料和结果，对调查结果的统计处理和分析，经多次反馈最终使专家意见逐渐达成共识。

本研究通过全面系统的检索文献，详尽分析了所有的特色条目，尽可能地反映了中医药独有的特色，通过对 RIGHT 报告规范的扩展，与 RIGHT 声明的宗旨一致，旨在共同提高中医指南的报告质量，一方面能提高指南呈现形式中的科学性和透明性，把控指南制定过程的偏倚风险，另一方面便于使用人员快速准确地把握指南的具体内容，对指南作出全面客观的判断，促进中医指南的转化利用。

（一）纳入的条目

形成的清单共分为 6 个主题，23 个条目。在题目部分，我们规范了指南题目中应该报告的重要信息，建议在题目中标明类似"中医药"等相关的字眼，从而有利于指南的使用者迅速判断该指南的基本信息。该条目的意义主要在于读者能够快速检索和确证所需要的指南，也有利于数据库工作人员对其进行正确的标引。在背景部分，对于中医指南，其理论基础无论基于生物医学理论或者传统中医学理论，都可以进行阐明。中医对疾病的认识有别于西医，可以从中医的角度描述在疾病过程中病理变化的一般规律及其基本原理，更能体现中医自身的特色。同时，研究者应提供选择这种治疗的理由，包括诊断的合理性等。本部分最好包括相关研究或者历史背景等文献参考。在推荐意见部分，为了让推荐意见更加具有操作性，我们将中医药辨证论治的理念引入，并同时规范了中医药在治疗过程中的报告，目前主要规范了干预措施中中药复方、中成药及针灸方面的具体报告细则。

在纳入的条目中，有 7 条作为强推荐条目，表示在报告规范中应当出现的条目。

条目 1 能够通过题目判断为中医药临床指南，这条有利于对中医指南的迅速判断、筛选及分类。

条目 6a 应描述在推荐意见中使用传统中医学治疗的治则和 / 或治法，中医指南的核心是采取中医药干预措施对疾病进行治疗，治则治法又是中医药干预措施的核心，包括治疗疾病的总原则和基本方法，其基于整体观念和辨证论治，对临床治疗理法方药具有普遍指导意义。

条目 6b 可描述是否对疾病进行传统中医学辨证分型。辨证论治是中医认识疾病和治疗疾病的基本原则，是理、法、方、药运用于临床的过程，包括辨证和论治两个过程。

条目 6c 应对干预措施中的中药复方内容进行清晰准确的描述，中药复方是指由两味或两味以上药味组成，有相对规定性的加工方法和使用方法，针对相对确定的病证而设的方剂，是中医方剂的主体组成部分，因此有必要对中药复方进行一个规范化准确的报告。

条目 6c-（5）应描述给药途径（如口服、外用等），服用频数的具体信息。给药途径和服用频数亦是影响药物疗效的途径之一，中药的传统给药途径，主要以内服和外用（口服和皮肤用药）为主。此外还有吸入、舌下给药、黏膜表面给药、直肠给药等多种途径，临床用药时，应当具体选择给药途径和合理的服用频数，而目前仅有 4% 和 0.3% 的指南对给药途径进行了描述。应当加强对此的报告。

条目 6e 应对干预措施中的针刺内容进行清晰准确的描述，针灸是中医药干预措施的重要组成部分，在临床上疗效显著，应当对针刺内容进行规范化的报告。

条目 6e-（1）应对针刺操作中的使用穴位，主穴、配穴及穴位加减信息进行描述。此条目是对具体针刺内容的规范，穴位既是经络之气输注于体表的部位，又是疾病反映于体表的部位，是针刺的直接施术部位，因此应当对针刺取穴的相关内容进行清晰准确的描述。

（二）排除的条目

排除的 2 个条目中，原条目：应对中药复方的组方原则、依据及方解进行描述，这对具体干预措施中药复方的解读而言是重要的，但指南中推荐意见的主要点不在于此，这条偏向对干预措施的解读而非实际的操作性，故排除此条目。原条目：应描述中成药的产品名称（即商品名），出处，生产厂家，如果对中成药推荐涉及商品名、出处、厂家，会涉及利益偏倚，故排除此条目。

（三）局限性

中医药的干预措施还包括艾灸、推拿、拔罐、敷贴等干预方式，目前我们仅对最常用的中药复方、中成药及针刺等干预方式的规范化报告进行了研究，而对于其他的干预方式在指南中的规范化报告，期待在未来进行进一步的研究。

第三节　中医药临床专家共识的报告规范

目前，中医药研究由于其自身的特点及研究现状，在制作临床指南时往往面临"证据不足"或"质量极低"的实际情况，因此在很多情况下中医药临床决策主要应该依靠专家共识来达成。而一个逻辑清晰、详细准确的专家共识报告规范清单将为我国临床专家共识制定者提供好的报告工具，对于促进共识的制作质量及共识结果的推广应用是非常重要的。

一、国内外临床专家共识的报告情况

由于早期中医药临床专家共识没有定义，称谓也不统一，因此很多以"诊疗/治疗标准""诊疗/治疗规范""诊疗/治疗常规"或者"指南"等为名的文件均属于早期中医药临床专家共识的范畴。以相关名词为主题，配合"中医""中药""中西医"等在CNKI 中进行检索，结果显示，最早在 1974 年便有发布《中西医结合治疗急腹症治疗常规》，2000 年发布了第一个以"共识"为名的正式文件——《慢性乙型肝炎中西医结合治疗共识》，此后，共识文件的数量快速增长，在共识形成的方法上也从非正式共识法（如会议法）开始逐渐向正式共识法（如德尔菲法）进行过渡。但在文件的报告上，一直以来内容集中于疾病或诊治方式的背景及共识结果等方面，而对于临床研究领域的情况，以及共识形成方法或过程的部分提及甚少或完全不涉及，使得中医药临床专家共识的科学性、真实性及可信性受到影响。

对于国际上专家共识的报告情况，检索了 PubMed、Embase 等数据库，以及国际上高水平共识制定机构 / 学会官网，包括美国国立卫生研究院（National Institutes of Health，NIH）、美国心脏病学会（American College of Cardiology，ACC）、美国耳鼻咽喉头颈外科学会（American Academy of Otolaryngology–Head and Neck Surgery，AAO–HNS）、美国临床肿瘤学会（American Society of Clinical Oncology，ASCO），以及美国胸内科医师学会（American College of Chest Physicians，CHEST）。整理归纳了他们在共识文件中的报告条目，发现各个组织在共识报告条目上没有统一要求，也尚无正式发表或公开的共识报告规范。

二、中医药临床专家共识报告规范条目清单

我们在前期查阅了大量的资料，归纳分析国际上权威的专家共识报告要点，结合中医药领域临床专家共识的制定流程和技术要素，并通过了中医药临床专家及方法学家的论证，初步制定出适用于中医药领域的临床专家共识报告规范条目清单。该报告规范的每一个条目都经过了严格的思考与探讨。

（一）条目清单

中医药临床专家共识报告规范条目清单共30条，包括以下8个方面：基本信息（1～5）、背景（6～10）、方法（11～14）、共识建议（15～17）、讨论（18～20）、评审与反馈修订（21～23）、资金资助与利益冲突（24～25）、附件（26～30）。如表15-2所示。

表 15-2　中医药临床专家共识报告规范条目清单

领域 / 主题	编号	条目
基本信息		
标题 / 副标题	1a	能通过题目判断为共识，即题目中应该出现类似"专家共识"的字眼
	1b	描述共识的发表年份日期
简要汇总	2	对形成的共识建议条目进行列表简要汇总说明
术语与缩略语	3	涉及术语则给出解释，涉及缩略语，应该将其列出并给出对应的全称
联系方式	4	描述参与制定共识的医疗机构和制药公司及主要负责人的联系方式，以供其他人联系和反馈
描述可及性	5	描述共识的可及性，即在哪里可获取到共识文件、相应附件及其他相关文件
背景		
背景信息	6	描述疾病 / 药品的基本信息或某治疗方法的基本信息，包括定义、病因、流行病学、危害、诊断和治疗
原因及必要性	7a	描述此领域缺乏现代研究证据的现状
	7b	描述制定共识的主要原因及必要性
目的及意义	8	描述共识的目标和具体要达到的目的及意义
共识的使用者和应用环境	9a	描述共识的主要使用者（如中医师、西医师、中西医结合医师或患者）
	9b	描述针对的具体环境（比如三甲医院、社区医院等）
制定项目组人员及要求	10	描述参与共识制定的项目组全部人员的领域、专业和各自工作职责
方法		
临床问题调研方法	11	描述临床调研方法、过程及调研结果
明确临床问题	12	列出临床问题清单，以 PICOS（人群、干预、对照、结局和研究类型）格式呈现
文献检索及筛选	13	描述检索的数据库名称，检索策略，检索的研究类型（如系统评价 /RCT/ 其他观察性研究），报告文献筛选流程图及纳入排除标准

续表

领域 / 主题	编号	条目
分析及评价	14a	整理纳入文献特征表，进行定量或定性分析，形成证据综合报告（具体内容在附件里呈现）
	14b	描述对是否对研究证据进行了质量评价，评价方法及评价结果
共识建议		
共识建议	15a	精准明确描述不同共识建议条目对应的人群、干预措施和结局
	15b	描述共识建议及是否有支持该条目的证据
对共识建议进行解释说明	16	描述对共识建议条目进行投票时，是否考虑不良反应及危害、经济性、患者可接受性等其他因素，以及为何考虑此因素
描述达成共识的方法	17	描述采用的共识方法、规则及过程，包括进行几轮投票（每轮投票单在附件呈现）
讨论		
临床适应性	18	描述当前临床实践与研究证据之间是否存在差异，可能的原因，和（或）提供对未来研究的建议
局限性	19	描述共识制定过程中的所有局限性及其对建议的有效性可能产生的影响
未来建议	20	描述共识研究的未来的方向
评审与反馈修订		
征求意见	21	描述征求意见过程及撰写征求意见稿
同行评议	22	描述具体同行评审过程，哪些评审专家，以及评审意见的考虑和处理过程
反馈与修订	23	描述是否有反馈与修订，质量保证程序，如果有，则描述其过程
资金资助与利益冲突		
资金来源及作用	24	描述制定各个阶段资金来源情况，资助者在制定共识不同阶段中的作用
利益冲突的声明和管理	25a	描述共识制定相关的利益冲突的类型（如经济利益冲突和非经济利益冲突）
	25b	描述对利益冲突的评价和管理方法
附件		
流程图	26	形成共识的总的技术路线流程图
临床调研资料	27	如药品说明书、药品说明书分析结果、临床调研两轮问卷、问卷分析结果等
证据综合报告	28	纳入文献特征表，证据综合报告、证据概要表
共识会议纪要	29	描述每次共识会议的时间、地点、参会人员，会议进行中的具体步骤（包括陈述共识条目，投票结果计算）、专家签到表、投票单等
其他存档资料	30	其他存档资料包括参与人员信息表（应列出参与制定的所有个人其职称、职务、工作单位等信息）及其他相关信息资料

（二）条目详解

1. 基本信息　基本信息共包括 5 个条目：标题／副标题及发表年份日期、简要汇总、术语与缩略语、联系方式、描述可及性。

（1）标题／副标题、发表年份日期：能通过题目判断为是临床专家共识，即题目中应该出现类似"专家共识"的字眼。例如：针灸治疗偏头痛的临床专家共识。写明共识的发表年份日期即可，如 2018 年 10 月 3 日。目的是有利于帮助读者精确地检索到所需要的专家共识。

（2）简要汇总：将形成的共识建议条目使用列表的形式呈现，以便共识使用者可在共识报告的开头快速获取整个共识报告的精华，提高了利用效率。如表 15-3 所示。

表 15-3　共识建议条目（简要版）

序号	专家共识条目
1	对于成人流感（风热犯卫）患者，建议使用 ×× 治疗，以降低发热持续时间
2	对于成人流感（热毒袭肺）患者，建议使用 ×× 或 ×× 联合 ×× 治疗，以改善鼻塞、咽痛症状
3	对于成人流感（热毒袭肺）患者，不建议使用 ×× 或 ×× 联合 ×× 治疗

（3）术语与缩略语：汇总在共识中所有涉及的术语与缩略语，给出相应的解释和对应的全称，以方便读者快速阅读和理解共识的内容。

（4）联系方式：要求写明制定专家共识的所有参与单位的名称和负责人联系方式，包括医疗机构及主要负责人，以供其他人联系和反馈。如 ×× 医院负责人 ××。

（5）描述可及性：描述共识的获取途径，即在哪里可获取到专家共识及所有附件及其他相关文件。由于网络和手机的使用逐渐替代纸质版，共识的来源要求保证稳定，建议尽量采取线上获取的方式。

2. 背景　背景共包括 5 个条目：背景信息、原因及必要性、目的及意义、共识的使用者和应用环境、制定项目组人员及要求。

（1）背景信息：描述疾病／药品的基本信息或某治疗方法的基本信息。疾病的描述包括定义、病因、流行病学、危害、诊断和治疗等几个方面；药品则包括药品来源、药物组成、用法用量、功能主治，注意事项等。

（2）原因及必要性：描述此领域缺乏现代研究证据的现状。包括此领域的医学研究现状，是否经过检索发现存在研究证据严重不足的情况，并分析造成证据缺乏的可能原因。

关于制定共识的主要原因及必要性，应描述为何要及时制定该临床专家共识，是否临床上亟需解决该问题，却由于缺乏证据而搁置。如"经过检索中文数据库（CNKI/ 万方 / 维普 /SinoMed）无充足研究证据表明……而该疾病的发病率逐年剧增，对人们健康产生极大的危害……"

（3）目的及意义：描述制定此共识的目标和具体要达到的目的及意义，表述要求有针对性和具体化，不能太过宽泛，如"改善全民健康"。

（4）共识的使用者和应用环境：描述共识的主要使用者（如中医师、西医师、中西医结合医师或患者），描述针对的具体环境（比如三甲医院或社区医院等）。要求报告是谁在哪些环境或场合中使用该专家共识，考虑到专家共识的适用性与临床调研环节中人员的设置。例如"本共识适用于三甲医院消化科中西医结合医生在使用中成药治疗急性便秘时使用。"

（5）制定项目组人员及要求：描述参与共识制定的项目组全部人员的领域、专业和各自工作职责，可列表说明以保证制定的专家共识的科学性与可信度。

3. 方法　方法共包括 4 个条目：临床调研方法、确定临床问题、文献检索及筛选、分析及评价。

（1）临床调研方法：描述调研的方法（如问卷调研或专家讨论），调研的目的是形成临床问题的初步清单，并对最后形成最终的临床问题。调研方法及调查报告可在附件中呈现。

（2）确定临床问题：使用表格列出临床问题清单，以 PICO（人群、干预、对照、结局）格式呈现。

（3）文献检索及筛选：描述检索的数据库名称（如 CNKI、PubMed 等），要求全面的系统的检索。列出检索策略，检索的研究类型（如系统评价、随机对照试验、非随机对照试验、病例报告 / 系列、其他观察性研究等），报告文献筛选流程图及纳入排除标准，包括经过文献检索与筛选后的文献，有无可利用的系统评价；系统评价的质量如何，使用何种评价工具进行评价的，以及是否可以直接回答临床问题；是否检索了原始研究。注意文献筛选流程图中每一步的筛选与排除数目的准确。

（4）分析及评价：描述整理纳入文献特征表，进行定量或定性分析，形成证据综合报告（具体内容在附件里呈现）。描述是否对研究证据进行了质量评价，评价方法及评价结果，包括纳入的文献是否进行定性 / 定量分析；如何进行 Meta 分析。

4. 共识建议　共识建议共包括 3 个条目：共识建议、共识建议的解释说明，和达成共识的方法。

（1）共识建议：精准明确描述不同共识建议条目对应的人群、干预措施和结局，描述共识建议及是否有支持该条目的证据。如"1. 对于成人流感（风热犯卫）患者，建议使用××治疗，以降低发热持续时间。""针对第 1 条建议，有×项总计××名患者的随机对照试验报告，结果显示，对于成人流感（风热犯卫）患者，使用××治疗，可降低发热持续时间 [MD=××，95%CI（××，××）]；有×项共计××名患者的非随机对照试验报告，结果显示，对于成人流感（风热犯卫）患者，使用××治疗，可降低发热持续时间 [MD=××，95%CI（××，××）]"，或者"未检索到相关研究证据，该建议仅来源于专家经验。"

（2）共识建议的解释说明：描述对共识建议条目进行投票时，是否考虑不良反应及危害、经济性、患者可接受性等其他因素。若有，将这些因素列出，写明为何考虑此因素。如"本条目在进行投票时，除了疗效，主要考虑的因素有不良反应和经济因素，有研究表明针灸治疗偏头痛不良反应及危害小（可列举文献相关不良反应报告），且针灸价格便宜（可列举相关成本效益分析结果），操作简便、无痛苦，患者可接受性强"。

（3）达成共识的方法：描述采用的共识方法、规则及过程，包括进行几轮投票（每轮投票单在附件呈现）。共识方法有德尔菲法、共识会议法、名义群体法、改良德尔菲法四种，应详细描述采用哪种方法达成共识，具体达成共识的流程，其间共进行了几轮投票。如"采取名义群体法达成共识，票数超过70%，则达成共识；其余情况视为未达成共识，共识建议进入下一轮投票，投票不超过3轮。流程：会前准备参考资料包括共识建议投票单、药品说明书、临床应用调研报告、证据概要表、经济学评价表（非必备）、决策表，联系专家，召集专家开会，专家与会率60%（应≥17名）；向与会专家提供参考资料，会议主持人介绍所需共识的条目，专家各自独立填写《共识建议投票单》；专家就共识条目发表意见，同时会议组统计票数，未达成共识的条目经过完善进行下一轮投票，3轮之后，列出达成共识的条目，未达成共识的条目需标注'未达成共识'"。

5. 讨论 讨论包括3个条目：临床与证据的差异性、局限性、未来建议。

（1）临床与证据的差异性：描述是否存在临床广泛认可，而文献研究的证据却显示无明显疗效，或与其他治疗方式对比无差异，最终共识的结果与临床研究证据不相符。若存在此种情况，应分析可能的原因，和（或）提供对未来研究应如何设计从而体现临床效果的建议。

（2）局限性：描述共识制定过程中的所有局限性（比如共识专家小组不是多学科团队或不够权威）及其对建议的有效性可能产生的影响。考虑局限性是将此次制定共识中本身存在的问题进行全面的考虑。

（3）未来建议：描述在此领域中还有哪些存在争议或缺乏证据的临床问题需制定专家共识来解决，如此次未达成共识的条目是否将来有再次进行共识的必要；未能进入共识的临床问题是否有共识的必要；如何发掘其他可能存在的临床问题。也可根据此次共识结果，为此领域未来研究可发展的方向提供建议。

6. 评审与反馈修订 评审与反馈修订共包括3个条目：征求意见、同行评议、反馈与修订。

（1）征求意见：描述征求意见稿撰写人及征求意见过程。过程包括向专家组所有成员及部分第一轮调研专家提供征求意见表，最后汇总所有意见，形成意见汇总处理表及共识的同行评议稿。

（2）同行评议：描述同行评议稿撰写人及同行评审过程。理应考虑共识实际应用需要，选择专家组外的知名专家，向其提供共识的同行评议稿，进行同行评议，最后就评议结果形成同行评议报告及共识的送审稿（报告可在附件中呈现）。

（3）反馈与修订：描述是否有反馈与修订，质量保证程序，如果有，则描述其过程。

7. 资金资助与利益冲突 资金资助与利益冲突共包括2个条目：资金来源及作用、利益冲突的声明和管理。为避免公众对专家共识报告产生质疑，增加共识的真实性与权威，此部分不可轻视与删减。

（1）资金来源及作用：描述在制定专家共识的各个阶段中资金经费的来源和去向。资助者在制定共识不同阶段中的作用，如药厂提供资金，是否参与达成共识投票的环节。

（2）利益冲突的声明和管理：参与制定共识的人员应填写利益冲突声明，若出现利益冲突，应描述出现的利益冲突的类型（如经济利益冲突和非经济利益冲突），对利益冲突的评价和管理方法，如何处理潜在的利益冲突。

8. 附件　包括制定专家共识过程中所有的文件：形成共识的总的技术路线流程图，药品说明书，药品说明书分析结果，临床调研两轮问卷，问卷分析结果，纳入文献特征表，证据综合报告，证据概要表，每次共识会议的时间、地点、参会人员，会议进行中的具体步骤（包括陈述共识条目、投票结果计算），专家签到表，投票单等。其他存档资料包括参与人员信息表（应列出参与制定的所有个人其职称、职务、工作单位等信息）及其他相关信息资料。

三、讨论

中医药临床专家共识报告规范条目清单的形成，旨在帮助广大的共识制定者明白应该如何在成文中体现共识制定中的各个环节，通过规范的报告，可以提高中医药临床专家共识的科学性、真实性和可信性。但需注意以下几点：①它不是强制性，并非要求制定者完全按照清单中的条目一一报告，根据制定的实际情况，有些内容未列举在清单中，但仍可以报告出来。②它并不是一个编制说明，对共识报告的具体形式没有作出限制与要求，这应根据相关学会或机构要求进行撰写。③它不是一个打分工具，不应将它与质量评价工具混淆，对照条目清单得出相应的分数，针对临床专家共识制定的质量评价工具尚在探索研究中。④它是发展中的，随着对临床专家共识制定研究的不断深入，清单中的条目都会有根据实际情况更新的可能。

虽然中医药临床专家共识报告规范条目清单汲取了国际指南报告规范及权威共识文件报告的宝贵经验，对共识制定中需要报告的主要内容进行了介绍，并重点描述了临床问题产生与共识意见达成的过程的报告要求等，但它还处于初级阶段，仍需在临床推广实施后获取用户的反馈意见，提高共识报告质量的同时，对清单条目进行修改或补充完善，从而达到相辅相成，共同进步的目的。

第十六章　中医临床实践指南的评价

临床实践指南是医药领域的核心技术标准，体现了现阶段的医学诊疗水平，不仅有助于规范医疗行为，提高医疗服务的质量，节约医疗成本，还可以为医疗工作者的决策提供依据，从而能使患者获得最好的治疗。目前国际上指南数量众多，而随着循证医学在国内的崛起与发展，我国的中医指南数量也在不断增长，但指南的质量仍然与国际水平存在很大差距。

中医临床实践指南对中医药临床的指导作用毋庸置疑。采用科学有效的评价方法对中医临床实践指南进行合理评价，有助于进一步提升我国中医临床实践指南的质量，使之更好地应用于临床，提高中医临床疗效，保障医疗服务质量。而建立一个完善的、符合中医技术特色的、综合的指南评价标准体系，已成为中医药发展迫切需要解决的重要任务，并可以为中医指南的实施推广、进一步的修订完善提供依据。

一个完善的中医指南评价标准体系应该包括方法学质量评价、临床适用性评价和临床应用性调查三部分。这三部分无论是在评价的时点、评价的内容、评价的目的、评价的人员，还有评价的方式均应有所不同。

对于评价时点，指南的评价应该分为发布前评价和实施后评价两个阶段，而发布前评价又可分为质量评价和适用性评价。质量评价的内容是指南的制定过程中的方法学质量，目的是判断指南得出的结论是否科学可靠，评价人员应为专业的方法学家。临床适用性评价的内容是指南与临床的贴合程度，即指南是否具有良好的可读性和临床适用性，目的是促进临床的应用，评价人员应为临床医生。发布前评价的内容是指南制定者可以掌控的，评价方式可以采用评价清单的方式进行。

在指南推广实施之后，应该进行临床应用性评价。应用性评价的内容是指南在临床的实际应用情况，目的是调查中医临床实践指南临床应用的情况与指南可能存在的问题，帮助指南进行更新工作，包括影响指南实施的外部因素，如医院的设施、医生的技术水平等制定指南小组无法掌控的情况。评价的人员应该是临床指南的实际使用人员。考虑到应用性评价的目的是调查具体存在的问题，而不是测量指南的某方面特性，需要调查人员给出真实的反馈与具体的建议。因此，形式自由的调查问卷更符合研究目的，更好地体现临床工作者关于使用指南的想法，评价方式最好以调查问卷的形式由第三方进行评价。

第一节　中医临床实践指南质量评价建议清单及解读

本节中，质量评价指的是评价指南制定过程的方法学质量及支持建议的证据质量，而不评估指南的临床内容。质量评价的人员应为循证医学背景的方法学家。评价时间设置在指南初稿完成之后，外审之前。指南制定小组可以根据评价的结果补充修正，自我检验。由于本清单的目的不是对某一个具体指南单纯作出"好/坏"的评价，而是使指南制定人员找出问题所在，并进行针对性的修改完善，因此采用定性评价（"是/否/不适用"）的评价方式，这样评价者更容易作出判断。打分的评价方式需要设置条目的权重，且评价者需要对照分值的编制说明给予分数，过程繁琐耗时，因此没有考虑采用。

一、中医临床实践指南质量评价建议清单的内容

通过检索、提取、系统梳理国内外已发表的指南评价工具，总结提炼，再结合国内情况、中医药特色，通过专家论证，进行合理的补充、完善或改编，最终形成完整的中医药临床指南质量评价建议清单，见表 16-1 所示。

表 16-1　中医临床实践指南质量评价建议清单

序号	条目内容	判断		
1	指南制定小组由包含临床专家和方法学家在内的多学科团队组成	是☐	否☐	不适用☐
2	指南制定人员与指南内容无利益冲突	是☐	否☐	不适用☐
3	有构建清楚的临床问题			
3.1	报告了中医病名或西医病名或具体中医证候	是☐	否☐	不适用☐
3.2	报告了干预措施的具体类型如汤药、中成药、针灸等	是☐	否☐	不适用☐
3.3	对照措施合理	是☐	否☐	不适用☐
3.4	结局指标是具有临床重要性，或能体现中医药治疗优势的指标	是☐	否☐	不适用☐
4	检索范围全面			
4.1	检索内容包括了中医古籍文献与现代临床研究文献	是☐	否☐	不适用☐
4.2	报告了检索的数据库、检索时间、检索词	是☐	否☐	不适用☐
4.3	提供了代表数据库的具体检索策略	是☐	否☐	不适用☐
5	提供了纳入排除标准，并与临床问题相符	是☐	否☐	不适用☐
6	描述了文献筛选过程，并提供了清晰的筛选流程图	是☐	否☐	不适用☐
7	提供了排除文献列表	是☐	否☐	不适用☐
8	数据提取过程清晰	是☐	否☐	不适用☐
9	提供了纳入文献清单及纳入文献特征表	是☐	否☐	不适用☐
10	数据综合过程正确			
10.1	效应值选择正确	是☐	否☐	不适用☐

续表

序号	条目内容	判断		
10.2	统计分析方法正确	是□	否□	不适用□
11	选用了国际或行业内公认的证据质量评价方法，且证据质量评价过程正确，前后无矛盾	是□	否□	不适用□
12	提供了证据概要表	是□	否□	不适用□
13	明确描述形成推荐意见的考虑要素	是□	否□	不适用□
14	明确解释推荐强度的含义	是□	否□	不适用□
15	明确描述形成推荐意见的方法，并提供了相关附件如调研问卷或会议记录	是□	否□	不适用□
16	每条推荐意见均有证据支持	是□	否□	不适用□

二、中医临床实践指南质量评价建议清单的解读

（一）指南制定小组由包含临床专家和方法学家在内的多学科团队组成

解读：指南制定小组是以临床专家为主，方法学家为辅的多学科团队。

在指南中应详细列出指南制定小组成员的基本信息及人数，包括学科领域与职称。应根据指南实际应用目的，来确定临床专家的专业和方向，可包括中医方向临床专家、中西医方向临床专家、西医方向临床专家；方法学家必须有循证医学背景。视情况增加临床药学、药理学等相关专业的专家，例如涉及中西医结合治疗时，如果需要考虑到药物的相互作用，可增加临床药学专家。

（二）指南制定人员与指南内容无利益冲突

解读：要求指南制定人员与指南推荐的药物所属企业或公司无直接的经济利益。符合以下全部条件可评为"是"：①指南中明确说明了该指南的资金来源，且该资金不是来源于药物所属企业或公司。例如：该指南由某学会资助。②指南推荐的药物所属企业或公司的人员、药物的研发者不可以作为指南制定小组的成员，不能参与指南制定过程中的任何决策。③指南制定人员在制定指南之前正式签订了利益冲突声明，声明无所有与本指南主题相关的任何商业的、专业的或其他方面的利益。

（三）有构建清楚的临床问题

临床问题的构建应明确结构化的PICO。结构化PICO包括P（研究对象）、I（干预措施）、C（对照措施）、O（结局指标），分别对应四个分条目。

1. 报告了中医病名或西医病名或具体中医证候

解读：研究对象（P）需要确定目标人群是谁，疾病的诊断标准是什么，研究对象最重要的特征是什么，是否需要考虑某些相关的人口学特征（如针对儿童的指南和针对成人的指南）。对人群特征的限制一定要有合理的生物学、社会学根据，否则，应尽量

避免对研究对象的年龄、性别、种族、地域等特征加以限制。

中医药的研究对象，除了诊断标准，还需要包括如辨证等因素。例如中医里的"月经病"，对于研究对象（P），需要包括人（如就诊患者：少女、青年女性、中年女性、老年女性）、病（西医疾病、中医月经病、是否合并其他病）、证（证候、单一证候、复合证候）、症（单一症状、复合症状）、时（就诊的时间、经前、经后、经期）。这需要指南制定小组在前期反复沟通讨论后确定。

2. 报告了干预措施的具体类型

解读：干预措施（I）包括很多不同的类型，比如汤剂、中药颗粒剂、中成药、非药物疗法等。汤剂分为自拟方与有出处的方剂；中成药指已上市的药物；非药物疗法包括针刺、推拿、针刀疗法等。如果干预措施为中药，需要界定药味组方及其产地、收获季节、药用部位、加工处理方式、质量控制方法等，中药复方要对其中的成分进行界定。若干预措施为非药物疗法，如针刺，需要对穴位、手法、针灸师资质等加以界定。有时还需要考虑干预措施是否存在变异（比如剂量、给药方式、给药次数和给药疗程的不同），这些变异是否会对结局有不同的影响。例如，不同剂量的药物产生的疗效会有所不同。

3. 对照措施合理

解读：合理的对照措施（C）包括阳性对照（肯定有效且效果已知的治疗措施，如某阳性药物对照）和阴性对照（肯定无效的治疗措施，如安慰剂对照和无治疗对照）。以下比较的结果将无法解释：治疗 A 与效果不明的治疗 B 比较，治疗 A 加辅助治疗与无治疗或效果已知的治疗 B 比较，治疗 A 与效果已知的治疗 B 加辅助治疗比较。如中成药治疗普通感冒，对照药物不能是抗生素。

4. 结局指标是具有临床重要性，或能体现中医药治疗优势的指标

解读：结局指标（O）指标或者体现了临床重要性，或者体现了中医药治疗的优势和特点。指南中应明确指出纳入哪些结局指标，应该尽量纳入对患者、临床医师、管理者和决策者有意义的结局指标，避免纳入琐碎的或对决策者没有意义的结局指标，否则会潜在地误导读者。结局指标不宜过多，不仅要包括有效性结局，还要包括安全性结局，分别评价干预措施的获益和风险。循证医学强调终点结局，如生存率、致残率、生存质量等。其他相关的结局指标，如间接指标（实验室检查），这些指标虽然没有临床终点结局指标重要，但对于解释疗效或决定干预的完整性上会有帮助。此外，还需要考虑结局的测量方式和时间。

对于中医指南来说，在确定结局指标时，除了要考虑指标的临床重要性，还要体现中医药治疗的特色优势。有些疾病中医在防治上，整体上并不具有优势，但在某些环节上具有一定的优势，这应该在结局指标上体现出来。比如，减轻西药的毒副反应，或提高西药的疗效。

5. 示例

临床问题的结构化 PICO 可表述为，P：原发性痛经患者；I：中成药单独使用或联合止痛药物、激素类药物；C：止痛药、激素类药物或安慰剂；O：减少疼痛持续时间；

缓解疼痛程度。示例如下（表16-2）。

表 16-2　临床问题列表

序号	临床问题
1	×× 是否可以减少原发性痛经患者的疼痛持续时间
2	与止痛药相比，×× 改善原发性痛经的疼痛方面是否具有更好的治疗效果

（四）检索范围全面

1. 检索内容包括了中医古籍文献与现代临床研究文献

解读:（1）中医古籍文献检索。中医古籍文献的数据库包括书目型数据库、全文型数据库、图文型数据库等。

1）书目型数据库主要有上海中医药大学图书馆的"善本书目提要数据库"、北京中医药大学图书馆的"中医药古籍书目数据库"、中国中医科学院图书馆的"馆藏中医古籍目录数据库"、上海图书馆的"古籍书目数据库"和"中医古籍善本书目提要"等。

2）全文型数据库主要有《中华医典》等。

3）图文型数据库主要有《瀚堂典藏》数据库、书同文古籍数据库、爱如生中医典海、中医古籍类书全文库等数据库等。

要求至少检索两个数据库，包括一个书目型数据库，一个全文型或图文型数据库，首选图文型数据库。

（2）现代临床研究文献检索。现代文献检索的中文数据库包括知网、万方、维普、CBM（中国生物医学文献数据库），英文数据库包括 Cochrane 图书馆（Cochrane library）、PubMed、Embase 等。其中英文数据库的检索要求至少包括以上三个数据库。

2. 报告了检索的数据库、检索时间、检索词

解读：指南应报告检索的数据库、检索时间和所用的检索词。选用的数据库应具备古籍数量充足、古籍版本为经过权威机构筛选认可的"善本"两大特点。检索时间注明检索起始时间与检索截止时间，如无特殊原因，一般不能对检索的截止时间进行限定。

指南应详细列举检索相关的中文检索词和英文检索词（若未进行英文检索，需有相关描述说明原因）。中文词应包括常用名、简称、别称等，如以"感冒"为例，中文检索词应包括"感冒""伤风""冒风""冒寒""伤寒""风寒""风热""上感"和"上呼吸道感染"等；相关英文检索词应包括主题词及相关自由词（可通过英文主题数据库进行查找），如"感冒"相关的英文检索词应有"Common cold""Common Colds""Colds, Common""Cold, Common""Coryza, Acute""Acute Coryza""Catarrh"和"Catarrhs"等。

3. 提供了代表数据库的具体检索策略

解读：代表数据库的具体检索策略要求格式规范。应描述具体检索词、检索词之间的逻辑关系，以及检索字段，英文检索包括主题词与自由词的检索。若同时进行了中英文数据库的检索，应有中英文检索策略各一例。

以"中成药治疗感冒"为例，其检索策略如下所示。

（1）英文检索以 PubMed 为例。

#1（Common cold［mh］）OR（Common Colds）OR（Colds，Common）OR（Cold，Common）OR（Coryza，Acute）OR（Acute Coryza）OR（Catarrh）OR（Catarrhs）

#2（Medicine，Chinese Traditional［mh］）OR（Traditional Chinese Medicine）OR（Chinese Medicine，Traditional）OR（Zhong Yi Xue）OR（Chinese Traditional Medicine）OR（Traditional Medicine，Chinese）

#3 randomized controlled trial［pt］

#4 controlled clinical trial［pt］

#5 randomized［tiab］

#6 placebo［tiab］

#7 drug therapy［sh］

#8 randomly［tiab］

#9 trial［tiab］

#10 groups［tiab］

#11 #3 OR #4 OR #5 OR #6 OR #7 OR #8 OR #9 OR #10

#12 animals［mh］NOT humans［mh］

#13 #11 NOT #12

#14 #1 AND #2 AND #13

（2）中文检索以 CNKI 为例。

#1 SU = '感冒' OR '冒寒' OR '冒风' OR '伤风' OR '伤寒' OR '风寒' OR '风热' OR '上感' OR '上呼吸道感染'

#2 SU = '中医' OR '中药' OR '中成药' OR '草药' OR '中医药'

#3 #1 AND #2

#4 FT = '随机'

#5 #3 AND #4

#6 TI = '动物' OR TI = '鼠' OR TI = '兔' OR TI = '犬'

#7 #5 NOT #6

（五）提供了纳入排除标准，且与临床问题相符

解读：纳入标准应与临床问题一致。

例如，临床问题是：中成药与西医常规治疗相比，是否可以有效缓解原发性痛经患者的疼痛。

纳入标准：①研究设计类型为随机对照试验；②研究对象符合原发性痛经诊断标准；③干预措施为上市中成药；④对照措施为常规西医治疗（止痛药、激素类药物）或安慰剂；⑤结局指标为疼痛持续时间；疼痛 VAS 评分。

排除标准：①研究对象中含有非原发性痛经患者，比如继发性痛经患者；②干预措施除中成药外，还联合应用了除对照措施之外的其他治疗方法；③对于来自同一单位、同一时间段的研究及署名为同一作者的实质数据内容重复的研究和报道，则选择其中一篇作为目标文献，其余剔除；④结局指标的疗效标准描述不明；⑤文献样本资料或数据交代不清或不全。

古籍文献的纳入过程与现代文献不同，建议组织专门的专家评价小组形成纳入标准。

（六）描述了文献筛选过程，并提供了清晰的筛选流程图

解读：指南中应描述了文献筛选的过程，记录文献的初筛与全文筛选的文献数量，并提供了规范、清晰的筛选流程图，流程图内容主要包括检索的数据库、排重后文献数、初筛排除的文献数、全文筛选排除的文献数及排除理由、最终纳入文献数。示例如图 16-1。

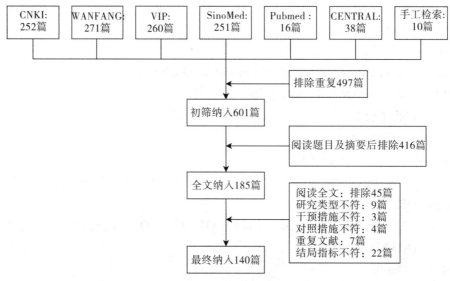

图 16-1 筛选流程图

（七）提供了排除文献列表

解读：通读全文判断排除的文献总数，应将剔除的不符合纳入标准的文献整理成列表的形式，并说明排除的理由。示例见表 16-3。

表 16-3 排除文献列表

文献 ID	文献标题	排除理由
Li XX 2017	××	研究类型不符
Li YY 2017	××	结局指标不符

（八）数据提取过程清晰

解读：指南中应详细描述文献提取的过程，包括：①是否由两位独立的人员背对背提取文献信息，遇到两位人员意见不统一时采用何种方法，如征求方法学家的意见最终达成一致。②描述文献资料提取的内容，比如纳入研究的基本信息、干预措施、对照措施、用药方案、疗程、结局指标、样本量等。

（九）提供了纳入文献清单及纳入文献特征表

解读：指南附件中应将最终纳入的文献整理成列表的形式，形成纳入文献清单与纳入文献特征表。纳入文献特征表的作用是帮助指南的读者理解指南结果的外推性，因此，一般来说除了一些研究的基本信息，那些影响结果外推性的因素需要包含进文献特征表内，如年龄、疾病证候分型、疾病分期等。示例见表 16-4（中成药治疗慢阻肺）。

表 16-4 纳入文献特征表

ID	样本量	性别比	年龄	证候分型	疾病分期	……

（十）数据综合过程正确

1. 效应值选择正确

解读：根据结局指标的资料类型选择效应值。常见的资料类型有三种：一种是计数资料，主要指二分资料，意为每一个体必处于两种状态之一，如生与死，阳性与阴性，有或无等。这样的资料可用相对危险度（relative risk，RR）、比值比（odds ratios，OR）、相对危险度降低率（relative risk reduction，RRR）来表示。当结局事件率很低时，RR 值和 OR 值的差异不大。

第二种资料称为连续变量，某些测量值如身高、体重、血压、血转氨酶水平等属于连续资料，在系统综述中通常用组间均数差（mean difference，MD）和标准化均数差（standardized mean difference，SMD）来合并效应量。当所有研究的连续变量结果均采用单位一致的测量时，合并效应量可用组间均数差值（MD）。其最大的好处就是合并结果有自然单位，易于理解。反之，对于那些概念上一致但采用不同尺度测量的结果变量，以及各研究之间结果变量高度不一致时（如测量疼痛的严重程度用不同的量表作为测量单位），其合并效应量宜采用标准化的均数差值（SMD），但是由于 SMD 没有单位，因此对该效应量进行解释时应慎重。

第三种资料为生存率资料或时间—事件资料，常常见于癌症的治疗研究，主要的结局指标是观察某一时间段之后所发生的结局事件如死亡或残疾。这类资料通常用危害率（hazard ratios，HR）表示。除此以外的资料类型可参考统计学书籍。

2. 统计分析方法正确

解读：指南中需明确说明进行分析的统计软件，如 Revman 5.3 分析软件、STATA 软件等。当各研究间研究对象相似、采用相同的干预、结局测量指标和测量方法，效应量的表达也一致时，可以采用 Meta 分析合并数据。需要提供森林图，说明采用何种合并效应模型、是否进行了亚组分析、异质性检验、敏感性分析等。

（十一）选用了国际或行业内公认的证据质量评价方法，且证据质量评价及分级过程正确，前后无矛盾

解读：中医药现代临床研究建议采用刘建平教授"基于证据体的中医药临床证据分级标准"，或者 GRADE 证据分级体系，严格按照证据等级升降级的标准进行分级。关于古籍证据方面目前尚未形成公认的分级体系，建议从以下几个因素考虑：被其他古籍著录的次数、被其他书籍摘录次数、被引用数量、医家的知名度、古籍的版本数等。

（十二）提供了证据概要表

解读：指南制定小组在进行证据综合及证据质量评价之后，应将结果整理形成证据概要表。示例见表 16-5。

表 16-5 证据概要表

研究对象（P）：某缓解期患者

干预措施（I）：

对照措施（C）：

结局指标（O）：生活质量量表评分

研究数量	研究类型	样本量		效应值	证据分级	证据体等级（高、中、低）
		试验组	对照组			
2	RCT	60	60	MD	Ⅲ；Ⅲ	中级

（十三）明确描述形成推荐意见的考虑要素

解读：在指南中应明确描述形成推荐意见时，临床专家考虑的要素，比如临床实际经验、利弊平衡、卫生经济学、干预措施的可及性、患者的意愿等。可参考第十二章第二节内容。例如：本指南在形成推荐意见时，除了考虑该药物的实际疗效，还参考了患者的反馈，经济性（如该药物是否进入了医保或基药目录）及不良反应等。

（十四）明确解释推荐强度的含义

解读：在指南中推荐意见的推荐强度应给出具体定义，采用的推荐强度标准不作硬性要求，可自拟也可参考目前已有的权威的推荐强度标准。但若是自拟标准，需详细说明该标准各推荐强度的含义或判断依据。

例如：该指南采用 GRADE 推荐强度标准。强推荐含义：明确显示干预措施利大于

弊或弊大于利。弱推荐含义：利弊不确定或无论质量高低的证据均显示利弊相当。

（十五）明确描述形成推荐意见的方法，并提供了相关附件如调研问卷或会议记录

解读：在指南中应明确描述形成推荐意见的方法和过程细节，并提供相应证据如调研问卷、投票单与会议记录文件。过程包括描述采用的共识法，邀请专家人数，专家的身份职称等基本信息；达成共识的规则；会议过程中共进行了几轮专家投票，每轮投票的结果等。

示例：本指南形成推荐意见采用会议共识法，共邀请临床专家 15 名，拟定达成共识通过推荐意见的规则是××。详细会议记录见附录。本次会议共进行了两轮的投票，第一轮专家投票通过了×× 条，分别是××；有×× 条进行了第二轮的投票，结果有×× 条达成共识形成推荐意见，分别是××。

（十六）每条推荐意见均有证据支持

解读：在指南中，描述推荐意见时，顺序应是推荐意见 – 相应的证据。每条推荐意见与其支持证据的内容一致。

示例：推荐散结镇痛胶囊治疗原发性痛经能缓解恶心呕吐等伴随症状。（证据质量：低级；弱推荐。）

有×× 项共计×× 名原发性痛经患者的随机对照试验结果显示，与止痛药对比，散结镇痛胶囊，能有效缓解恶心呕吐等伴随症状［RR=××，95%CI（××，××）］。

第二节　中医临床实践指南适用性评价建议清单及解读

一、中医临床实践指南适用性评价建议清单的内容

适用性评价是指指南在特定范围内适用于临床实践的能力，即评价指南与临床的贴合程度，即指南是否具有良好的可读性和临床适用性，以促进临床的应用。评价人员为临床工作者。评价时间在指南质量评价之后，发布之前。

同第一节中质量评价建议清单的目的一样，适用性评价清单的目的也不是对某一个具体指南单纯作出"好 / 坏"的评价，而是使指南制定人员找出问题所在，并进行针对性的修改完善，因此同样采用定性评价（"是 / 否 / 不适用"）的评价方式。具体清单内容见表 16-6 所示。

表 16-6 中医临床实践指南适用性评价建议清单

序号	条目	判断
领域 1. 总体		
1	制定的机构组织及成员具有权威性	是□ 否□ 不适用□
2	明确定义指南使用人群（中医医师/中西医结合医师/西医医师等）	是□ 否□ 不适用□
3	明确定义指南适用环境（三级医院/二级医院/社区诊疗中心等）	是□ 否□ 不适用□
4	指南内容全面	是□ 否□ 不适用□
5	理、法、方、药一致	是□ 否□ 不适用□
领域 2. 清晰性		
1	推荐意见易于识别（在框中加粗，粗体文字，下划线等）	是□ 否□ 不适用□
2	推荐意见表达用词明确，并列出每项推荐意见的证据等级	是□ 否□ 不适用□
3	列出指南内包含的所有术语和英文译名，以及其具体定义	是□ 否□ 不适用□
4	指南中的临床问题明确，且与推荐意见前后一致	是□ 否□ 不适用□
领域 3. 可执行性		
1	指南使用人员可以理解指南内容	是□ 否□ 不适用□
2	明确定义患者人群特征，必要时应列出不适用的亚组人群	是□ 否□ 不适用□
3	疾病的病因清晰，有依据，并得到行业认同	是□ 否□ 不适用□
4	疾病的病机清晰，有依据，并得到行业认同	是□ 否□ 不适用□
5	中医常见证候清晰，有依据，并得到行业认同	是□ 否□ 不适用□
6	对于推荐的方药，明确描述了具体组方	是□ 否□ 不适用□
6.1	报告了方剂名称	是□ 否□ 不适用□
6.2	报告了方剂来源	是□ 否□ 不适用□
6.3	报告了方剂组成及每味中药的克数	是□ 否□ 不适用□
6.4	报告了用药方案	是□ 否□ 不适用□
6.5	报告了煎煮法（需要时列出）	是□ 否□ 不适用□
6.6	报告了加减用药方案（需要时列出）	是□ 否□ 不适用□
6.7	报告了注意事项	是□ 否□ 不适用□
6.8	如果有合并治疗，描述合并治疗方案	是□ 否□ 不适用□
6.8.1	合并治疗类型	是□ 否□ 不适用□
6.8.2	合并治疗时机	是□ 否□ 不适用□
6.8.3	合并治疗剂量/频次	是□ 否□ 不适用□
6.8.4	合并治疗疗程	是□ 否□ 不适用□
6.9	明确描述该方剂改善的结局	是□ 否□ 不适用□
7	对于中成药，明确描述了下列信息	是□ 否□ 不适用□
7.1	报告了用药方案	是□ 否□ 不适用□

序号	条目	判断
7.2	报告了疗程	是□ 否□ 不适用□
7.3	报告了注意事项	是□ 否□ 不适用□
7.4	如果有合并治疗，描述合并治疗方案	是□ 否□ 不适用□
7.4.1	合并治疗类型	是□ 否□ 不适用□
7.4.2	合并治疗时机	是□ 否□ 不适用□
7.4.3	合并治疗剂量 / 频次	是□ 否□ 不适用□
7.4.4	合并治疗疗程	是□ 否□ 不适用□
7.5	明确描述该中成药改善的结局	是□ 否□ 不适用□
8	对于非药物疗法（如针刺，推拿等），提供足够详细信息，以允许临床医师可以进行相关操作	
8.1	针刺	
8.1.1	报告了针刺的穴位	是□ 否□ 不适用□
8.1.2	报告了针刺的深度	是□ 否□ 不适用□
8.1.3	报告了针刺的刺激方式	是□ 否□ 不适用□
8.1.4	报告了留针时间	是□ 否□ 不适用□
8.1.5	报告了治疗频次	是□ 否□ 不适用□
8.1.6	报告了疗程	是□ 否□ 不适用□
8.1.7	必要时报告联用的其他干预措施	是□ 否□ 不适用□
8.1.8	明确描述该疗法改善的结局	是□ 否□ 不适用□
8.2	灸法	
8.2.1	报告了灸法的适用情况	是□ 否□ 不适用□
8.2.2	报告了某灸法的操作要点	是□ 否□ 不适用□
8.2.3	报告了治疗频次	是□ 否□ 不适用□
8.2.4	报告了灸法的疗程	是□ 否□ 不适用□
8.2.5	明确描述该疗法改善的结局	是□ 否□ 不适用□
8.3	推拿	
8.3.1	报告了推拿手法	是□ 否□ 不适用□
8.3.2	报告了推拿时间	是□ 否□ 不适用□
8.3.3	报告了治疗频次	是□ 否□ 不适用□
8.3.4	报告了疗程	是□ 否□ 不适用□
8.3.5	明确描述该疗法改善的结局	是□ 否□ 不适用□
8.4	针刀疗法	
8.4.1	报告了无菌操作要点	是□ 否□ 不适用□

序号	条目	判断
8.4.2	报告了进针的取穴部位	是□ 否□ 不适用□
8.4.3	报告了进针的深度	是□ 否□ 不适用□
8.4.4	报告了进针手法的操作要点	是□ 否□ 不适用□
8.4.5	报告了治疗频次	是□ 否□ 不适用□
8.4.6	报告了疗程	是□ 否□ 不适用□
8.4.7	必要时报告联用的其他干预措施（如推拿）	是□ 否□ 不适用□
8.4.8	明确描述该疗法改善的结局	是□ 否□ 不适用□
8.5	敷贴、熏洗	
8.5.1	报告了贴敷片剂治疗的部位或熏洗的部位	是□ 否□ 不适用□
8.5.2	报告了治疗频次	是□ 否□ 不适用□
8.5.3	报告了疗程	是□ 否□ 不适用□
8.5.4	必要时报告联用的其他干预措施	是□ 否□ 不适用□
8.5.5	明确描述该疗法改善的结局	是□ 否□ 不适用□
8.6	耳穴	
8.6.1	报告了耳穴刺激的穴位	是□ 否□ 不适用□
8.6.2	报告了治疗频次	是□ 否□ 不适用□
8.6.3	报告了疗程	是□ 否□ 不适用□
8.6.4	必要时报告联用的其他干预措施	是□ 否□ 不适用□
8.6.5	明确描述该疗法改善的结局	是□ 否□ 不适用□
8.7	传统功法（太极、气功等）	
8.7.1	报告了具体功法的名称	是□ 否□ 不适用□
8.7.2	报告了练功的频次与时长	是□ 否□ 不适用□
8.7.3	报告了练功的注意事项	是□ 否□ 不适用□
8.8	其他非药物疗法	是□ 否□ 不适用□
9	必要时可针对性提出预防调护的措施	是□ 否□ 不适用□
10	必要时可针对性提出康复调摄的措施	是□ 否□ 不适用□

二、中医临床实践指南适用性评价清单的解读

（一）总体

1. 制定指南的机构组织及成员具有权威性

解读：要求制定指南的牵头人、机构组织及成员在该学科领域具有一定地位，符合全部条件可评为"是"：①牵头人是该领域各学术组织的主委或一流的临床专家，如重

点专科 / 学科带头人，承担过相关国家级课题；②机构组织成员的职称为副高以上；③制定指南的机构组织及成员承担过该学科领域的课题。

2. 明确定义指南使用人群（中医医师 / 中西医结合医师 / 西医医师等）

解读：在指南中应明确描述了使用指南的人群有哪些，具体到目前的执业科室方向。例如中医脾胃科医师；消化科西医医师。

3. 明确定义指南适用环境（三级医院 / 二级医院 / 社区诊疗中心等）

解读：在指南中应明确描述了指南的有效使用环境，具体到医疗机构的级别。医院级别包括三级甲等医院、三级乙等医院、二级甲等医院、二级乙等医院；社区诊疗中心需特殊标明。

4. 指南内容全面

解读：根据指南包含的领域，若该指南是诊疗指南，内容应包括诊断与治疗两部分，诊断部分包括中医诊断（证候诊断标准）、西医诊断（西医诊断依据、鉴别诊断、实验室检查等）；治疗部分包括病因病机、证候分型、治则治法；治疗措施包括汤剂、中成药、非药物疗法（针灸、推拿）等。必要时增加预防调护、康复调摄部分，相关内容见条目 9、10 的解读。

5. 理、法、方、药一致

解读：在指南中，病因病机、治则治法、汤药中成药等药物疗法、针灸推拿等非药物疗法、预防调护、康复调摄等内容的主题一致，前后治疗的疾病一致。

不一致的例子：

普通感冒常见证候 1：风寒证

治则治法：辛凉宣透，润燥生津（应是风燥证的治则治法）

方剂：银翘散《温病条辨》（应是风热证的方剂）

中成药：参苏颗粒（应是气虚证的中成药）

（二）清晰性

1. 推荐意见易于识别（在框中加粗，粗体文字，下划线等）

解读：在指南中，推荐意见的部分应在字体、格式上与其他部分有明显的区分，特别突出了推荐意见，使人容易注意到。推荐意见部分可以采用加文本框、字体加粗、文字加下划线等方式。

2. 推荐意见表达用词明确，并列出每项推荐意见所基于的证据等级

解读：①每条推荐意见的表达用词表明推荐强度，如强推荐、弱推荐；②每条推荐意见的证据质量分级明确。

例如：与止痛药布洛芬对比，散结镇痛胶囊可有效缓解原发性痛经的恶心呕吐等伴随症状。（证据质量：低级，弱推荐。）

3. 列出指南内包含的所有术语和英文译名，以及其具体定义

解读：在指南中应对中医专用术语及概念有其具体详细的定义和解释。是否对英文缩写、英文译名有详细的定义和解释。

例如：纳呆指胃的受纳功能呆滞；指消化不良、食欲不振的症状。

4. 指南中的临床问题与推荐意见前后一致

解读：指南的推荐意见与临床问题前后一致。

不一致的例子：

临床问题1：与止痛药布洛芬相比，散结镇痛胶囊治疗原发性痛经是否能缓解恶心呕吐等伴随症状？

推荐意见：推荐散结镇痛胶囊治疗原发性痛经。（证据质量：低级，弱推荐。）

（三）可执行性

1. 指南使用人员可以理解指南内容

解读：指南使用人员可以是中医师也可以是西医师，指南执行者需要确定指南中的内容可以被理解，如果使用人员包括西医师，还需要用西医能理解的语言对中医特定术语和概念进行解释，如：①有与中医病名对应的西医病名时要标明；②中医常见证候的症状与体征描述有通俗解释。

2. 明确定义患者人群特征，必要时应列出不适用的亚组人群

解读：在指南中应描述适用此指南的患者人群的具体特征，包括性别、年龄、疾病分期等，例如中成药治疗慢性肾脏病3～5期（非透析）患者。必要时说明不适用此指南的患者人群特征。

3. 疾病的病因清晰，有依据，并得到行业认同

解读：符合以下三种情况任何一个即可评为"是"：①在指南中描述该疾病的病因；②标明该中医疾病的病因的出处，如《诸病源候论》；③该中医疾病的病因描述得到领域内专家的认同。

例如：对于消渴病的病因描述。

（1）禀赋不足：早在春秋战国时代，即已认识到先天禀赋不足，是引起消渴病的重要内在因素。《灵枢·五变》说："五脏皆柔弱者，善病消瘅"，其中尤以阴虚体质最易罹患。

（2）饮食失节：长期过食肥甘，醇酒厚味，辛辣香燥，损伤脾胃，致脾胃运化失职，积热内蕴，化燥伤津，消谷耗液，发为消渴。《素问·奇病论》说："此肥美之所发也，此人必数食甘美而多肥也，肥者令人内热，甘者令人中满，故其气上溢，转为消渴。"

（3）情志失调：长期过度的精神刺激，如郁怒伤肝，肝气郁结，或劳心竭虑，营谋强思等，以致郁久化火，火热内燔，消灼肺胃阴津而发为消渴。正如《临证指南医案·三消》说："心境愁郁，内火自燃，乃消症大病。"

（4）劳欲过度：房事不节，劳欲过度，肾精亏损，虚火内生，则火因水竭益烈，水因火烈而益干，终致肾虚肺燥胃热俱现，发为消渴。如《外台秘要·消渴消中》说："房劳过度，致令肾气虚耗，下焦生热，热则肾燥，肾燥则渴。"

4. 疾病的病机清晰，有依据，并得到行业认同

解读：符合以下三种情况任何一个即可评为"是"：①在指南中描述该疾病的病机；

②标明该中医疾病的病机的出处，如《伤寒论》；③该中医疾病的病机描述得到领域内专家的认同。

例如：消渴病的病机主要在于阴津亏损，燥热偏盛，而以阴虚为本，燥热为标，两者互为因果，阴愈虚则燥热愈盛，燥热愈盛则阴愈虚。消渴病变的脏腑主要在肺、胃、肾，尤以肾为关键。三脏之中，虽可有所偏重，但往往又互相影响。［中国中医药出版社《中医内科学（第九版）》］

5. 中医常见证候清晰，有依据，并得到行业认同

解读：符合以下三种情况任何一个即可评为"是"：①在指南中描述该疾病的中医常见证候诊断；②标明该中医疾病的常见证候的出处，如《伤寒论》；③该中医疾病的常见证候得到领域内专家的认同。

6. 对于推荐的方药，明确描述了具体组方

（1）报告了方剂来源

解读：明确说明此方剂的原方出处，如《伤寒论》。

（2）报告了用药方案

解读：用药方案包括服药频次，如日一剂，饭前服用。

（3）报告了煎煮法（需要时列出）

解读：若某味中药煎煮时有特殊用法，要特殊标注。比如先煎、后下。若无，可忽略。

（4）报告了加减用药方案（需要时列出）

解读：若有辨证论治的加减用药，则要列出具体症状和对应加减的中药名称和剂量。例如：若腹痛，则加白芍，减大黄。

（5）报告了注意事项

解读：明确说明注意事项，包括服用时机、服用该方剂的禁忌证。例如饭前服用；孕妇、儿童禁用；月经期禁用。

（6）明确描述该方剂改善的结局

解读：明确说明该方剂治疗疾病改善的结局，例如该方剂可改善××症状，降低××评分，减少不良反应。而不应该泛泛地说"疗效好"，或"更有效"。

7. 对于中成药，明确描述了下列信息

（1）报告了用药方案

解读：用药方案包括剂量/频次，如一日三次，一次一片。

（2）报告了注意事项

解读：明确说明注意事项，该中成药的禁忌证。例如孕妇、儿童禁用。

（3）明确描述该中成药改善的结局

解读：明确说明该中成药治疗疾病改善的结局，例如该中成药可改善××症状，降低××评分。

8. 对于非药物疗法（如针刺，推拿等），提供足够详细信息，以允许临床医师进行相关操作

解读：在指南中应把这些疗法的细节描述全面，参考以上报告的条目包括适应证、操作部位、手法、治疗频次、疗程、联用的其他干预措施、该疗法改善的结局等。

9. 必要时可针对性提出预防调护的措施

解读：对某些预防为主的疾病，应详细描述了具体的、实用的、简便操作的预防调护的措施。

10. 必要时可针对性提出康复调摄的措施

解读：对某些重视预后，需要康复训练的疾病，应详细描述实用性强、操作性强的康复调摄的方法及详细操作步骤。

第十七章　指南的传播与更新

第一节　指南的传播

一、指南传播的定义和意义

临床实践指南制定并发布后，需要推广传播促进指南的应用与实施，指南的传播是指向目标用户传播指南的主动过程，以确保最大程度地传播、采纳和实施推荐意见，让指南制定者认识并促进指南应用的策略。通俗来讲指南的传播是指指南制定者在指南发布后，通过多种途径提高指南使用者对指南推荐意见的知晓和应用。高质量指南的传播与实施有助于减少 1/3 的死亡，同时降低 1/3 的医疗费用。

指南研究与评价工具（appraisal of guidelines for research and evaluation，AGREE）和国际实践指南报告规范（reporting items for practice guidelines in healthcare，RIGHT）明确要求需要在指南中制定指南的传播计划，其对于指南的转化与实施至关重要。在制定指南的传播计划时，要对可能从指南中受益的利益相关者进行评估，目标明确地开展指南的传播工作，同时应充分利用信息化渠道和资源，采用更加便于获取和阅读的形式，如发表简版或单独形成推荐意见清单等，更有针对性地对指南进行传播。指南的传播计划主要包括促进指南传播的策略（如举行指南发布会、通过多媒体平台发布指南、举办指南解读工作坊等）；探索指南传播的促进和阻碍因素（如可获得性、可操作性、经济性等）；推荐意见应用的建议或相关配套工具（如配套的解读文件链接等）；指南传播过程中潜在的相关资源；资助在指南制定不同阶段中的作用，以及在推荐意见传播过程中的作用等。

二、指南传播的基本原则

（一）计划性

在指南制定之初应制定一个包含多种方法的主动传播计划来促进指南的使用，内容包括：①指南传播的途径，如与卫生保健系统负责传播与实施指南的部门建立正式关系以促进指南的使用、举行新闻发布会、制定社会媒体传播策略、通过专业学会的会议传播指南、在期刊上发表指南以便目标用户获取；②明确指南传播的目标人群；③周期性宣传或宣讲；④指南的出版费用及出版量。⑤指南传播的障碍及解决措施，常见的传播障碍包括经济性障碍、环境障碍、知识沟通障碍、经验障碍等，可成立专门的指南传播与实施小组，使传播计划得以落实并及时解决传播过程中所遇到的问题。

（二）公开性

获取指南是医护人员、患者、指南利益相关方应该拥有的一项权利。指南传播应面向社会，使目标用户有获取指南的途径，如在线免费获取指南。指南组织方、制定方有责任宣传和传播指南，考虑指南免费发行的范围，如公共图书馆、公共卫生学校、医学院所等。同时可以通过开发或改编相关工具、支持系统和衍生产品，为推荐意见的实施提供指导（例如，研发手机应用程序，将指南整合到临床决策支持系统中，针对目标人群将指南改编成教育资源以进行外展教育）。

（三）个性化

针对目标人群使用不同的传播途径及不同指南版本，如医务人员与患者对指南关注的角度与问题不同，对专业知识的掌握程度不同，因此，对专业人员可传播专业的完整版指南，对患者可传播简单易懂的患者版指南。可将指南翻译成其他语言以适用于不同的场景（例如，由指南小组授权的第三方机构或指南工作组中负责翻译的人员翻译指南）。

三、指南传播常见途径

目前有多种传播方法，如完整指南的印刷版、指南的在线版、快速参考指南、指南的移动应用程序、将指南推荐意见整合到临床决策支持系统、指南的患者版本、详细阐述推荐意见的教育材料等。

（一）权威组织机构发布与出版

组织制修订指南的卫生管理部门、学会协会及相关组织作为权威性组织机构正式发布并出版指南是推动指南传播的有效途径；当指南被卫生管理部门采用并形成具有约束力的文件时，将有力促进指南的传播。

（二）期刊、书籍等纸质媒体出版

通过期刊发表指南制定过程的相关文章，如指南中的系统评价、证据质量分级、卫生经济学研究等可提高指南的知晓率。以书籍形式出版指南的全文及详细制定过程，可促进使用者对指南的深入了解。

（三）在线出版

通过网络进行不同形式的指南呈现，如专业学会网站、专业指南数据库、制作手机应用程序等，通过网络传播的便捷性促进指南的传播。有研究发现应用社交媒体平台对指南进行传播，可有效提高临床医生及患者的认知、依从性和积极行为。

（四）多种渠道推广

通过召开发布会、专业学术会议、继续教育、专题培训等可扩大指南传播的广度及深度；也可以通过发表多种版本、发表多种语言、发表解读类文章促进指南传播。

第二节　指南的更新

一、指南更新的定义和意义

指南更新是对以往已经发布指南的升级，是指随着医学的发展及临床实践对指南不断提出新的需求，现行指南出现落后于医学研究的情况时，负责制定指南的组织对其进行评估和合理的内容更新。临床指南旨在通过提供基于现有最佳证据的推荐意见，以及对可替代的治疗选择的获益和危害的评估来协助决策。由于新的研究证据不断出现（例如采取的干预措施、效果或成本的变化），对临床实践指南进行适当的更新以确保其可靠性是具有挑战性的，需要对新的证据进行定期监测和评估。美国医学科学院（Institute of Medicine，IOM）2011 年发布的指南相关报告中指出：当有足以改变指南重要推荐意见的新证据产生时，指南制定者应及时对指南进行更新。若指南不纳入最新的研究证据，不仅最新的研究成果得不到传播和利用，造成对医疗资源的浪费，而且其过时的推荐意见可能对临床实践产生误导。调查显示国际指南平均更新比例约为 50%，61% 的国际指南制定组织会在指南出版后 3 ～ 5 年内检查其更新情况或在指南存在过期风险时提醒用户谨慎使用。

二、指南更新的评估

（一）启动指南更新的评估

指南小组在指南形成并出版后，应就指南推荐意见的相关证据信息进行长期的跟踪。在接近指南更新日期时，指南小组对指南推荐意见相关的新的资料进行评估。考虑到指南纳入的证据即系统评价在 2 ～ 3 年内就会失去价值，有时甚至更快，Cochrane 协作组要求系统评价发表后 1 年半左右需要进行更新。

因此国际上普遍推荐的更新周期在 2 ～ 5 年，WHO 指南制定手册推荐指南更新周期最短须 2 年，最长不超过 5 年，英国国家卫生与临床优化研究所（National institute for Health and Care Excellence，NICE）推荐每 3 年评估 1 次指南是否需要更新。苏格兰学院间指南网络（Scottish Intercollegiate Guidelines Network，SIGN）推荐 3 年内应更新指南，并指出已使用 3 ～ 7 年而未曾更新的指南可能有部分推荐意见已经过时，大于 7 年未更新的指南则要谨慎使用。美国国立指南库（National Guideline Clearinghouse，NGC）要求至少每 5 年对指南进行 1 次更新，以确保其不过时。

（二）指南更新的评估方法

指南更新的评估主要包括指南相关证据的筛选及评估、指南制定小组成员及相关专家的意见、指南使用者的意见。指南制定者采用指南更新评估模型对所检索到的新的证据、新证据对现行指南的影响，以及检索中所发现的与指南相关的新领域、新问题进行分析总结，形成对指南是否需要更新的结论，以及所要更新的内容和更新的计划。决定是否启动指南更新程序的因素包括：指南发布后是否有新的相关证据出现，新的证据对指南推荐意见的影响，指南推荐意见是否发生改变。评估指南是否需要更新是指南更新工作的重要前提，目前使用最为广泛且用于辅助发现新证据和根据新证据评估指南更新必要性的模型主要有两种：1 个是 Shekelle 模型，其主要思路是由专家意见联合文献评价判断指南是否有更新的必要；另 1 个是 Becker 模型，先是持续监测临床实践指南最新进展，及时将新出现的证据尽可能全面地收集起来并进行筛选、纳入和评价，判断是否有必要更新指南，然后再根据新的证据和专家意见确定指南更新的类型和范围。

1.Shekelle 模型　确定指南是否需要更新包含两个阶段：获得重要的新证据及判断新证据的出现是否有进行指南更新的必要。Shekelle 团队研制出一种成本低、投入时间少的模型，即由多学科专家意见结合文献评价结果来判断指南是否有必要更新，多学科专家由原指南制定人员、同领域的专家及评审专家组成，评价是否有推荐意见相关的新证据，是否由于新证据的出现使原指南推荐意见显得过时。同时，多学科专家应该对新证据进行详细解读。以出现了新的干预措施为例，应描述出新、旧干预措施的利弊与不同之处，同时列出参考文献来源。为了更全面地收集新证据，应进行文献检索来补充和完善多学科专家的评价结果，此处对文献采用限定检索，来源限定为主要关注的领域和医学专业期刊，起始时间限定为原始指南证据检索的截止时间，文献最初可先检索综述、社论、述评、相同主题新注册的指南、引用原有指南的文献及其他重要文献来查看是否有相关证据。在判定指南是否过时或失效时，多学科专家应考虑以下 4 个方面：①是否有新的、更合适的干预措施出现；②是否有新证据打破之前的利弊平衡；③是否有之前不重要但现在变得重要或者之前重要但现在变得不重要的结局指标出现；④是否有证据表明当前推荐的最佳干预措施仍然是最佳的，不再需要新的指南。该模型相对于传统模型最大的优势在于所花费的时间更少。

2. Becker 模型　Becker 团队在 Shekelle 模型的基础上提出了一种新的模型，涵盖证据监测和指南更新两部分内容。证据监测为追踪临床实践指南的最新进展，及时地将最新证据尽可能全面地收集起来，然后根据事先确定的纳入标准进行分析，判断是否需要更新指南；指南更新最大的特点是基于新证据和专家意见来确定指南更新的类型和范围。在确定指南是否需要更新之前，有几个关键因素需要在指南制定过程中提前确定：①基本更新策略：评价和更新指南的时间；②确定监测系统、文献检索及证据纳入等相关责任人；③监测及定期更新过程的基本检索策略；④新证据支持临时或定期更新的标准；⑤相关管理与组织事宜。

（三）指南更新的评估结论

任何改变推荐意见的指南更新都应经过指南指导委员会的审核，主要审核指南是否有必要更新，需要更新的内容及更新的类型是否合适，更新计划是否可行。NICE 制定了 5 种指南更新决策：①指南整体更新；②指南部分更新；③指南特殊更新；④指南无需更新；⑤转到"静态列表"；⑥指南废止。具体更新标准见表 17-1。

表 17-1 决定指南更新与否的标准

指南更新决策	标准	方案
整体更新	指南主体部分需要更新 多数推荐过时 新的临床范围已确定	提出新的范围 商议新的范围
部分更新	一些推荐需要更新：有新证据出现或推荐意见不清楚和 / 或新的临床范围已经确定并需要添加到指南	提出新的范围 商议新的范围
特殊更新	少数推荐有新证据出现，可能需要更新 出版的指南存在错误，可能需要特殊更新	使用原来的范围 无需商议 通知利益相关者
无需更新	无可推翻任何推荐的新证据 无临床实践证据显示需要改变推荐，无临床实践证据显示需要改变指南初始范围	指南无需更新 每 3 年评估一次指南，以确定其更新情况
转到"静态列表"	推荐意见在可预见范围内不可能改变	无进一步更新计划 如果新证据出现，可能会评估指南
指南废止	指南不再适用	与利益相关者商议

三、指南更新的程序

指南评价工具 AGREE Ⅱ 中"指南制定的严谨性"领域条目 14 描述了指南更新的方法：要求指南应针对更新情况提供一套详细的流程，包括规定更新的标准，确定更新周期，建立专门的更新小组，定期检索相关文献，详述更新步骤和方法，并要求指南应明确提出何时会进行更新或者何种情况下制定小组会启动新一轮的更新。NICE 的指南手册对更新的方法也有明确的规定：①指南发表后每 3 年需要评价 1 次，主要通过对指南制定小组进行问卷调查和收集指南实施与发表后评论反馈信息，结合全面的证据检索，做好初始准备；②确定临床领域，进行重点检索；③总结证据信息并制定更新的评价决策草案；④核实确认，并由临床实践中心签发"评价决策草案"；⑤收集利益相关者对 NICE 技术团队的评价；总结并回复利益相关者的评价，据此修订评价决策并形成指导执行方案；⑥再次核实确认，并通过 NICE 临床实践中心副主任和主任或项目主任签发更新评价决定的指导执行方案文件；⑦ NICE 指导执行委员会确定"最终"更新评价决定；⑧ NICE 临床实践中心告知利益相关者"最终"更新评价决定。

在实施指南更新的过程中需要注意：①应该在指南制定开始时确定指南更新的计

划；②确定恰当的检索策略以保证检索的充分性：常用的方法包括全面检索或限定检索，全面检索是在指南文献检索截止日期后利用之前的检索策略系统检索的过程；限定检索是在原始指南检索策略的基础上尽可能提高特异度（如只进行主题检索结合最相关的自由词检索），同时限定检索文献来源和研究类型。限定检索与全面检索相比可以节省指南更新的时间和成本，因而更具优势。③新证据的纳入和排除标准应该与原版本指南相同，如不同，应说明原因；④评价证据质量的方法应该与原版本指南相同，如不同，应说明原因；⑤综合证据的方法应该与原版本指南相同，如不同，应说明原因；⑥形成指南推荐意见的方法应该与原版本指南相同，如不同，应说明原因；⑦指南发布时，应该明确指南更新版本的主要变化；⑧确立有效的监督机制，落实更新计划；⑨建立档案包含指南更新过程的相关文件，如指南的范围、目的，指南的文献检索策略，会议记录等。

四、指南更新的报告

更新版指南报告清单（checklist for the reporting of updated guidelines，Check Up）工作组通过评估现有更新版指南、半结构式访谈、德尔菲共识调查、临床指南方法学专家和指南使用者的外部评审，制定了指南更新的报告清单，共包括 16 个条目，主要涉及三个维度：①更新版指南的呈现；②编辑独立性；③更新过程采用的方法。指南制定者可以参照这份清单来报告指南并对指南更新过程进行规划。见表 17-2。

表 17-2 更新版指南的报告清单

条目	评估	页码
1. 临床指南的更新版本与以前的版本能够被区分开	□是的 □不是 □不清楚 □不适用	
2. 报告了更新临床指南的缘由	□是的 □不是 □不清楚 □不适用	
3. 描述了指南更新版本与以前版本之间范围和目的的变化，并提供了支撑材料	□是的 □不是 □不清楚 □不适用	
4. 描述了在指南更新过程中被修订和审阅过的章节	□是的 □不是 □不清楚 □不适用	
5. 清楚地呈现出指南的推荐意见，并标记为新的、修改的或无变化的。清楚地标注了被删除的推荐意见	□是的 □不是 □不清楚 □不适用	

条目	评估	页码
6. 报告了被更改了的指南推荐意见，并提供了支撑材料	☐是的 ☐不是 ☐不清楚 ☐不适用	
7. 报告了指南更新版本中的专家组成员	☐是的 ☐不是 ☐不清楚 ☐不适用	
8. 记录了负责指南更新版本的工作组的利益披露	☐是的 ☐不是 ☐不清楚 ☐不适用	
9. 确定和描述了指南更新版本的供资机构所发挥的作用	☐是的 ☐不是 ☐不清楚 ☐不适用	
10. 描述了在指南更新中搜索和识别新证据的方法	☐是的 ☐不是 ☐不清楚 ☐不适用	
11. 描述了在指南更新过程中用于选择证据的方法	☐是的 ☐不是 ☐不清楚 ☐不适用	
12. 描述了在指南更新过程中评估证据质量的方法	☐是的 ☐不是 ☐不清楚 ☐不适用	
13. 描述了在指南更新过程中证据综合的方法	☐是的 ☐不是 ☐不清楚 ☐不适用	
14. 描述了更新版指南的外部评审方法	☐是的 ☐不是 ☐不清楚 ☐不适用	
15. 描述了在实践中实施更新版指南中有变化的推荐意见的方法和计划	☐是的 ☐不是 ☐不清楚 ☐不适用	
16. 报告了未来更新指南的计划和方法	☐是的 ☐不是 ☐不清楚 ☐不适用	

　　指南更新可以保持指南的有效性，所以指南制定者对指南更新的工作应该提高重视，并落到实处。指南更新后应及时通过指南更新组织网站、期刊公布指南更新信息并发布指南，同时与指南实施相关的资源支持、工具也要根据需要做相应的调整，保证与指南内容协调一致。

第十八章　中医临床实践指南中利益冲突管理规范

第一节　利益冲突的概念与分类

一、利益冲突的定义

利益冲突（conflict of interest，COI）指不同利益之间存在冲突，其具有三个核心要素：主要利益、次要利益和冲突本身。

在中医临床实践指南的制修订过程中，主要利益一般指制修订中医临床实践指南所应达到的目的和义务，即作为中医临床实践指南制修订过程中的一分子，向指南受众提供基于专业素养的、有利于民众医疗健康，满足医疗卫生保健需求的推荐意见。中医临床实践指南制修订过程相关的所有人员在履行其职责时，应依从主要利益进行决策判断。指南管理机构及其相关监管机构，也应该将主要利益放在首位。

次要利益指除了主要利益外的所涉及个体的一切利益关系，其相较于主要利益更为复杂。每个人都具有次要利益。在中医临床实践指南制修订中，参与指南制修订的个人和组织可能存在的次要利益，可能涉及来自医疗卫生产品企业等的金钱往来、社会地位的提升、职业发展的需求、个人成就和声望、个人临床医疗经历、个人学术学说背景和与学术团体的关系，以及亲属和所属单位所具有的利益关系等。大多数次要利益，包括经济往来，在一定范围内是合理的，甚至可以为指南的专业性和视野提供帮助。例如，专家在指南相关领域的经历和学术成果可以为指南提供更具专业性的意见和建议；专家所具有的中医学术流派背景虽然会影响该专家对中医药用药的倾向，但也会为临床选方用药提供更多的思路。但主要利益应优先于次要利益，当次要利益在决策过程中占据的权重过大时，就需要警惕和加以限制。

利益冲突的第三个核心要素是冲突本身。次要利益不一定对主要利益存在明确的影响和冲突，具有次要利益的个体也不一定会在参与指南制修订的过程中有害于推荐意见的形成。但只要次要利益和主要利益之间存在差异，利益冲突就必然存在，其中可能造成偏倚的风险就不容忽视。即使是小额的金钱往来，也有可能在无意识的状况下造成影响。为了尽可能将冲突本身清晰地展现，限制可能存在的偏倚，对利益冲突的判断方式和判断标准应该是标准化、透明的，以便指南受众和监管机构对利益冲突情况和指南可信度进行判断和监督。

除了利益冲突之外，在医疗卫生活动中还存在义务冲突（常见于同时存在多种主要利益，如传染病患者个体的隐私权和传染病患者所在群体的知情权存在冲突）和承诺冲突（例如因同时承诺多项工作导致时间、精力存在分配冲突）等。这些冲突与利益冲突的关注点不同，对决策的影响方式和所需管理模式也不同，在此不予赘述。

二、利益冲突的类型

根据次要利益类型的不同，利益冲突有多种分类方式：根据其是否与金钱利益直接挂钩，可分为经济型和非经济型；根据具有利益冲突者是否因次要利益直接获利，可分为直接型和间接型；根据具有利益冲突的主体的类型，可分为个人型和非个人型等。具体利益冲突分类类型及示例见表 18-1。

表 18-1　临床实践指南利益冲突分类与示例

分类方式	分类	内容	示例
经济–非经济	经济	来自企业的金钱往来 企业董事或雇佣关系（可无酬金） 研究或个人资助 股票期权 临床获益	雇佣金；工资；顾问；股票期权；专利；研究经费；奖金；单纯经济支持；礼物；差旅费；学术会议讲师费和参会补助；临床因提供指南相关推荐服务所得等
	非经济	学术地位和声望 社会地位 政治选举 个人立场	参与相关临床试验；发表与指南相关观点；政治/宗教立场；中医学说背景；为教育公司提供咨询；学术团体领导、董事会或委员会成员；学术团体背景等
直接–非直接	直接	来自相关企业的利益往来 来自非营利性机构的利益往来 与出版行为相关 专利	董事会成员；股票期权；因参与相关研究获得的资助；顾问；学术会议参会补助；酬金；礼物；出版社编辑等
	非直接	可能因指南所获得或相关的：社会地位 临床或专业相关收入 学术进步 学术立场	担任其他指南委员会主席或成员；民众的支持和声望；学术评级或评奖；存在相关研究或文章；个人专业领域所致倾向，个人行医习惯和中医学派背景；相关学术团体成员等
个人–非个人	个人	指南制修订相关个人具有的利益	临床实践指南小组成员具有的利益关系；指南同行评议者具有的利益关系等
	非个人	指南制修订者所在团队及其家庭成员具有的利益	临床实践指南小组成员所在研究团队获得的资助和研究器材支持；指南小组成员的家庭成员具有相关专利等

三、利益冲突来源相关方

根据 2021 年英国医学杂志（BMJ）上发表的医疗领域利益冲突地图，医疗卫生领域的利益相关方涵盖了政府、医疗卫生行业、医疗卫生产品企业、医疗卫生市场供应链及非营利性实体机构。其中和临床实践指南存在经济利益关系的有医疗卫生产品企业，政府的公职人员、监管机构、公共卫生机构、医疗保险，市场供应链中的医疗保健付款方，医疗卫生行业的专业协会，以及非营利实体机构中围绕患者支持教育的倡导组织；存在非经济利益关系的则有政府的公职人员、公共卫生机构、医疗保险，市场供应链中的医疗保健付款方，医疗卫生行业的专业协会、期刊、专家个体，以及非营利实体机构中的倡导组织。另外，临床实践指南的制定须基于医疗卫生领域的基础研究和二次研究，并且对医疗卫生专业教育和临床实践产生影响。因此，临床实践指南制修订也会间接地与医疗卫生领域研究、教育和诊疗处方所相关的利益团体产生联系。整个医疗卫生领域不同团体、个人之间通过直接或间接的关系构成了一个关联紧密的网络。

因此，作为连接基础研究和临床实践的纽带，临床实践指南制修订过程中在衡量利益冲突时，来自所有医疗卫生领域内的利益联系都应该受到关注，所有医疗卫生领域内的团体，包括政府、营利性或非营利性企业和机构、学术圈、市场供应链等，都是可能会对临床实践指南制修订造成影响的利益冲突来源相关方。

第二节　利益冲突管理的目的和必要性

如上节所述，制修订临床实践指南与整个医疗卫生领域都存在直接或间接的利益关联。目前已有大量研究发现，营业性机构如制药、医疗设备和生物技术公司等，与医疗卫生领域研究的结果之间可能存在关联；除了经济利益之外，具有非经济利益的临床实践指南成员，如曾对某干预措施进行过研究，从实践调查来看，也会对该干预措施涉及的推荐意见产生偏向。参与指南和推荐意见形成的个体与医疗卫生领域企业和团体的关系广泛存在，无法避免。同时，这些关系所造成的与主要利益的冲突风险也切实存在。这类风险既表明利益冲突对指南推荐意见的真实性和正确性具有潜在影响，亦会使指南受众对指南的信心产生怀疑。利益冲突的管理，正是为了预防和减轻由利益导致的不可避免的风险，维持公众对指南制定方所提供的信息和结论的信心，而被提出和重视的。

因为利益冲突造成的影响难以量化，具有利益冲突的个体也经常认为他们具有的次要利益并没有影响他们的决策。这是反对利益冲突管理的常见理由。但如上所述，冲突代表的是偏倚风险存在的可能性和受众方的担忧。利益冲突的存在并不意味着任何个人的动机不正确、不道德，也不代表指南推荐意见是错误或无效的。利益冲突管理实际上并不关注个体的动机或推荐意见的正确性，因为个体的动机常为多重考虑和权重的混合结果，即使对于个体本身而言也难以清楚辨识，调查个体动机通常不切实际；而在决策明确造成危害前，对决策有效性也无法简单评判。利益冲突管理关注的重点是维持公众的信心，是在展示受到利益冲突管理的对象对待他所作出的决策和判断的态度，并向受该决策所影响的受众承诺其判断和决策的真实、客观、专业与完整。次要利益必然存在，但主动、客观、公开透明地管理利益冲突，会使指南制定的全程都对利益冲突的存在有确切的认知和限制，尽量减少公众对次要利益的存在和影响的猜忌，使公众参与指南制定方的监督，进而保障指南的可信度、提升公众对指南的依从性，以及增加指南制作方的权威性。

第三节　国际临床实践指南制修订过程中利益冲突管理模式

国际上许多国家和机构对利益冲突已经建立了不断发展更新的管理模式。虽然他们对利益冲突的定义和管理存在差异，但原则和思路是互通的。本节将对国际影响力较大的三个临床实践指南管理机构的利益冲突管理模式进行简要介绍。

一、世界卫生组织（World Health Organization，WHO）

WHO 隶属于联合国，是政府间最大的卫生组织。每当成员国或其他利益相关方因医疗卫生问题寻求指导时，WHO 就会制定指南。在其指南制定手册中，利益冲突是重要的章节之一。WHO 认为，"利益冲突是因有关主要利益的专业判断或行动受到次要利益的不良影响而引发风险的一系列情况"，是指南制定过程中偏倚和可信度下降的重要潜在来源。WHO 针对临床实践指南制修订过程中具体的利益冲突管理方式和内容见表 18-2。

表 18-2　世界卫生组织（WHO）利益冲突管理政策

条目	内容
原则	报告指南的所有资金来源 私营部门实体不参与指南制定 需要完整、精确的利益冲突声明 获得并评价利益冲突声明 应尽一切可能避免利益冲突 在最大程度上减少并适当管理利益冲突 主席、联合主席或副主席不应存在经济利益冲突
核心方法	指南制定的所有潜在外部贡献者都应在确定参与指南制定小组、确定出席指南制修订会议，以及签订相关合同之前，填写标准的 WHO 利益声明表，同时提交一份简历 技术负责人与所在部门主管协商并听取指导小组意见后，评估利益声明和简历，并确定是否存在利益冲突 评估利益冲突的严重性（产生的风险）并制定出管理计划 在每一次指南制修订会议中，都应对利益冲突进行总结和陈述，指南小组成员也可借此机会更新和（或）修正其声明；对每一名有利益冲突的成员的管理策略也应加以陈述 所有公开利益和任何利益冲突的管理计划的总结都应在最终版本的指南文件中加以报告
涉及人群	任何受邀参与指南制定的人都应受到利益冲突管理并填写利益声明表，包括指导小组与技术负责人、指南开发组、外部评审人员、系统评价团队、方法学家、参与指南撰写和发表的个人等；作为组织代表的指南会议观察员，若未参与讨论则仅需公开单位
涉及利益关系	经济利益：价值 5000 美金以上的个人投资，包括与可从指南结果中获益的企业的利益往来、专利、股份和债券、奖金等；包括直接资助、捐赠设备等所有经济研究支持；价值 1000 美金以上的非金钱研究支持 非经济利益：构成指南考虑的证据基础一部分的研究或系统评价优先发表；在监管或司法过程的公开证词或在期刊的社论中，优先公开声明公司意见或立场；或者与倡导关于指南主题的产品或服务的组织具有职业或个人从属关系等

续表

条目	内容
管理人员	WHO 工作人员按照 WHO 工作人员规则管理指南指导小组和技术负责人的利益冲突声明 技术负责人及其主管评价指南制定小组成员的利益冲突声明,有必要时可从 WHO 合规、风险管理和伦理部(office of compliance,risk management and ethic,CRE)获得建议 指导小组评价外部评审小组、系统评价团队和方法学家的利益冲突声明,有必要时可从 CRE 获得建议
利益冲突评价维度	评价冲突个人产生不良影响的可能性可通过三个维度,即次要利益的价值(经济或非经济利益的多少)、关系范围(冲突个人和次要利益间的利益关系的存续时长和深度)、自由裁量权的程度(冲突个人在指南制定中的权限大小) 评价利益冲突可能产生的危害严重性亦通过三个维度,即主要利益的价值(推荐意见将会产生的影响)、结果范围(若推荐意见无效或偏倚在实践过程中产生危害的可能性)、责任程度(指南制定过程中的监管程度)
冲突个人的管理	主要通过限制权限的方式管理具有利益冲突的个人;根据利益冲突评价的结果,冲突个人被分为三类权限:不采取行动、参与受限、不允许参与 在组建团队时,为最小化利益冲突风险,对团队中不同成分,如主席、成员等的利益冲突情况有不同要求。重要成员不应具有明显利益冲突,对于一般成员应平衡利益冲突情况,避免统一背景和观点;指南制定小组中亦应纳入利益相关者
利益冲突声明	应在指南文件中纳入对利益声明的收集、评价和管理方式的总结完整的利益冲突声明表在 WHO 高级职员的保管下至少保密 10 年,而且不得分发或公之于众

二、英国国家卫生与临床优化研究所(National Institute for Health and Care Excellence,NICE)

英国各大医学学会的临床实践指南制修订都遵循 NICE 的指南管理和制修订规范。在其指南手册中,NICE 将利益声明与行为准则归为一节,并另有咨询委员会利益冲突声明和管理的政策文件对利益冲突进行规范管理。其管理政策见表 18-3。与 WHO 不同,NICE 的利益声明会在网上公布,并不具有保密性,而且 NICE 更强调定期、及时地更新利益冲突声明。

表 18-3　英国国家卫生与临床优化研究所(NICE)利益冲突的管理政策

条目	内容
核心方法	每次委员会会议开始时公布任何相关利益或利益变动,并进行会议记录 在每次会议之前,由委员会主席和指南制定团队的一名高级成员都会评判任何潜在的利益冲突 任何将某人排除在全部或部分会议之外的决定都应记录在案 利益声明记录在每个指南的登记册中,并发布在 NICE 的网站上
涉及人群	所有委员会成员,包括主席,以及直接参与指南的任何人(开发人员和专家证人等)

续表

条目	内容
涉及利益关系	为 NICE 工作之前 12 个月起的所有与 NICE 委员会的工作相关，或者可能被认为与 NICE 委员会的工作相关的利益都应该被声明 具有指南相关疾病经历不需要上报 直接利益中的经济利益：服务的支付、股权权益（股票、股票期权或其他所有权权益）、知识产权（专利、版权和由这些利益产生的版税） 直接利益中的非经济利益：是某一特定团体的倡导者，或者是对健康或社会卫生感兴趣的游说或压力团体的成员、在专业组织（如皇家学院、大学、慈善机构或倡导团体）中担任职位或权威职位、积极参与正在进行或计划中的试验或研究项目、对正在考虑的问题发表了明确的意见、撰写或合作撰写了一份作为证据出版物提交给 NICE 参考的相关文件 间接利益：来自个人（比如近亲、密友、同事和商业伙伴），也可能来自雇主（比如工作单位的研究资助或其他资金）
管理人员	对申请人申报的利益和简历的评估由 NICE 指导计划的高级成员（或外部承包商）与主席协商完成，如有疑问则由相关理事或利益冲突咨询小组（conflict of interest reference panel）处理
冲突个人的管理	NICE 同样将利益冲突个体分为三个维度：除了公开申报以外没有任何行动限制、部分排除和完全排除；对于存有争议的话题，纳入有强烈观点倾向的人是有必要的，但要保证利益平衡 主席不应有直接利益和相关间接利益
利益冲突声明	委员会主席和委员在申请担任某一特定咨询委员会职务时，须作出首次声明；证人和其他参与者在被邀请出席委员会会议时作出第一次声明；初步申报包括前 12 个月期间；在参与委员会的过程中，还应考虑到目前尚未产生但已知的任何新利益
处罚	所有与 NICE 委员会工作相关或潜在相关的利益声明都被记录在该委员会的利益登记册上并在网上公布；NICE 鼓励公众对公布的利益情况的监管；如果出现蓄意隐瞒的失约现象，NICE 将根据其严重程度采取措施，并在网上公布

三、美国胸科协会（American Thoracic Society，ATS）

美国胸科协会对指南中利益冲突的管理已有近二十年历史。其利益冲突管理的目的是，需要最大限度地考虑证据和专家意见，并确保独立分析、独立决策及对指南质量和完整性的高度信心。与前两者不同的是，ATS 具有明确的协会内部机构对利益冲突进行审查，而且政策中明确了利益冲突声明上报的勘误方式，以及上报蓄意不全者的处罚方式，详见表 18-4。

表 18-4　美国胸科协会（ATS）利益冲突的管理政策

条目	内容
核心方法	所有受邀参与指南制定小组的个人必须向 ATS 等所有指南发起协会披露利益冲突情况，由 ATS 的利益冲突管理部门和 ATS 文件部门审查和分级 ATS 道德和利益冲突委员会，以及文件制定和实施委员会将根据需要提供监督和建议 小组个人需在会议上向其他组员披露利益冲突情况 利益冲突管理和声明应与指南一同发布
涉及人群	指南制定小组成员

续表

条目	内容
涉及利益关系	如果小组成员在被邀请参加指南小组时由他们或其生活伴侣持有，或者如果在过去三年中持有，则小组成员必须披露以下关系：与烟草或电子烟实体的专业或财务关系；与已知对指南主题有商业利益的公司的专业或财务关系；与指南内容相关的知识产权（包括专利或正在申请的专利）的所有权；如果指南的潜在建议会从根本上危及或增强小组成员的专业工作或专业团队
管理人员	指南发起协会、ATS 的利益冲突管理部门、ATS 文件部门、ATS 道德和利益冲突委员会，以及文件制定和实施委员会
冲突个人的管理	ATS 将不同严重程度的利益冲突个人分为四个类型：无相关利益冲突、可管理的利益冲突、取消资格的利益冲突，以及非投票专家贡献者 主席、过半数联合主席和指南制定小组的大多数成员必须不存在相关的利益冲突。指南制定小组应努力使尽可能多的个人免于相关利益冲突，同时保持制定指南所需的专业知识
利益冲突声明	利益冲突需在指南开始前声明，和指南一起发布，并每年更新；所有 ATS 指南文件都应包括一个方法部分，详细描述指南制定过程中用于识别和管理利益冲突的过程；此外，每条 ATS 指南都应描述决策过程、重大分歧的实例、分歧的原因、投票的必要性及投票的结果。在发布后发现需补充利益冲突声明的，需要发布描述失败声明的勘误表
其他要求	指南制定小组的所有讨论和工作必须严格保密，直到文件被董事会正式批准 所有指南小组成员应避免在指南制定期间和发布后一年内进行与指南主题相关的涉及行业直接向演讲者付款的活动，小组成员还应拒绝代表在指南发布后的合理期限（建议至少一年）内对指南主题具有实际的感知和 / 或潜在既得利益的实体谈论指南的提议
处罚	根据 ATS 关于专业精神和道德行为的政策，故意不进行利益冲突声明的处罚包括： 立即从指南制定小组中除名 消除与指南相关的任何作者身份机会 取消参与任何未来 ATS 临床实践指南或其他官方 ATS 活动的资格 终止专家组成员在 ATS 中的成员资格 通知共同主办的协会违规行为

第四节　中医临床实践指南中利益冲突管理规范

目前，中医临床实践指南的利益冲突管理依托各指南管理学会，缺乏利益冲突管理细则，对受管理人群也仅限于指南制定小组成员。近年来评价中国临床实践指南报告质量的研究中，利益冲突声明的缺失和声明过于简略笼统，一直是影响临床实践指南质量和可信度的重要原因之一。本节对中医临床实践指南利益冲突管理规范细则进行拟定和探讨，以期为中医临床实践指南中利益冲突的管理更加规范提供建议。

一、管理原则

1. 利益冲突管理应遵循标准化收集、处理，充分公开披露的原则，保证中医临床实践指南（以下称"指南"）的透明可信，减少利益冲突产生的偏倚。

2. 在指南制定之初，应明确具有利益冲突管理权限的人群及利益冲突管理方式，并受指南制修订团队全员认可。

3.指南制修订团队，尤其是占主导地位的成员，应尽可能避免利益冲突产生影响的风险。

4.对于利益冲突是否产生影响不应由个人进行判定。

5.禁止营利性企业直接资助临床实践指南的研究和出版。

二、利益冲突管理规范应用人群

在中医临床实践指南制修订过程中，任何受邀参与制修订的人都适用本规范，包括指南制定专家委员会、指南起草小组所有成员、提供系统评价和证据资料的个人、参与指南推荐意见形成的与会者、指南报告撰写者与投稿发表者、指南评审专家与顾问及任何其他参与该过程的个体。

三、利益冲突管理权归属

利益冲突管理权应归属指南归口机构及指南制定小组全体。利益冲突评价和利益冲突个体参与权限应由指南制定小组全体进行评判。

四、利益冲突上报范围及声明上报表

利益冲突声明上报表应在指南制定前进行设计和应用。指南团队成员应在指南团队建立前、每次指南会议、指南发表和更新前确认利益冲突声明上报表，并由指南团队和公众进行监督。利益冲突声明上报表应定期更新。每次指南会议应对利益冲突声明上报表的内容进行讨论。

利益冲突声明上报范围应同时包含经济利益和非经济利益。利益冲突声明上报人除上报其本人具有的次要利益外，同时应上报其本人所在临床、科研团队，以及其直系亲属所具有的次要利益。

其中经济利益包括：①个人受雇情况。②来自指南相关产品或服务的营利性企业的经济往来：董事会成员、股票期权、顾问咨询、合作成方和成药、研究支持与相关论文、奖助学金、差旅费、会议补助、实体礼物等。③来自政府与基金会等非营利性机构的经济往来：研究资助、会议补助等。④与指南相关的临床获益。⑤专利，如特色手法、药方专利等，其中已转让专利也应包括在内。

非经济利益包括：①个人参与学术团体情况：学术团体主席或成员、其他指南指导委员会主席或成员、担任专家证人，或在其他组织或资助机构担任管理或咨询委员会成员。②参与指南出版：杂志社编辑等。③社会地位：政治身份、宗教立场等。④学术立场：既往发表相关研究论文、参与相关研究、进行指南相关领域宣传、公开场合发表相关演说、因相关领域成果获奖、中医学说背景、中医临床所用特色诊疗手法等。⑤奖项评选，如个人职称晋升等。⑥个人专业领域范畴。

应声明三年内以上次要利益情况，尤其是研究支持必须予以公开。为便于次要利益的收集，在进行利益冲突声明上报表设计时可设定上报界定值，低于该界定值的经济利益无须上报。但界定值必须在上报表和利益冲突声明中予以公开，并承担由小额利益造成的指南信用风险。声明上报表应清晰易懂，形式可如表 18-5。

在指南发布后一年内应重新上报和确认利益冲突情况，并定期更新，以防止延迟奖励的利益关系对指南的可信度造成影响。

表 18-5　利益冲突声明上报表示例

指南名称			
姓名			
受雇单位	单位一：	职位：	时间：
	单位二：	职位：	时间：
经济利益	详细信息	时间	附注
例：讲课费	因××单位获得讲课费××元	××年××月	
非经济利益	详细信息	时间	附注
例：学术团体	妻子为××学会主席	××年××月—××年××月	

五、利益冲突分级

所有指南制修订相关的利益声明都应在指南归口机构的指导下，由全体指南组成员进行评审，通过遵循尽可能限制利益冲突对指南影响的原则，以决定利益冲突的严重性及声明者参与指南决策的权限。对利益声明的分级评价步骤如下。

评审利益声明表和专家的简历如果表中信息不完整或不清楚，应联系专家予以说明。如对表中信息的完整性或精确性存在其他的疑虑，应与指南归口机构协商。

1. 确定利益冲突是否实际存在　确定所上报次要利益是否与主要利益之间存在冲突。一般非指南涉及领域相关的次要利益被认为可能对主要利益的影响较小。但鼓励上报所有次要利益情况，不局限于指南相关领域。

2. 评估利益冲突带来的影响　利益冲突是否对指南造成风险，声明的利益是否会影响或被认为会影响个人客观评估现有证据并制定出公平的推荐意见的能力。

3. 利益冲突分级　具有利益冲突的个体按照以上对利益冲突的评估后，在指南归口机构的参与和指南组全体讨论后，可将个体分为三级：不允许参与、有限参与、无限制。

不允许参与：禁止该分级下的个人参与指南推荐意见形成的决策过程，但允许该类成员旁听或作为顾问。该分类下成员不可成为指南小组主席等重要职位成员。该分级的原因包括具有指南成果相关的产品或技术的公司股份、专利、个人或直系亲属就职于相关产品或技术制造商、现在或最近与指南相关产品或技术的公司之间存在大额经济利益往来、曾公开发表该领域坚定立场等。

参与受限：该分级下个人被排除在部分会议和指南 / 共识制修订过程之外，在部分推荐意见制定和讨论时需要离开会议。该分级下成员不建议成为指南小组主席、联席主席和副主席，不建议成为指南制定组成员。如需纳入该分级下成员为指南小组主席等重要职位和指南制定组成员，则应纳入持有不同立场的个人以供平衡。该分级的原因包括与指南相关产品或服务的公司存在利益往来、机构或个人资助；曾参与、发表或计划参与推荐意见相关研究，尤其是在证据体有限的情况下。

无限制：不存在以上两种分级情况的个人。不限制该分级下个人参与指南制修订过程，不限制该分级下个人参与指南／共识制修订中的职位。

外部评审专家的利益冲突管理 对于如外部评审专家等非指南小组成员，其利益冲突需在指南评审前进行上报，并由全体指南小组成员评审和监督，以确定评审专家具有评审指南的权限，并在评审过程中不会因利益冲突导致决策偏倚。

六、利益冲突声明

对利益声明如何收集、评价和管理的总结必须纳入主要的指南文件。应在指南的方法部分将利益冲突的管理方式、管理权归属、成员分级权限标准进行简要叙述，并应在指南最后对所有成员所具有的重要利益冲突具体情况和分级权限原因进行描述。建议以附录表格的形式，以成员个体为叙述单元，对利益冲突情况进行公开，以便公众查阅和监督。如不存在利益冲突导致的权限受限情况，依旧需要对直接相关的利益冲突进行叙述，或声明在规范化管理中确认无相关利益往来。完整的利益声明表应与指南交予指南归口机构存档保管。

七、利益冲突管理质量控制

利益冲突管理的质量和监管来自透明化的声明和公众的支持。公众对利益冲突声明情况的反馈应及时得到利益冲突管理方的重视。如存在针对利益冲突声明不完全或错误的质疑，指南归口和发布机构应及时告知指南小组，并对其利益情况进行核查。如存在瞒报情况，应撤回该指南，并对瞒报人员进行公开通报批评，依据其瞒报严重程度对其参与指南制修订的权利进行限制。

第十九章 患者版指南的制定方法

第一节 患者版指南的概述

一、患者版指南的定义

患者版指南（patient version of guideline，PVG），国内学者通常将其翻译成"患者指南"。根据国际指南协作网（Guideline International Network，GIN）、苏格兰学院间指南网络（Scottish Intercollegiate Guideline Network，SIGN）及国外相关文献的定义，患者版指南是将临床实践指南（clinical practice guidelines，CPGs）中为专业人员制定的推荐意见及推荐意见形成的方法翻译成患者可以理解的指南版本。该临床实践指南通常被称为源指南（source CPG）。

二、患者版指南产生的背景

（一）指南的发展及其对患者的影响

根据美国医学研究院（Institute of Medicine，IOM）的定义，临床实践指南是基于系统评价的证据和平衡了不同干预措施的利弊，在此基础上形成的能为患者提供最佳保健服务的推荐意见（以下简称"指南"）。IOM同时发布了制定指南应遵循的6大原则：①指南应基于当前可得证据的系统评价。②指南制定小组应由多学科专家组成，小组成员应纳入与指南有关的团体或机构代表。③指南应恰当考虑不同的亚组患者，以及患者的意愿和价值观。④指南制定过程应清晰透明，最大程度减少偏倚与利益冲突。⑤指南应详述干预措施和健康结局之间的关系，以及对证据质量和推荐强度进行分级。⑥当有新的研究证据出现时，应及时对指南进行更新。指南概念一经提出，就得到了国内外的广泛传播和发展。首先是出现了一大批指南制定专业机构，包括世界卫生组织（World Health Organization，WHO）、国际指南协作网、英国国家卫生与临床优化研究所（National Institute for Health and Clinical Excellence，NICE）、苏格兰学院间指南网络（Scottish Intercollegiate Guidelines Network，SIGN）、美国国立指南文库（National Guideline Clearinghouse，NGC）、加拿大安大略护理学会（Registered Nurses Association of Ontario，RNAO），此外各专业协会也相应地制定一些其专业领域的指南，例如美国心脏协会（American Heart Association，AHA）每5年会发布"心肺复苏指南"。美国静脉输液协会每5年发布"静脉输液指南"。据统计，至2022年5月，GIN就收录了3131项全球各地不同机构构建的多语种的临床实践指南，Medline数据库中关于指南的文献达8万多篇，在中国知网中以"指南"为标题的医学类文献也多达3.5万多篇，其中1200多篇是研制、改编、解读或应用基于证据的指南类文献。

指南中的很多推荐意见是与患者直接相关的，会直接影响患者所接受的护理及治疗措施。为了更好地推动指南的成功实施，也为了让患者能够作出最有益于自己的临床决策，患者和公众理应了解指南中的推荐意见。在面对一些患者价值观和偏好占重要地位的决策时，患者版指南可以通过呈现不同干预措施的利弊，干预措施相关证据质量情况及形成推荐的强度，指出其他的不确定因素和关键点，进而让患者知道诊疗手段的益处与危害，识别出那些证据证明有效且危害小的诊疗手段，识别出那些证据尚不足以证明其益处和危害的诊疗手段。如此，患者可以基于患者版指南中的信息结合自己的偏好作出最适合自己的决策，或者基于这些信息跟医生进行深入的沟通和交流，促进共享决策。

（二）患者参与健康相关临床决策的意愿

2000年，以患者为中心医疗的倡导者之一，Harvey Picker主张：理解和尊重患者的价值、偏好，满足患者清晰表达的需要，这才是以患者为中心的根本所在。2001年IOM强调：尊重患者意愿，及时回应患者的意愿、需要和价值，确保患者的价值理念体现在各项临床决策之中。2014年，Scholl等人对5个数据库论文（$n=706$）定量分析后对"以患者为中心"的内涵归纳了13个维度：临床医生的特点、医患关系、医患交流、患者的独特性、生理层面、患者信息需求、患者参与、家庭和亲友参与、情感或社会支持、整合、团队合作和团队构建、医疗可及性、连续性医疗等。随着患者文化水平和科学素养的不断提高，患者对疾病的管理不再仅仅依赖于医生，自身也更加渴望了解和学习相关疾病的医学知识，也希望参与到临床诊疗决策过程中。比如，2008年一项对四川省某三甲医院门诊部和住院部就诊的600例患者进行调查，92.94%的患者都愿意参与临床决策，另一项2020年对171例心脏瓣膜置换患者做的患者参与决策意愿调查显示，71.93%的心脏瓣膜置换患者都希望参与决策过程中。

随着医疗模式由以医生为中心转变为以患者为中心，共享决策（shared decision making，SDM）日益被认为是一种理想的临床决策模式。"医患共享决策"可定义为：医生和患者共同参与，双方对诊疗的各种结局进行充分讨论，最后得出互相均可以接受的适合患者个体化治疗方案的过程。它要求医患双方有对等信息、平等权利参与临床决策。共享决策要求医生告知患者治疗方案的益处及风险，而患者告诉医生他对疾病及相关风险的看法和疑虑，甚至个人的价值观、经济状况等。在医生的启发下，医患共同对诊治问题作出更加合理的选择。

（三）医学信息繁杂，科学性难以保证

随着患者文化水平和科学素养的不断提高，患者对疾病的管理不再仅依赖于医生，

自身更加渴望了解和学习相关疾病的医学知识。但患者获取医学知识的渠道繁杂（如网络、广告、新闻、他人经验分享等），内容质量参差不齐，科学性难以保证。比如一项调查显示，76.9% 的人会通过互联网来获取健康相关信息，解决健康相关的问题。但是，一项对 Youtube 播放量最高的前 75 个关于新冠宣教的视频内容科学性的调查，结果显示，四分之一的视频内容存在误导性，而这些视频已经有上百万次的播放量。指南中的内容是经过系统评价全球所有证据之后，通过专业团队达成共识的方法制定形成的，可以充分保证内容的科学性。因此，非常有必要将指南转化成患者可以理解的版本，让患者了解到相关的信息。

三、患者版指南的特征及构建目的

（一）患者版指南的特征

患者版指南就是以患者为中心的知识工具（patient directed knowledge tool，PDKT）的其中一种重要呈现形式，是指以患者健康问题为中心的、转化现有指南推荐意见及其理由，以便患者和公众理解的知识工具。PDKT 的分类与功能详见表 19-1。

表 19-1　以患者为中心的知识工具分类与功能

工具类型及其定义	核心功能属性			
	健康教育[1]	提供推荐建议[2]	辅助决策[3]	参与共享决策[4]
患者信息（patient information）：是指根据指南对疾病情况或健康问题作出解释，以提供给患者及照顾者，关于可用的护理选择和护理过程中他们可以期待的护理的信息	√	×	×	×
决策树（decision tree）：是指对卫生保健问题的可能性及其相关结果、机会、风险和决策点进行逻辑结构可视化，以为护理提供者和患者提供有关护理政策的见解，并支持决策	×	√	√	×
患者版指南（patient versions of guidelines，PVGs）：是指以患者健康问题为中心的、转化现有指南推荐意见及其理由、以便患者和公众理解的知识工具	√	√	√	
患者决策辅助工具（patient decision aid，PDA）：是指患者及照顾者在选择 / 不选择相关干预措施时（包括诊断、治疗、筛查、咨询及护理等），可为患者提供信息支持，常见问题答案及讨论每个决策（选择或没选择时）的可能结果和效果，以帮助患者根据自己的价值观、标准和个人情况来权衡他们医疗决策的知识工具				
交互式患者决策辅助工具	√	×	√	×
非交互式患者决策辅助工具	√	×	√	×

[1] 提供信息或进行教育：提供有关疾病 / 症状的信息；治疗 / 可选治疗方案是什么；它如何影响患者的生活；患者自己能做什么来应对 / 处理疾病 / 症状，以及治疗的预期危害和好处是什么。[2] 提供推荐建议：基于系统评价证据的推荐意见，例如，来自指南中关于不同治疗方案的推荐意见。[3] 支持患者作出决策（而不是与医疗保健专业人员一起作出决策）：提供关于可选治疗方案的信息（包括什么都不做，等待治疗）；危害和好处、风险；引出患者的价值、偏好和思考，以便患者可以选择最适合的治疗 / 护理或选择。可能还会提供在类似情况下的其他患者选择的情况。[4] 参与共享决策：邀请、刺激或指导患者与医疗保健提供者一起决定治疗 / 护理。

（二）患者版指南的目的

患者版指南制定的目的包括以下几点。

1. 让患者知道轻重缓急。

2. 让患者知道诊疗手段的益处与危害，以帮助决策。

3. 识别出那些证据证明有效且危害小的诊疗手段。

4. 识别出那些证据尚不足以证明其益处和危害的诊疗手段。

5. 在面对一些患者价值观和偏好占重要地位的决策时，指出其他的不确定因素和关键点。

6. 识别患者可以采用的改善他们健康状况的生活方式干预手段和方式。

第二节　患者版指南的现状

近年来，随着指南的不断发展，患者版指南也得到了越来越多国内外研究者和指南制定机构的关注。

一、患者版指南的制定现状

早在 1991 年，Yrjo TKonttinen 等人通过患者版指南，对系统性红斑狼疮患者进行知识教育。在 2001 年，针对乳腺癌及格林巴利综合征而制定的两篇患者版指南，被研究者们认为是目前可以检索到的最早的患者版指南。随后，陆续有许多专业协会、指南制定机构等开始探索和制定患者版指南。例如美国内分泌学会（The Endocrine Society，TES）、英国皇家妇产科学院（Royal College of Obstetricians Gynaecologists，RCOG）、美国医师协会（American College of Physicians，ACP）、美国国家癌症综合网络（National Comprehensive Cancer Network，NCCN）、欧洲肿瘤内科学会（European Society for Medical Oncology，ESMO）、SIGN、NICE 等也陆续开始连续发布患者版指南。根据最新检索，SIGN 已经编写了 27 部，美国预防医学工作组（US Preventive Services Task Force，USPSTF）编写了 100 余部患者版指南。Nancy Santesso 等人通过对国外患者版指南制定机构中发布的患者版指南分析发现，患者版指南涵盖了各种各样的医学主题，包括癌症（乳腺癌、肺、前列腺、食道、胰腺和黑色素瘤），妇女健康和生殖，胃、睾丸状况，糖尿病和精神健康。大多数患者版本（71%）主要关注于治疗方面的指南，但很多也包括诊断、筛查和 / 或预防。

我国近些年也有学者开始探索患者版指南的制定。国内最早制定的患者版指南是 2016 年天津中医药大学李艳等人对心肌梗死二级预防非药物措施制定的患者版指南，以及北京中医药大学姜雨婷等人制定的糖尿病高危足患者版指南。截至 2022 年 4 月，我们发现共有来自 16 个团队（检索记录中第一作者所在单位）编制的 26 部患者版指南（包括正在制定和已经完成的）。通过文献数据库、百度网站、专家联系等多种途径的检索，最终获得了 8 部患者版指南全文，12 部指南的构建方法，其余均为注册信息。从现有患者版指南来看，国内患者版指南基本上综合了预防、诊断、治疗等所有相关信息于一部指南，而且绝大部分的患者版指南都是在专业平台发布，比如专业期刊，专业公众号。表 19-2 总结了关于国内外现有患者版指南的基本特征情况。从每年患者版指南的数量来看，患者版指南呈现不断发展的态势。

表 19-2　现有患者版指南的基本特征

特征	指南数量	
	国外	国内
总数	34（此数据全球 17 个患者版指南制定机构随机抽取获得，每个机构随机抽取两部患者版指南）	可获取的总量：26 全文发布总数：8
主题领域		
治疗	24	2
诊断或筛查	7	0
预防	3	1
综合（预防＋诊断＋治疗）	0	23
获取途径（全文）		
国家机构，专业平台	2	0
国际机构，患者平台	10	0
专业机构，专业平台	2	7
专业机构，患者平台	10	0
隶属于专业机构的患者组织平台	4	0
患者组织	0	0
机构内部	0	1
文档形式（全文）		
小册子	6	0
网页	11	0
印刷文档	16	6
小册子＋宣传页	1	1
小册子＋网页		1
文档长度（全文，页）		
1～3	18	0
4～9	7	6
10～20	1	0
≥21	8	2
图表数量（全文）		
0	13	6
1～5	13	0
≥6	8	2

二、患者版指南构建流程与方法现状

患者版指南虽然是由指南翻译而来，但是这并不意味着只是将指南的内容换种语言表达方式，它还包括了如何选择推荐意见，如何呈现推荐意见的强度与证据的不确定性，如何呈现各种治疗方式的优劣，以及如何确定患者版指南最终呈现的形式。

（一）国外患者版指南构建流程与方法现状

为了帮助大家制定科学的、能被患者所使用的患者版指南，2012 年，GIN 正式公布最新版《G-I-N Public Toolkit：Patient and Public Involvement in Guidelines》，即患者版指南手册，并于 2021 年进行了更新。该指导手册是在基于对现有患者版指南的分析、患者对患者版指南的需求调研及其他相关研究基础上所给出的一系列指导意见和具体方法，其中提供了患者版指南制定过程中的一些关键信息，内容包括：①何时需要制定患者版指南；②谁应该参与患者版指南的制定；③哪些推荐意见应该被纳入患者版指南中；④指南中应该呈现哪些内容；⑤患者版指南内容的呈现形式；⑥利益冲突申明的问题。GIN 手册可以说是目前最完善的患者版指南制定的指导手册，国内的患者版指南基本都是依据 GIN 手册来制定的。但是，GIN 手册中没有特别清晰的流程，于是，荷兰国家卫生保健研究所于 2018 年制定了专门针对该国的患者版指南制定流程与方法的标准（minimum criteria for patient-directed knowledge tools related to clinical practice guidelines，MC-PDKT），包括组建团队、确定患者版指南的目标与范围、调查患者需求、确定患者版指南的内容、指南的评价、患者版指南的传播。

（二）国内患者版指南构建流程与方法现状

目前，国内很少指南制定者意识到将指南转化成患者版指南的重要性，因此也较少制定患者版指南。出于患者需求的考虑，很多非源指南制定者会主动发起患者版指南的制定工作。目前国内有些学者提出了患者版指南的构建流程与方法，比如兰州大学循证医学中心团队建议的流程包括：①确定 PVG 主题或范围；②组建 PVG 制定团队；③遴选拟解决的优先问题；④检索、评价与分级证据；⑤形成推荐意见；⑥撰写 PVG；⑦外部评审 PVG（集医务人员、患者及利益相关者的意见和反馈）；⑧发布和更新 PVG。但是这些流程与方法与 WHO 指南构建的流程基本相同，而对于如何从指南转化到患者版指南的过程与方法则几乎没有介绍。比如针对患者版指南中需要呈现但指南中没有的内容应该如何填充，比如疾病和治疗的背景信息，患者自我管理相关的内容。将为医护人员提供的推荐意见转化成给患者的推荐意见，如何保证翻译过程的科学性、合理性等。由于患者版指南要呈现的核心内容都是在这个环节产生的，这个过程如果不被谨慎对待很有可能形成有偏倚甚至错误的内容，最终误导患者及公众，因此，这个环节是患者版指南制定流程与方法的关键环节。但是在现有的患者版指南流程与方法中都没有充分描述。总之，现在还没有一个比较系统、完善的患者版指南制定方法学指南。

现有患者版指南所使用的制定方法主要有三种模式：一是指南制定者直接将他们所

制定的一本指南转化成患者版本，该模式也是 GIN 手册中所提供的模式；二是非源指南制定者从患者需求出发基于多部现有的指南转化成一部患者版指南；三是非源指南制定者，在不依托现有的指南情况下，重新开始制定患者版指南。国外的患者版指南基本上是采用第一种模式，因为他们认为基于现有指南转化的患者版指南更容易与临床相融合，患者版指南与指南制定者参与制定能够保证转化内容的准确性。而国内目前大部分是采用第二和第三种模式。

第三节 患者版指南制定的流程与方法

由于目前缺乏系统、规范的患者版指南制定方法指南，使得现有患者版指南制定时所采用的方法存在较大差异，而方法上的不一致或者不当将会影响最终患者版指南的质量，比如在处理源推荐意见方面如果处理不当，很可能出现对源指南中推荐意见翻译的错误，误导患者。在患者版指南的内容与格式方面，如果对源指南中推荐意见以外内容的填充方式不当，也会误导患者。在外部评审阶段，如果没有纳入目标用户（即患者或患者家属）参与，很可能导致患者版指南内容存在不易懂性、缺乏趣味性等问题从而使患者失去对患者版指南阅读的兴趣。基于此，本团队基于现有的患者版指南制定方法，国内患者对患者版指南的需求、态度和偏好，以及患者版指南制定者的经验基础上，提出以下患者版指南制定流程与方法。

一、患者版指南的选题

患者版指南不是普通的健康宣教材料（告知患者一些常识性的知识），而是基于患者所存在的决策方面的困惑，由专家基于全球相关证据给出的最适合患者的推荐意见。考虑到患者版指南制定需要消耗较多的资源，因此，我们建议患者版指南的选题应该满足以下条件（其中一个即可）。

1.由于患者缺乏相关知识而严重影响了患者独立作出合理的健康决策。

2.由于患者缺乏相关知识不能较好地依从医生给出的治疗方案。

3.由于患者缺乏相关知识，患者不能有效地参与共同医疗决策中，而经常出现决策冲突，后悔作出的决策。

4.患者希望了解现有指南中推荐的治疗方案及其他可选方案信息，以让自己更好地理解、依从医生给出的治疗方案。

5.有必要让患者了解最新发布的指南中的推荐意见，使他们更好地接受指南中的推荐意见，以及参与临床决策。

二、患者版指南制定的模式

根据不同目的，患者版指南可以采用不同的模式（见表 19-3）。如果是指南团队希望将他们所制定的指南传播给目标人群，让他们能够更好地接受指南中的推荐意见，以及参与临床决策，那他们可以采用模式一来制定患者版指南。如果是从患者需求出发，为了帮助患者解决某些决策方面的困惑，那可以选择模式二，基于现有指南制定患者版指南，或者模式三，基于系统评价和原始研究证据制定患者版指南，但是考虑到模式三所需的时间、精力、能力要求都较高，因此，应该慎重选择这种模式。在选择时，应该考虑：①想要解决的临床问题是否迫切；②该问题是否具有临床价值；③预期的推荐意见会不会与现行临床实践标准、政策相违背；④现有的指南是否不能很好地回答这些临床问题。当满足以上 4 个要求时，可以考虑第三种患者版指南制定模式。但是，通常情况下模式三只作为模式一或模式二的补充，不建议单独使用模式三构建患者版指南。

表 19-3　患者版指南制定的 3 种模式

患者版指南 制定模式	特点
模式一	该模式主要是基于某一指南制定的患者版指南，指南制定者通常会采用该模式将他们正在制定或者已经制定好的指南转化成患者版本，主要目的是传播该指南，并且促进患者参与相关决策
模式二	该模式是从患者的需求出发，患者版指南制定团队基于多部指南回答患者所关注的临床问题，该模式既能保证患者版指南所纳入的问题是患者所关心的问题，而且也能够节省资源。但是在转化源指南推荐意见过程中，要确保转化的科学性、准确性和适宜性
模式三	该模式也是从患者需求出发，患者版指南制定团队通过基于患者所关心的临床问题，系统检索现有系统评价、原始研究，或基于原始研究开展系统评价，并基于 GRADE 系统对证据进行评价并形成推荐意见

三、患者版指南的编制流程

（一）组建团队

不同的患者版指南制定模式，患者版指南制定团队的组成与分工都应该有所区别。见表 19-4。

表 19-4　不同患者版指南制定模式团队构成情况

团队组成	主要职责	模式一	模式二	模式三
负责人	1.组织患者版指南其他小组成员开展患者版指南的制定工作 2.协调指南的制定工作 3.对指南全程进行质控（内容与方法） 4.对患者版指南所有成员的利益冲突进行管理 5.负责患者版指南后期的传播与更新工作	最好由源指南团队成员任命，该成员应对源指南推荐意见的整个制定过程非常清楚	负责人最好由两人，一位是临床专家担任（负责患者版指南的内容），一位是循证医学方法学专家（负责患者版指南的制定方法）	

续表

团队组成	主要职责	模式一	模式二	模式三
患者版指南制定工作小组	1. 起草患者版指南的范围，准备指南方案并注册 2. 更新、检索、评估证据，推荐意见形成和转化 3. 开展用户需求调查等研究工作 4. 撰写患者版指南全文 5. 开展患者版指南共识、用户体验、外审等工作，并处理以上结果	该小组由负责人任命，最好由1～2名有开展质性研究、临床调研等经验，且对源指南的推荐意见比较了解的成员参与	该小组由负责人任命，小组中应有指南制定相关经验人员（2～4名）；有开展质性研究、临床调研等经验人员（1～2名）、患者代表（至少1人）、为非医疗专业人员撰写宣教材料经验的编辑（至少1人）	该小组由负责人任命，小组中应有证据整合相关经验人员（4～8名）；有开展质性研究、临床调研等经验人员（1～2名）
患者版指南共识小组	1. 确定患者版指南的适用人群、主题和范围 2. 对患者版指南中要呈现的推荐意见达成共识；审查患者版指南草案，以确保其准确性、完整性和适用性	最好直接由源指南共识小组负责，但是确保患者代表（至少1人）参与	来自临床相关领域的临床专家（5～10人）和指南方法学专家（3～5人）、患者代表（至少1人）	来自临床相关领域的临床专家（10～20人）和指南方法学专家（10～15人）、患者代表（至少1人）
患者版指南外审小组	评审终版患者版指南内容，确保患者版指南中推荐意见的准确性、清晰性；评价推荐意见的临床意义，给出反馈和修改完善意见；提出患者版指南存在的重大问题，供指南制定小组解决等	由于患者版指南的推荐意见已经在指南阶段经过外审，而且由源指南成员负责将源推荐意见翻译至患者版指南中，所以不必开展外审	未直接参加本指南制定的3～5名同行专家或利益相关者组成）	

注：表格中的人数仅根据以往患者版指南制定者经验给出的建议，使用时需要依据临床问题多少、需要重新制作系统评价的数量等进行调整。

（二）指南注册

患者版指南可基于已完成或即将完成的指南进行转化或与源指南同步开展制定，也可通过严谨的循证方法，检索、评价、筛选及整合最佳临床证据进行制定，但不管哪种方法为使患者版指南的制定过程更加透明且科学，避免偏倚和重复，提高患者版指南的公信力，同时加强与各个指南制定机构间的协作，促进患者版指南的传播、实施及信息共享。在指南制定小组正式制定前，应先由患者版指南制定小组撰写患者版指南计划书，并在国际指南注册平台（international practice guideline registry platform）上完成注册与审核，注册网址为 http://www.guidelines-registry.cn/。

（三）明确患者版指南的范围、目标应用人群和使用人群

如果是采用模式一，那患者版指南的范围应包含于源指南的范围，需要患者版指南团队做的就是确定在患者版指南中包含所有源指南的范围，还是仅涉及其中的一部分。

如源指南的范围是糖尿病的诊断、药物治疗、非药物治疗、护理等。患者版指南制定小组可以基于现有患者教育相关材料或工具，共同讨论该指南的范围，是否只选择其中一部分，比如只包括非药物治疗、护理，还是包含源指南的所有范围。

如果采用模式二或模式三，那么患者版指南团队可以基于现有患者教育相关材料或工具，共同讨论本指南的范围、目标人群和使用人群。

比如，在构建糖尿病高危足足部管理患者版指南时，患者版指南小组结合现有糖尿病相关宣教材料，发现在糖尿病高危足的预防、足部护理方面是比较欠缺的，就可以通过讨论确定，糖尿病高危足患者版指南的范围包括糖尿病足的预防和护理，目标应用人群为糖尿病高危足患者，年龄≥18周岁。指南的使用人群为有糖尿病患者和家属及其照护者、各级各类负责糖尿病患者诊疗和护理的医务工作者、各级政府医疗政策的制定者。适用机构包括政府的各级卫生行政管理部门、各级医院、专业护理机构、健康管理机构。

（四）患者需求调查

不同患者版指南制定模式，在该阶段的目的会有所不同。

如果采用模式一，只需要通过访谈、调查等方式了解目标用户对患者版指南中推荐意见相关内容的需求，了解目标用户是否有兴趣了解源指南中的推荐意见、如何能帮助他们更好地理解推荐意见。

如果采用模式二或模式三，需要按照以下程序来获取患者的需求，并且在此阶段确定患者版指南应该优先解决的临床问题。

该阶段可以采取多种方式来了解患者的需求，例如可以通过文献综述，或采用焦点组访谈、问卷调查、公众问答网站中的问题等定性与定量的方法收集患者信息需求相关的资料，了解目标人群有哪些决策方面的困惑。

将调查和访谈结果整理，通过去重合并、归纳整理后，加工提炼出患者亟需指导的健康决策相关问题。将整理好的健康相关问题发放给患者、家属及照护者和卫生保健专业人员等利益相关者，进行"关注/不关注"评分。根据得分高低排序，得出最关注的10～20个健康相关问题。

（五）证据检索与评价

1. 指南的检索、评价与筛选

（1）指南的检索：确定患者版指南范围和需要解决的临床问题之后，制定相应的检索策略进行指南检索，理论上只要有1篇高质量、内容丰富（即指南的内容足以解决前期确立的临床问题）且为近期发布的指南（建议为近2～5年内发布的），即可作为患者版指南所依据的源指南。但本研究团队建议全面检索国内外指南，以保证不遗漏高质量的最新指南，如果该领域高质量的指南非常丰富则至少应检索与该主题相关的权威指南网站及专业协会网站。

（2）指南的评价与筛选：指南检索完成后，需要对指南进行筛选、评价。评价的时候应从三个层面对现有指南进行筛选、评价。

1）指南层面：首先评价指南的内容是否符合主题范围，评价指南是否为最新版本、是否为循证指南，然后使用 AGREE Ⅱ指南质量评价表进行指南方法学质量评价，尽量选择质量较高的循证指南作为患者版指南构建的源指南，这个层面可以完成指南的初筛。

2）推荐意见层面：该层面需要对初步纳入的指南中推荐意见进行评价，可以采用 AGREE-REX 工具来评价推荐意见的可实施性等，尽量选择推荐意见清晰、可实施且符合本地情境的推荐意见。

3）证据层面：评估所纳入指南中推荐意见的证据是否已经过时，或者评价是否存在问题，是否有新的质量好的证据没有被纳入等。如果存在以上问题时，需要对证据重新进行检索、评价，也就是采用模式三的患者版指南制定方式。

通过推荐意见和证据两个层面的评价后，就完成了对指南和推荐意见的筛选，这个过程需要由两名研究者独立完成，当两人筛选结果存在冲突时，应该寻求第三方协商解决。

2. 补充证据的检索与评价　通过以上评价，如果发现现有指南不足以回答患者的健康问题，那就应当选择模式三，由循证方法学小组检索系统评价、Meta 分析和网状 Meta 分析的证据。采用 AMSTAR Ⅱ量表对纳入研究进行方法学质量评价，评价过程由两名成员独立完成，并且制定 GRADE 证据概要表。

（六）推荐意见形成

指南制定小组对所纳入指南中符合要求的推荐意见进行提取整理（根据问题整理来自不同指南的推荐意见，或者按照一定的逻辑性对纳入的推荐意见进行归类整理）、整合（针对一个问题，如果有来自多个指南的推荐意见，则进行相应的整合），并制定推荐意见概要表，内容包括：临床问题 – 证据情况 – 推荐意见，然后由指南共识小组完成对纳入推荐意见的最终筛选，并且讨论是否要对纳入推荐意见进行内容的修订或者统一分级。对于补充检索的系统评价和原始研究等证据，也需要专家组基于 GRADE 证据推荐分级系统形成相应的推荐意见。

（七）患者版指南内容与格式

考虑到患者版指南最终使用者是患者或者公众等非专业人员，为了使形成的推荐意见内容更加全面、丰富，使其内容更具体且具有切实的指导性，可对推荐意见中所基于的证据，结合专家、患者及科普专家等共识建议后对推荐意见内容进行进一步细化与转化。

推荐意见内容的细化指的是当推荐意见内容操作性不足或不能满足患者知识需求时，需追溯该推荐意见的指南原文或进一步追溯该证据的参考文献；若缺乏相关参考文献，则需要参考权威的相关教材、书籍及支持其证据的原始参考文献（高质量本土研究）等，对其推荐意见内容进行填充与整理。细化原则可遵循 GIN 患者版指南手册要求进行。

推荐意见内容的转化指的是为了避免细化后推荐意见内容过于专业，增强患者可读性与易懂性，利于患者理解和接受，可以患者健康教育材料评估工具（the patient education materials assessment tool，PEMAT）为指导，从可理解性和可实施性两方面为原则指导推荐意见内容的转化。

最后形成患者版指南主体内容后，应遵循患者版指南报告清单（reporting tool for practice guidelines in health care for public versions of guidelines，RIGHT-PVG），分别从基本信息、背景、推荐意见及其他信息等方面进行报告。

（八）专家外部评审

本阶段主要采用同行专家评审，对推荐意见的综合和转化的科学性、准确性，推荐意见的可用性调查、患者版指南的细化内容的合理性、科学性、可读性与患者版指南整体内容安排的合理性、可读性等方面征集专家意见。

（九）用户测试

为了使患者版指南能够真正被最终用户所接受。建议可以对患者版指南全文开展用户测试（通常是患者测试）。用户测试可以采用大声思考访谈法来了解患者对患者版指南的感受。建议可以采用用户体验的蜂巢模型来开展访谈，以获得用户对患者版指南在以下几个方面的感受。

1. Useful（有用）　患者版指南的内容对患者是相关的、有意义的。

2. Usable（可用）　患者版指南中的内容对于患者来说是可以使用的、可操作的。

3. Desirable（合意/满意）　情感设计的各个方面，图形、表格和形象等都是令患者满意的。

4. Accessible（可及）　用户能够看清楚并且理解患者版指南的内容的。

5. Credible（信任）　患者版指南是用户可以信任的。

（十）发布、推广、传播与更新

患者版指南制定之后，可以通过患者比较容易获取且患者比较信任的渠道进行患者版指南的传播，比如通过国家卫健委等权威且大家都熟知的机构来发布。此外，还需说明本患者版指南预计更新的时间，如计划在 3～5 年内对本患者版指南的推荐意见进行更新，并按国际指南更新要求的方法进行。

第二十章　实施科学理论指导的指南传播与实施

在医药卫生领域，随机对照试验（Randomized controlled trial，RCT）被认为是评价干预措施疗效的最高等级的证据。目前世界上有大量的医疗干预措施已被证明能够降低死亡率、提高疗效、减少经济支出等。然而，这些高质量的证据却没有真正在临床实践和医疗决策中得到充分应用。因此，为了推进、实施这些有效的干预措施，产生了实施科学（implementation science）这一新兴交叉学科。

第一节　实施科学产生的背景和定义

一、实施科学产生的背景

美国国立卫生研究院（National Institutes of Health，NIH）在 2006 年提出了"转化医学"的概念，提出医药发展中存在两个阶段：第一个阶段是"将病理机制的新认识和新发现应用于人体试验中"，第二个阶段是"将临床研究中的结果运用到临床实践和临床决策中"。可见，所有的基础研究和临床研究最终都要服务临床实践和临床决策。随着临床流行病学和循证医学的发展，越来越多的学者开始重视并开展临床研究，目的是确定特定干预措施的疗效和安全性。然而，尽管大量的高质量临床研究证实了干预措施的疗效，但是这些研究的成果真正投入到临床实践中的却少之又少。例如，早在 1601 年，英国航海医生 James Lind 就通过一项配对的对照临床试验证明了柑橘对"坏血病"（实则维生素 C 缺乏症）的预防作用。然而试验结束 200 年后，英国海军才真正将柑橘予以使用，而在此期间，因坏血病而死亡的人不计其数。早在 20 世纪 70 年代，英国著名的临床流行病学家 Archie Cochrane 在其专著《效果与效益——对健康服务的随想》中提到："由于资源始终有限，因此我们应该使用那些已被合理证明有明显效果的医疗保健措施。"同时，有研究表明，目前全世界 80% 的医学研究资金没有回馈到公众的卫生健康上，资金的资助者也在重新考量未来研究的资助力度。因此，在当前研究利用率低、且未来研究资源有限的情况下，如何推出一系列"解决方案"，推动和促进"已知效果明确"的干预措施在受众及受益更广的卫生决策中使用，成为目前亟待解决的问题。实施科学正是为了解决这一问题而产生的。

二、实施科学的定义

当为促进循证干预方法在实践中推广而进行理论和方法学研究时，一般称为"实施科学（implementation science）"，当在实施科学的理论指导下开展实证研究，则称为"实施性研究（implementation study）"。2006 年，Martin P Eccles 最早在《Implementation Science》期刊中正式提出实施科学的定义，称"它是系统的研究方法，能够促进研究结果和其他循证实践的证据运用到临床的日常实践中，从而提高卫生服务的质量和有效性"。美国国立卫生研究院对实施科学的定义更侧重于全球卫生规划和政策制定为全球健康（Global Health）带来的益处，强调科学与实践和政策的整合。因此，实施科学并非开展干预措施的疗效评价，而是找寻影响有效干预措施"实施"的因素，这些因素决定了在特定的医疗保健或公共卫生环境中，采用或不采用具有循证证据支持的干预手段的原因，并利用这些信息制定和检测实施策略的效果，以提高证据在实践中转化的速度、数量和质量，缩小证据与实践之间的鸿沟（gap）。与实施科学相似的，其他相关术语，如知识转化（knowledge translation）、实践科学（delivery science）等在用于了解影响实施因素时，也用来描述这类研究。

三、实施科学的三原则

尽管实施科学是一个新兴的学科，融合了心理学、社会学、组织行为学、管理学、政策科学、经济学、循证医学等多个学科，但是在实施性研究中也应遵循以下三个原则。

第一，目标对象要做到行为改变（behaviour change）。目标对象的行为改变是推进证据转化为实践、政策和公共卫生改善的内在要求。在大多数情况下，正因为目标对象（个人或组织）没有做已被证明且被建议的事情，所以才出现了证据与实践之间的差距。因此，采取鼓励医生遵循临床实践指南的策略、鼓励患者提高依从性的策略、鼓励社区增加筛查项目接受度的策略，这些旨在改变目标对象特定行为的策略都是"行为改变干预"。因此，行为理论有助于理解目标对象当前行为的影响因素，从而有助于设计行为改变的策略，评估实施策略的效果。

第二，目标对象的直接参与。实现证据有效转化并促进实践，以及在未来能够可持续性发展，直接接触目标对象相关的个人或者组织是十分必要。目前，许多促进健康的行为和提高医疗服务质量的举措都是在没有目标对象相关的个人或社区直接参与的情况下实施的。只有当目标对象直接参与研究中，并在问题形成、项目执行、结果分析及结果传播中发挥作用，才能理解他们的需求，找到干预的价值取向及经济等问题的有效答案。

第三，遵循现实世界的要求。在实践中，实施科学不同于常见的疗效干预型随机对照试验，而是在试验的研究设计和方法上具有一些特殊性，例如使用阶梯式随机对照试验设计（stepped wedge designs），可以应对随着时间推移而出现的各种可变因素，具有更大的灵活性。因此，在整个试验过程中，能够进行适时的调整，增加或减少影响因素的程度，以实现"证据"在"实践"中的运用。

第二节　实施科学的国内外发展近况

实施科学是基于全球健康的发展而带动起来的。自 2002 年 NIH 便开始立项资助实施科学研究，继 2006 年 Martin P Eccles 正式提出实施科学的定义之后，2013 年 WHO 发布健康领域的实施研究实践指南《Implementation Research in Health：A Practical Guide》。中国也于 2016 年在国家自然科学基金中增设实施科学的部分课题，世界各国的学者都开始关注这一新兴学科领域的研究。《Implementation Science》是目前发表实施科学相关研究最多的国际期刊，同时还提供实施科学相关的学术资讯。此外，该期刊还于 2019 年推出系列期刊《Implementation Science Communications》，旨在扩大实施科学的影响，两个期刊相辅相成。与此同时，Cochrane 有效专业实践和健康管理小组（effective professional practice and organization of care group）、美国国家实施科学网络（National implementation research network）也是目前介绍和提供实施科学的主要网站资源。在学位教育方面，目前美国的华盛顿大学公共卫生学院（university of Washington, school of public health）提供实施科学的博士学位教育，而国内尚未设立专业学位。

通过检索中国知网、万方数据知识服务平台、维普网、中国生物医学文献服务系统（SinoMed）等中文文献数据库，发现目前国内对实施科学的相关研究主要集中在肺结核的预防、控制与筛查，以及各类慢性疾病的健康教育方面，仅有一篇论文对实施科学这一概念有明确定义，一篇对中医药领域实施性研究的研究设计思路与方法进行介绍。检索 PubMed、Embase、Scopus 等英文文献数据库，发现目前国外发表的实施科学的研究主要集中在整合既往相关的行为干预研究和健康教育促进研究，并以此进行理论探讨、模型构建、研究设计等，应用的范围主要在全球健康领域，在 EQUATER 网站还可以获取实施科学研究的报告规范，此报告规范已有相应的中文解读。未来实施科学的研究还需要结合流行病学、社会经济、政治、文化和政策等因素，尤其是开展针对社会的初级医疗保健（primary health care）的临床实践指南和中医药高质量的临床实践指南，以促进全民健康的发展。

第三节　中医临床实践指南中实施性研究的问题构建

循证医学的发展是基于临床流行病学的各类研究设计和产生的临床证据，实施科学的发展离不开循证医学的理念和方法支持。实施科学的研究是基于"现实世界"的环境，旨在解决复杂的、多组分干预如何有效地转化到医疗实践的问题，而在我国的医疗环境中，中医药和中西医结合的复杂干预方式十分常见。因此，实施科学的研究理念与方法将有利于促进中医临床实践指南转化到临床实践中。本节将从实施性研究的问题构建介绍和探讨中医临床实践指南实施性研究的设计与方法，以期提供实施性研究的方法学指导。

　　在实施科学的理论和方法学指导下的实证研究一般包含两部分核心内容，传播（dissemination）与实施（implementation）。传播是指通过特定的渠道、采用制定的策略、主动地向目标受众传达循证的干预措施；实施是指在特定的场所（setting）中，将基于循证的干预措施（evidence-based intervention）投入使用或整合。因此，NIH 在 2013 年提出了传播与实施的概念框架。这一框架将实施性研究中涉及的过程和结局概念化，明确了如何构建一个"实施效果评估"为导向的研究问题，而非"疗效评价"为导向的传统临床研究问题，如图 20-1 所示。图 20-1 中表明，在引入基于循证的干预措施后，可以有两种策略：一为传播策略，侧重于扩大信息以实现广泛传达；二为实施策略，即促进"投入使用"，旨在加强采用、实践、持续实施、扩大使用范围。两类策略共同作用于干预措施的转化、反馈与改善，同时两类策略相互影响，通过传播结局，如可及性（reach）、可接受度（acceptability），以及实施结局，如适宜性（appropriateness）、可行性（feasibility）、采纳性（adoption）、保真度（fidelity）、渗透度（penetration）、可持续性（sustainability）、花费（cost）等共同评估对整个服务体系的效果，以及传播和实施对终端"个体、政策、群体健康"的结局效果影响。由于实施性研究中传播环节与实施环节是相互作用和影响的，无法将他们完全割裂，因此，一般认为实施性研究同时包含"传播"和"实施"两部分，当需要区分两者特定的效用机制时，会以"传播与实施研究（dissemination and implementation research，D&I）"来命名，以方便研究者研究相应策略，促进实施过程。

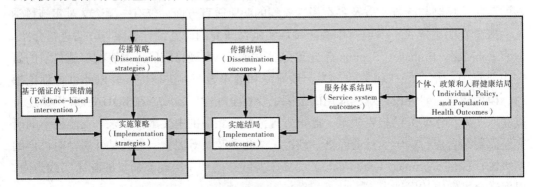

图 20-1　实施性研究传播与实施的概念框架

　　因此，在明确实施性研究的核心要素后，可以从不同的社会层面和研究需求构建问题。基于补充替代医学领域的特点，美国国立卫生研究院下属的美国国家补充和整合医疗中心（NCCIH）建议可以从不同的生态学层面构建实施性研究问题（见表 20-1）。在确定了实施性研究的核心目标个体/群体/对象（政策）后，可以通过找寻策略、障碍因素或促进因素以确定实施性的研究问题。本节结合中国医疗背景下，以中医临床实践指南的推广与实施为例，基于既往开展的相关研究和颁布的政策，从不同社会层面构建了可能的实施性研究问题，以供参考。

表 20-1　实施性研究不同社会层面

社会层面	问题构建示例	以中医指南的推广与实施为例
医疗服务提供方层面（provider level）	使用了哪些策略来吸引个体的医疗卫生人员 有哪些策略来吸引专业的团体或者协会	使用哪些策略可以让中医/中西医结合临床医师使用中医临床实践指南推荐药物 使用哪些策略可以让参与中医临床实践指南制定的协会成员更具有代表性，指南更具有临床适用性
患者层面（patient level）	如何针对患者群体开发"拉动式（Pull）"的策略来采纳新型干预方式	如何制定和推广患者中医指南以促进患者及其家属、照护者对疾病管理和决策的认知与能力
社区层面（community level）	社区领导如何参与进来 有哪些资源可以倡导群体来增加对这种新型干预方式的供给和需求	如何调动基层社区的领导参与中医临床实践指南的实施与推广 有哪些策略和激励机制能够增加基层医疗对中医临床实践指南的需求和应用
医疗卫生体系层面（health care system level）	在医疗保健系统中，采纳和接受新型干预方式存在的系统性障碍因素和促进因素是什么	我国的医疗保健体系对中医临床实践指南推荐疗法在各层级医疗机构中推广的阻碍因素和促进因素是什么
支付层面（payer level）	这种干预方式如何与可能促进偿还的第三方支付人的利益相一致 自付费用在多大程度上影响了开始或继续使用新型干预方式的决策	我国的医保覆盖范围对中医临床实践指南推荐药物使用的影响因素是什么，影响程度如何
立法层面（legislative level）	在实施一种新型干预方式时，是否存在法律层面的阻碍因素或促进因素	《中医药法》的颁布对中医临床实践指南的转化与实施的影响是什么

第四节　实施性研究的结局指标设定

实施性研究的结局效果评估不同于传统的疗效评价研究。实施结局关注的是有明确目的性和计划性的"行动"，在实施新的干预措施、实践或服务过程中的效果，"行动"即为"实施策略"。根据 D&I 研究的传统步骤和三阶段，实施性研究的结局包括传播结局和实施结局。

实施结局目前已经有很多研究，2009 年最早提出了实施性研究结局的概念框架（conceptual framework for implementation outcomes），基于图 20-1 的"实施性研究的传播与实施的概念框架"，根据三个环节的主要目标，将其分为三类不同，但又相互关联的结局类别，即实施结局（implementation outcomes）、服务结局（service outcomes）和个体结局（individual outcomes）（图 20-2）。实施结局是研究者开展实施性研究过程中需要重点考虑的指标，但因为实施策略的应用会对终端的服务结局和个体结局（即临床相关的健康结局）产生影响，因此评估实施性研究的结局指标也应从目标受众对新干预计划的可接受度、采纳性、花费、可行性、保真度、融合度、维持度、可持续性等角度选取。

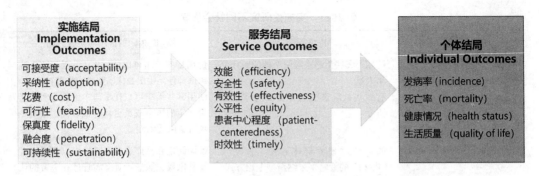

图 20-2　实施性研究结局概念框架

传播结局的概念和指标与实施结局通常有重叠和交叉，且缺乏相关系统评价，目前尚未对其汇总形成概念或清单，但是一些基于社区的实施性研究中认为可以将"态度和行为的改变"作为常用的传播结局。此外，其他常见的传播结局还包括知晓程度（awareness）、接收程度（receipt）、接受程度（acceptance），以及信息使用情况（use of information）均可以在研究中采纳。

RE-AIM 框架（reach，effectiveness，adoption，implementation，maintenance framework）是 1999 年由 NIH 资助开发的实施科学结局框架，是目前实施性研究中使用最多的结局评估框架，用来鼓励研究者更加透明地评估实施效果，从 5 个维度（即可及性、健康效果、采纳性、实施效果、持效性）指导研究者在预实验、效力研究、效果研究、传播和实施研究的过程中同时考虑内部真实性与外部真实性。而后，在 RE-AIM 框架的基础上，实施研究者开发了更多可能的维度，例如 PRECEDE-PROCEED 框架的评估部分、TCU Program Change 模型、Rogers. et al（2007）、Greenhalgh. et al（2004）等研究中使用的结局评估模型。

由于实施性研究结局评估的维度关注的是目标受众的行为改变、认知、态度等难以量化的指标，因此，问卷调查、定性访谈、案例分析等是获取结局的主要方式。由于大部分的研究框架或模型中存在重复和相似的概念，本节基于实施性研究结局的概念框架，汇总目前主要的结局评估框架或模型，将其初步划分为 9 个维度，研究者可以根据不同的研究目的和目标受众选取合适的结局指标，对不同社会层面、不同阶段的实施效果通过不同的方式进行合理有效地评估，见表 20-2。

在中医药和中西医结合领域开展实施性研究时，基于中国的环境背景（由于中国自古就有使用中医药的传统和习惯，同时国家大力发展和支持中医药），无论从个体层面还是政策层面，中医药的可及性、采纳性、可接受度在准备阶段都较高。此时主要结局指标需要重点考虑在现实医疗环境中的适宜性、保真度、花费及可持续性，以促进中医药和中西医结合的干预措施更好地在现实世界中实施和使用。然而基于国际的环境背景（对中医药理论和治疗接受程度较低），实施性研究则应首要考虑准备阶段的可及性、采纳度、可接受度，再根据准备阶段的实施效果推进后续的实施。

表 20-2　传播与实施研究的结局指标

维度	目标受众社会层面	理论依据	其他文献中涉及概念相似的术语	指标是否直接测量	测量方式	实施性研究测量阶段
可及性（reach）	个体	RE-AIM	参与度（participation）	否	调查 管理性数据	探索阶段
可接受度（acceptability）	个体	Rogers：复杂性、相对优势 Greenhalgh：用户需求导向性	创新举措的满意度（satisfaction with the innovation） 系统准备度（system readiness）	是	调查 关键人员访谈 管理性数据	主要为探索阶段 其次为实施阶段和持续阶段
适宜性（appropriateness）	个体、组织、政策	Rogers：兼容性	感知匹配度（perceived fit） 相关性（relevance） 兼容性（compatibility） 适用性（suitability） 有用性（usefulness） 实用性（practicability）	是	调查 关键人员访谈 焦点组访谈	主要为探索阶段 其次为准备阶段
可行性（feasibility）	个体、组织、政策	Rogers：兼容性、可试用性、可观察性	实际匹配或实用度（actual fit or utility） 适用性（suitability） 实用性（practicability） 社区准备度（community readiness）	是	调查 管理性数据	主要为探索阶段 其次为准备阶段
采纳（adoption）	个体、组织、政策	Rogers：可试用性、可观察性 RE-AIM	采纳（uptake） 试用意向（intention to try） 创新运用（use of the innovation） 知识传送（knowledge transfer）	否	调查 观察 关键人员访谈 焦点组访谈 管理性数据	准备阶段
保真度（fidelity）	个体	RE-AIM：实施的部分	按计划开展（delivered as intended） 依从性（adherence） 完整性（integrity） 项目交付质量（quality of program delivery）	否	观察 清单检查 内容分析 自报告	实施阶段和持续阶段

续表

维度	目标受众社会层面	理论依据	其他文献中涉及及概念相似的术语	指标是否直接测量	测量方式	实施性研究测量阶段
花费（cost）	个体、组织、政策	RE-AIM TCU program change： 费用与资源	边际成本（marginal cost） 成本效果（cost-effectiveness） 成本效益（cost-benefit） 经济学评估（economic evaluation）	否	管理性数据	主要为探索阶段 其次为实施阶段和持续阶段
渗透度（penetration）	组织、政策	RE-AIM 实现可及性的必要条件	传播范围（spread） 服务获取（access to services） 利用程度（level of utilization）	否	调查 案例分析 关键人员访谈	主要为实施阶段 其次为持续阶段
可持续性（sustainability）	组织、政策	Rogers：已证实性 RE-AIM：持效性	维持性（maintenance） 制度化（institutionalization） 延续性（continuation） 持续使用（sustained use） 标准化操作或照护（standard of practice or care）	是	调查 案例分析或政策评论 档案或政策评论 关键人员访谈	主要为持续阶段 其次为探索阶段

主要参考文献

［1］董斐，刘建平．从"经验"到"证据"：循证医学促进中医药传承创新发展［J］．南京中医药大学学报，2021，37（5）：642-647．

［2］陈薇，方赛男，陈可冀，等．国际循证医学证据分级体系的发展与现状［J］．中国中西医结合杂志，2017，37（12）：1413-9．

［3］陈薇，方赛男，刘建平．基于证据体的中医药临床证据分级标准建议［J］．中国中西医结合杂志，2019，39（3）：358-364．

［4］陈薇，陈可冀，刘建平．中医药真实世界研究证据的构成及分级标准建议［J］．中国中西医结合杂志，2021，41（5）：608-611．

［5］杨思红，陈可冀，刘建平，等．中医药临床实践指南从证据到推荐意见形成要目和解读［J］．中国中西医结合杂志，2021，41（4）：494-498．

［6］白雪，刘建平，郭宇博，等．中医药临床实践指南质量评价建议清单及解读［J］．中国中药杂志，2020，45（7）：1600-1605．

［7］白雪，刘建平，郭宇博，等．中医药临床实践指南适用性评价建议清单及解读［J］．中国中药杂志，2020，45（7）：1606-1610．

［8］李慧，陈耀龙，王琪，等．中医（中西医结合）临床实践指南制修订方法——计划与注册［J］．中华中医药杂志，2016，31（3）：903-906．

［9］朱强，蔡蓉华，何峻．中文核心期刊要目总览［M］．北京：北京大学出版社，2011．

［10］李茂如．历代史志书目著录医籍汇考［M］．北京：人民卫生出版社，1994．

［11］薛清录．中国中医古籍总目［M］．上海：上海辞书出版社出版，2007．

［12］李慧，谢秀丽，王洋洋，等．中医（中西医结合）临床实践指南制修订方法——实施与评价［J］．中华中医药杂志，2016，31（12）：5119-5123．

［13］周奇，王小琴，姚亮等．临床实践指南更新的若干关键问题［J］．中国循证儿科杂志，2016，11（5）：392-397．

［14］谢秀丽，姚沙，陈耀龙，等．中医（中西医结合）临床实践指南制修订方法——改编与更新［J］．中华中医药杂志，2016，31（9）：3610-3613．

［15］陈耀龙，罗旭飞，王吉耀，等．如何区分临床实践指南与专家共识［J］．协和医学杂志，2019，10（4）：403-408．

［16］廖星，谢雁鸣，张俊华，等．中医临床实践指南制修订中专家共识技术规范［J］．中国中药杂志，2019，44（20）：4354-4359．

［17］鲁春丽，曹卉娟，徐东，等．实施科学产生的背景、概念和国内外发展近况［J］．中国中

西医结合杂志，2020（40）：1378-1380.

　　[18]鲁春丽，徐东，刘建平.实施科学在中医药与中西医结合领域应用的设计思路与方法[J].中国中西医结合杂志，2021（41）：1113-1119.

　　[19]刘建平，高颖.中医临床真实世界研究[M].北京：中国中医药出版社，2021.

　　[20]刘国恩.中国药物经济学评价指南[M].北京：中国市场出版社，2020.

　　[21] Guyatt GH, Oxman AD, Vist GE, et al. GRADE：an emerging consensus on rating quality of evidence and strength of recommendations[J].BMJ，2008，336（7650）:924-926.

　　[22] IOM（Institute of Medicine）.Clinical Practice Guidelines We Can Trust[M].Washington（DC）:National Academies Press（US），2011.

　　[23] NICE. Developing Nice Guidelines the Manual[EB/OL].（2022-01-18）[2022-06-28]. https://www.nice.org.uk/process/pmg20/chapter/introduction

　　[24] SIGN. SIGN50 A guideline developer's handbook[EB/OL].（2019-11）[2022-06-28]. https://www.sign.ac.uk/media/1050/sign50_2019.pdf

　　[25] Qaseem A，Forland F，Macbeth F，et al. Guidelines International Network：Toward International Standards for Clinical Practice Guidelines[J].Annals of Internal Medicine,2012,156（7）:525.

　　[26] Atkins D，Best D，Briss PA，et al. Grading quality of evidence and strength of recommendations[J].BMJ，2004，328（7454）:1490-1494.

　　[27] Alonso-Coello P，Schünemann HJ，Moberg J，et al. GRADE Evidence to Decision（EtD）frameworks：a systematic and transparent approach to making well informed healthcare choices. 1：Introduction[J].BMJ, 2016 Jun 28；353:i2016.

　　[28] Higgins JP，SavovicJ，Page MJ，et al. Revised Cochrane risk-of-bias tool for randomized trials（ROB2）[EB/OL].（2019-08-22）[2022-06-28]. https://www.riskofbias.info/welcome/rob-2-0-tool/current-version-of-rob-2. Slim K，Nini E，Forestier D，et al. Methodological index for non-randomized studies（minors）:development and validation of a new instrument[J].ANZ J Surg, 2003，73（9）:712-6.

　　[29] Wells GA，Shea B，O'Connell D，et al. The Newcastle-Ottawa Scale（NOS）for assessing the quality if nonrandomized studies in meta-analyses[EB/OL].[2022-06-28]. https://www.ohri.ca//programs/clinical_epidemiology/oxford.asp

　　[30] Moga C，Guo B，Schopflocher D，et al. Development of a quality appraisal tool for case series studies using a modified delphi technique[M].Edmonton AB:Institute of Health Economics，2012

　　[31] Gagnier JJ，Kienle G，Altman DG，et al. The CARE guidelines：consensus-based clinical case report guideline development[J].J Diet Suppl，2013，10（4）:381-90.

　　[32] Shea BJ，Reeves BC，Wells G，et al. AMSTAR 2：a critical appraisal tool for systematic reviews that include randomised or non-randomised studies of healthcare interventions，or both[J].BMJ，2017，358:j4008.

　　[33] Chen Y，Yang K，Marušic A，et al. A Reporting Tool for Practice Guidelines in Health Care：The RIGHT Statement[J].Ann Intern Med，2017，166（2）:128-132.

　　[34] McKenzie JE，Brennan SE，Ryan RE，et al. Chapter 9：Summarizing study characteristics

and preparing for synthesis. In：Higgins JPT，Thomas J，Chandler J，Cumpston M，Li T，Page MJ，Welch VA（editors）. Cochrane Handbook for Systematic Reviews of Interventions version 6.3（updated February 2022）. Cochrane，2022. Available from www.training.cochrane.org/handbook.

［35］López‐López JA，Page MJ，Lipsey MW，et al. Dealing with effect size multiplicity in systematic reviews and meta‐analyses［J］. Res Syn Meth，2018；9:336–351.

［36］Deeks JJ，Higgins JPT，Altman DG（editors）. Chapter 10：Analysing data and undertaking meta–analyses. In：Higgins JPT，Thomas J，Chandler J，Cumpston M，Li T，Page MJ，Welch VA（editors）. Cochrane Handbook for Systematic Reviews of Interventions version 6.3（updated February 2022）. Cochrane，2022. Available from www.training.cochrane.org/handbook.

［37］Higgins JPT，Savović J，Page MJ，et al. Chapter 8：Assessing risk of bias in a randomized trial. In：Higgins JPT，Thomas J，Chandler J，Cumpston M，Li T，Page MJ，Welch VA（editors）. Cochrane Handbook for Systematic Reviews of Interventions version 6.3（updated February 2022）. Cochrane，2022. Available from www.training.cochrane.org/handbook.

［38］The American College of Obstetricians and Gynecologists' Evidence–Based Medicine Expert Work Group. Clinical consensus methodology：methodology［J］. Obstet Gynecol，2021，138（3）:523–526.

［39］Yun X，Yaolong C，Zhao Z，Qi Z，et al. Using the RIGHT statement to evaluate the reporting quality of clinical practice guidelines in traditional Chinese medicine［J］. PLoS One. 2018，13（11）:e0207580.

［40］Xie R，Xia Y，Chen Y，et al. The RIGHT Extension Statement for Traditional Chinese Medicine:Development，Recommendations，and Explanation［J］. Pharmacological Research，2020，160:105178.

［41］Nimdet K，Chaiyakunapruk N，Vichansavakul K，et al. A systematic review of studies eliciting willingness–to–pay per quality–adjusted life year：does it justify CE threshold？［J］. PLoS One，2015，10（4）:e122760.

［42］World Health Organization.（2014）. WHO handbook for guideline development，2nd ed.［EB/OL］. https://apps.who.int/iris/handle/10665/145714.

［43］Lundh A，Lexchin J，Mintzes B，et al. Industry sponsorship and research outcome［J］. Cochrane Database of Systematic Reviews 2017，Issue 2. Art. No.：MR000033.

［44］Bekelman JE，Li Y，Gross CP. Scope and impact of financial conflicts of interest in biomedical research：a systematic review［J］. JAMA，2003，289（4）:454–65.

［45］Graham K，Schaefer C，Santesso N. How to develop information from guidelines for patients and the public，in GIN PUBLIC toolkit［EB/OL］. England: Guideline International Network，2021.

［46］Santesso N，Morgano GP，Jack SM，et al. Dissemination of Clinical Practice Guidelines: A Content Analysis of Patient Versions［J］. Med Decis Making. 2016；36（6）:692–702.

［47］Van der Weijden T，Dreesens D，Faber MJ，et al. Developing quality criteria for patient–directed knowledge tools related to clinical practice guidelines. A development and consensus study［J］. Health Expect. 2019；22（2）:201–208.

［48］世界卫生组织. WHO 指南制定手册［M］. 2 版. 瑞士：WHO 出版社，2014.

［49］Institute of Medicine. Conflict of Interest in Medical Research，Education，and Practice［M］. Washington，DC: The National Academies Press，2009.

［50］Chimonas S，Mamoor M，Zimbalist SA，et al. Mapping conflict of interests: scoping review［J］. BMJ，2021（375）:e066576.

术语表

中文名称	英文名称
绝对危险率增加	absolute risk increase，ARI
绝对危险率降低	absolute risk reduction，ARR
美国医疗保健研究与质量局	Agency for Healthcare Research and Quality，AHRQ
美国神经病学会	American Academy of Neurology，AAN
美国耳鼻喉及头颈外科学会	American Academy of Otolaryngology–Head and Neck Surgery，AAO–HNS
美国胸科医师学会	American College of Chest Physicians，CHEST
美国职业与环境医学	American College of Occupational and Environmental Medicine，ACOEM
美国医师协会	American College of Physicians，ACP
美国心脏协会	American Heart Association，AHA
美国临床肿瘤学会	American Society of Clinical Oncology，ASCO
美国胸科协会	American Thoracic Society，ATS
临床指南研究与评价工具Ⅱ	appraisal of guidelines for research and evaluation Ⅱ，AGREE Ⅱ
多系统评价评估问卷	assessment of multiple systematic reviews，AMSTAR
澳大利亚临床实践指南门户网站	Australian Clinical Practice Guidelines，ACPG
英国皮肤科医生协会	British Association of Dermatologists，BAD
英国艾滋病协会	British HIV Association，BHIVA
英国胸科学会	British Thoracic Society，BTS
加拿大医学会临床实践指南文库	Canadian Medical Association CPG Infobase
加拿大医学会	Canadian Medical Association，CMA
病例报告	case report
病例系列	case series
病例对照研究	case–control study
更新版指南报告清单	checklist for the reporting of updated guidelines，Check Up
临床实践指南	clinical practice guideline，CPG
队列研究	cohort study
指南标准化会议	conference on guideline standardization，COGS
承诺冲突	conflict of commitment

续表

中文名称	英文名称
利益冲突	conflict of interest，COI
义务冲突	conflict of obligation
共识形成会议法	consensus development conference，CDC
成本效益分析	cost benefit analysis，CBA
成本效果分析	cost effectiveness analysis，CEA
最小成本分析	cost minimization analysis，CMA
成本效用分析	cost utility analysis，CUA
国际医学科学组织委员会	Council for International Organizations of Medical Sciences，CIOMS
决策树	decision tree
实践科学	delivery science
德尔菲法	Delphi method
按病种分值付费	diagnosis intervention package，DIP
伤残调整生命年	disability-adjusted life years，DALY
离散事件模拟模型	discrete events simulation model，DES
传播与实施研究	dissemination and implementation research，D&I
欧洲肾脏最佳实践	European Renal Best Practice，ERBP
欧洲临床营养与代谢学会	European Society for Clinical Nutrition and Metabolism，ESPEN
欧洲肿瘤内科学会	European Society for Medical Oncology，ESMO
欧洲人类生殖与胚胎学会	European Society of Human Reproduction and Embryology，ESHRE
证据到推荐决策框架	evidence to decision frameworks，EtD
循证临床实践指南	evidence-based clinical practice guidelines，E-CPGs
基于循证的干预措施	evidence-based intervention
专家共识	expert consensus
固定效应模型	fixed effects model
全分析集	full analysis set，FAS
GIN 患者版指南手册	G-I-N Public Toolkit：Patient and Public Involvement in Guidelines
全球健康	global health
良好实践声明	good practice statement，GPS
证据推荐分级的评估、制定与评价	grading of recommendations，assessment，development and evaluations；GRADE
指南开发工具	guideline development tool，GDT
国际指南协作网	guidelines international network，GIN
卫生技术评估	health technology assessment，HTA
实施结局	implementation outcomes

续表

中文名称	英文名称
实施科学	implementation science
实施性研究	implementation study
增量成本效果比	incremental cost effectiveness ratio，ICER
美国感染协会	Infectious Diseases Society of America，IDSA
美国医学科学院	Institute of Medicine，IOM
意向治疗	intention-to-treat，ITT
国际糖尿病联合会	International Diabetes Federation，IDF
国际指南注册平台	International Practice Guideline Registry Platform
国际药物经济学与结果研究协会	International Society for Pharmacoeconomics and Outcomes Research，ISPOR
澳大利亚肾脏健康学会	Kidney Health Australia-Caring for Australasians with Renal Impairment，KHA-CARI
知识转化	knowledge translation
马来西亚健康技术评估部	Malaysian Health Technology Assessments Section，MaHTAS
均数差	mean difference，MD
日本医疗信息网络服务	Medical Information Distribution Service，MINDS
梅氏药物副作用	Meyler's side effects of drugs
患者版指南制定流程与方法的标准	minimum criteria for the development，content and governance of patient information on guidelines，MC-PCGs
爱尔兰临床效益委员会	National Clinical Effectiveness Committee，NCEC
英国国家临床指南中心	National Clinical Guideline Centre，NCGC
美国国家癌症综合网络	National Comprehensive Cancer Network，NCCN
美国国立指南文库	National Guideline Clearinghouse，NGC
澳大利亚国家卫生与医学研究委员会	National Health and Medical Research Council，NHMRC
英国国家卫生与临床优化研究所	National Institute for Health and Clinical Excellence，NICE
英国国立卫生研究院	National Institute for Health Research，NIHR
美国国立卫生研究院	National Institutes of Health，NIH
美国国立医学图书馆	National Library of Medicine，NLM
美国遗传咨询学会	National Society of Genetic Counselors，NSGC
新西兰指南研究组	New Zealand Guideline Group，NZGG
纽卡斯尔-渥太华量表	Newcastle-Ottawa scale，NOS
名义群体法	nominal group technique，NGT
需治多少病例才发生一例不良反应	number needed to harm one more patient，NNH

续表

中文名称	英文名称
需要治疗的人数	number needed to treat，NNT
比值比	odds ratios，OR
患者决策辅助工具	patient decision aid，PDA
以患者为中心的知识工具	patient directed knowledge tool，PDKT
患者版指南	patient version of guideline，PVG
患者预期事件发生率	patient's expected event rate，PEER
符合方案集	per-protocol，PP
系统综述和 meta 分析优先报告的条目	preferred reporting items for systematic reviews and meta-analyses，PRISMA
初级医疗保健	primary health care
主要利益	primary interest
生活质量	quality of life，QOL
质量调整生命年	quality-adjusted life-years，QALY
RAND/UCLA 合适度检测方法	RAND/UCLA appropriateness method，RAM
随机效应模型	random effects model
随机对照试验	randomized controlled trial，RCT
RE-AIM 框架	reach，effectiveness，adoption，implementation，maintenance framework
加拿大安大略护理学会	Registered Nurses Association of Ontario，RNAO
相对危险度增加率	relative risk increase，RRI
相对危险度降低率	relative risk reduction，RRR
国际实践指南报告规范	reporting items for practice guidelines in healthcare，RIGHT
患者版指南报告清单	reporting tool for practice guidelines in health care for public versions of guidelines，RIGHT-PVG
绝对风险	risk differences，RD
偏倚风险评估工具	risk of bias tool，RoB
相对风险比	risk ratios，RR
英国皇家妇产科学院	Royal College of Obstetricians Gynaecologists，RCOG
苏格兰学院间指南网络	Scottish Intercollegiate Guideline Network，SIGN
次要利益	secondary interest
共享决策	shared decision making，SDM
药物副作用年鉴	Side Effects of Drugs Annuals，SEDA
美国血管外科学会	Society for Vascular Surgery，SVS
源指南	source CPG
标准差	standard deviations，SDs
标准化均数差	standardized mean difference，SMD

续表

中文名称	英文名称
阶梯式（随机对照）试验设计	stepped wedge designs
知证决策工具	SUPPORT tools for evidence-informed health policymaking，STP
系统评价	systematic review，SR
美国内分泌学会	The Endocrine Society，TES
英国国家卫生服务经济学评价数据库	U.K. National Health Service Economic Evaluation Database，NHS EED
美国预防服务工作组	U.S. Preventive Services Task Force，USPSTF
乌普萨拉监测中心	Uppsala Monitoring Centre，UMC
信息使用情况	use of information
定量生命价值法	Value of Statistical Life，VSL
WHO 合规、风险管理和伦理部	WHO office of compliance，risk management and ethic，CRE
支付意愿法	willingness-to-pay，WTP
世界卫生组织	World Health Organization，WHO